含章
新实用

美 食 菜 谱 / 中 医 理 疗
阅读图文之美 / 优享健康生活

经络穴位按摩

速查大全 修订本

陈飞松　赵鹏　主编

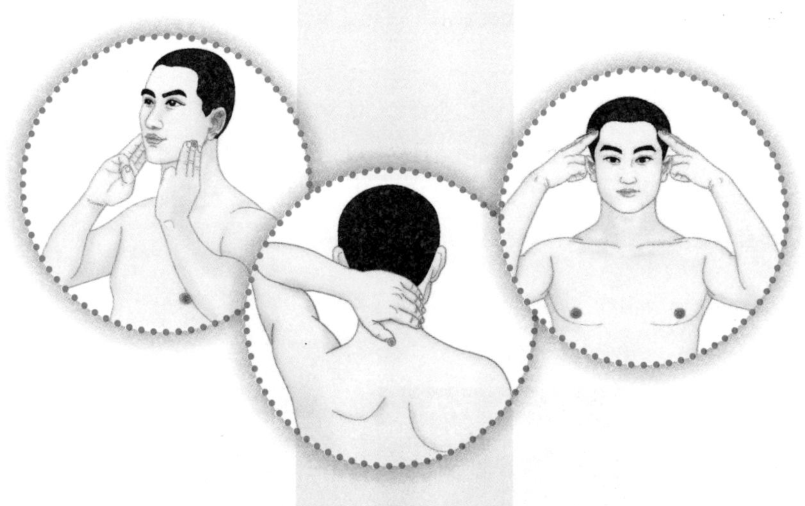

江苏凤凰科学技术出版社

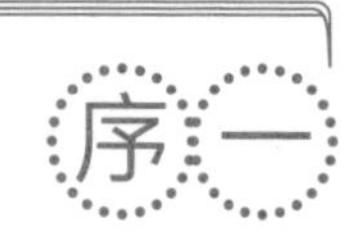

穴位养生祛病，久按自学成医

——将病痛拒之门外

经济在发展，时代在进步，物质生活也越来越丰富，人生却未必一切尽如人意。正如古人云“一物一太极”， 得失之间，此消彼长，总有一种平衡制约着我们的生活。人们有时为了得到更多，忽略了身体健康，生活中饮食不节、运动缺乏、压力过大而造成体质趋向阴阳失衡，致使各种大病小症一一出现，诸如失眠、早衰、痔疮、肩颈酸痛、肥胖、“三高”等文明病逐渐浮现。最近几年兴起一阵自然养生热，借鉴博大精深的中医宝库，如食疗养生、五色养生、药膳养生、花草茶养生、经络穴位按摩等，皆成为大众追逐的养生潮流。

经络就像一张覆盖全身的无形网，穴位如同这张网上一些关键的调节点，身体上有任何风吹草动的异样，在经络穴位上都会出现反应。身体出现某些病灶，就会麻痹或者堵塞经络，影响血气的运行。正如《黄帝内经》中所说：“经络者，所以决死生，处百病，调虚实，不可不通。”穴位正是天赐的身体调节点，既可养生保健，还可辩证祛病。但穴位按摩也要有专业的指导，取穴是否精准到位、配穴治疗是否正确、按压力度是否合宜，皆关乎身体安危。本书由知名中医专家历时数载精心编著，多次修订，精美图说、浅显易懂、一学就会，是家庭按摩必备的自疗养生书。

家是我们乏累疲倦后休息的地方，是内心眷恋、遮风避雨的港湾，是每天敞开心扉享受天伦的桃花源。多为家人按摩，不仅有益于健康，还能增近彼此的情感。晨起睡前，周末休闲，茶余饭后，无论何时，只要您方便，打开此书，每天花十几分钟为家人或者自己进行按摩，持之以恒，便可逐步自学成按摩良医！

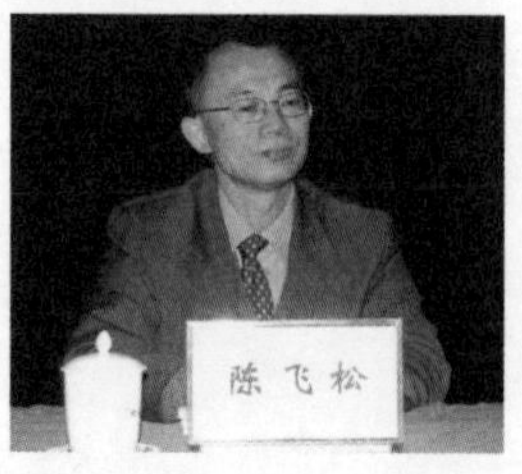

陈飞松
中国中医科学院研究员
中国亚健康学会会长
中国中西医结合学会理事
世界针灸学会联合会考试部主任
中华中医药学会内科专业委员会委员

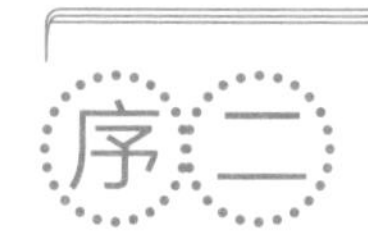

养生有道：穴位按摩
——将病痛清零，为心灵减压

随着人年龄的增长，健康越来越受到重视。尤其近年来，亚健康人群逐年递增、环境污染日益严重、生活压力与日俱增、食品安全问题不断出现等，种种因素迫使人们更加重视自身的健康问题，利用自然之法寻求健康也慢慢成为大势所趋。在此趋势下，经络穴位按摩也成为人们日渐青睐的养生方式之一。

过去你有没有让老中医给把过脉，小的时候有没有刮过痧？我们中国人对于穴位并不陌生，但到底什么是经络穴位呢？经络是人体运行气血的通道，“内属于脏腑，外络于肢节”，大的、纵行的、主干条的，称之为经，小的、横行的、支线条称之为络。穴位是气血停留汇聚的地方，是与深部组织器官有密切联系、互相输通的特殊点。

《黄帝内经·灵枢》中说：“十二经脉者，人之所以生，病之所以成，人之所以治， 病之所以起，学之所始，工之所止也。粗之所易，上之所难也。”《黄帝内经·素问》中说： “形数惊恐，经络不通，病生于不仁，治之以按摩。”著名医学家孙思邈在《千金要方·养性》中提出：“按摩日三遍，一月后百病并除，行及奔马，此是养身之法。”这些记载均表示，经络遍布人体，不仅与脏腑有所连结，而且关系到人的生老病死，通过按摩的方法可以疏通经络气血，并能祛除病痛，达到健康养生、延年益寿的功效。

一次舒适的按摩，不仅可以放松肌肉、解除疲劳、缓解病痛，还可以放松心灵，缓解压力和抑郁，还您一个健康舒服的身心。

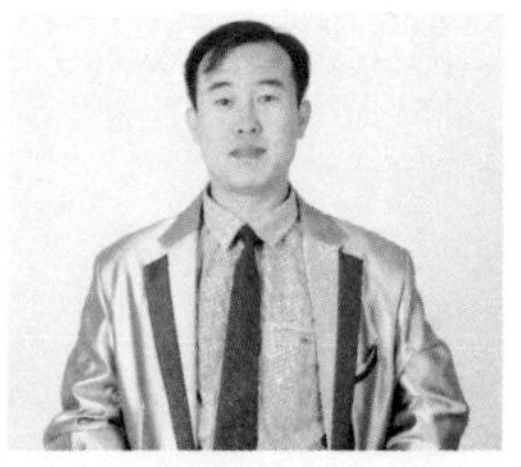

赵鹏
国家体育总局科研所康复中心研究员
2008年、2012年国家举重队奥运会科研负责人
医学硕士、生物学博士、训练学博士后
荣获“十一五中国健康管理十大新闻人物”等称号

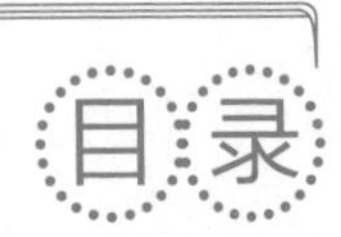

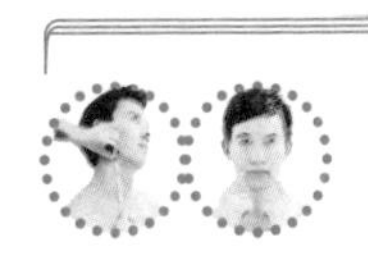

第三章 足阳明胃经经穴

第四章 足太阴脾经经穴

目录

第五章 手少阴心经经穴

第六章 手太阳小肠经经穴

第七章 足太阳膀胱经经穴

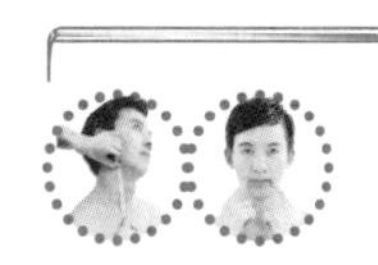

第八章 足少阴肾经经穴

第九章 手厥阴心包经经穴

第十章 手少阳三焦经经穴

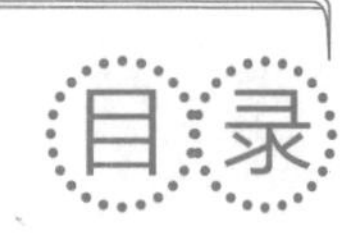

第十一章 足少阳胆经经穴

第十二章 足厥阴肝经经穴

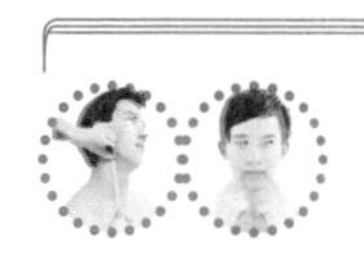

第十三章 督脉经穴

第十四章 任脉经穴

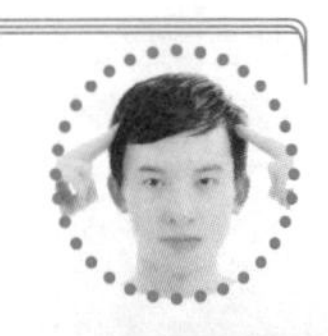

十四条经络不通的常见症状

经络	常见症状
手太阴肺经	过敏性鼻炎、皮肤干燥；气短、胸翳、面色皮肤无华；怕风、易出汗、咽干咳嗽
手阳明大肠经	青筋、斑点多、肠胃功能减弱；肩周痛、慢性咽喉炎；牙痛、头痛、口干、皮肤过敏
足阳明胃经	咽喉痛、胃痛、怕热、消化不良；倦怠、膝关节酸痛、便秘；口干舌燥、身体消瘦
足太阴脾经	呕吐胸闷、倦怠、虚胖；头涨、头脑不清、湿重脚肿、便溏；关节酸胀、糖尿病；脘腹胀气、吸收不良、口淡
手少阴心经	气短、有压力感、忧郁易怒；心烦、心惊、心悸、心闷、心痛；口腔溃疡、口干、口臭
手太阳小肠经	腹泻、手脚寒凉、肩周炎；吸收不良、虚胖；小腹绕脐而痛、心翳闷、头顶痛
足太阳膀胱经	恶风怕冷、颈项不舒、腰背肌肉胀痛；腰膝酸软、静脉曲张、尿频尿多；尿黄、前列腺肥大
足少阴肾经	手足怕冷、口干舌燥、腰膝酸痛、咽喉炎；月经不调、性欲减退；前列腺肥大、足跟痛、尿频、尿少、尿黄
手厥阴心包经	心烦、健忘、胸翳闷、口干；失眠、多梦、易醒、难入睡、神经衰弱
手少阳三焦经	偏头痛、头晕、耳鸣、上热下寒；手足怕冷、倦怠易怒；皮肤易过敏；肌肉关节酸痛无力、食欲不振
足少阳胆经	情绪低落、便溏、便秘、皮肤萎黄；口干口苦、偏头痛、惊悸；痰湿、结节、积聚；消化不良、关节痛、脂肪瘤
足厥阴肝经	眩晕、血压不稳、易怒冲动；口干口苦、情志抑郁、胸胁胀痛；月经不调、乳房疾病、小便黄；皮肤萎黄、易倦乏力、前列腺肥大
督脉	颈椎、腰痛、椎痛、痔疮、便秘；虚寒怕冷、手足冷、疲劳乏力；阴阳失调
任脉	怕热汗多、阴阳失调、月经不调；阳痿、性冷淡、消化不良、胸翳气喘

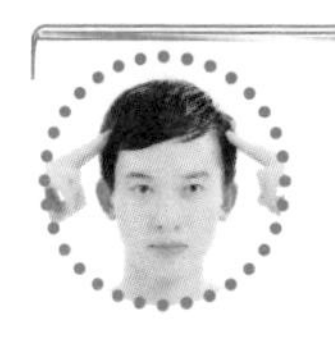

十二经脉对应脏腑

经络	主掌脏腑	对应人体系统
手太阴肺经	肺	呼吸系统、五官
手阳明大肠经	大肠	消化系统、五官
足阳明胃经	胃	消化系统、咽喉、五官、下肢
足太阴脾经	脾	消化、泌尿系统、下肢、妇科病
手少阴心经	心	心血管系统、颈肩神经、精神疾病
手太阳小肠经	小肠	耳部、颈肩、颜面、咽喉、神志疾病
足太阳膀胱经	膀胱	泌尿、消化、呼吸、心血管系统，头颈，腰背
足少阴肾经	肾	内分泌、泌尿、生殖及呼吸系统，足部
手厥阴心包经	心包	心血管、消化、神经系统、胸部、手臂
手少阳三焦经	三焦	眼、耳、喉、面部，肩关节、头部
足少阳胆经	胆	肝胆、头部及眼、耳、喉部
足厥阴肝经	肝	肝胆、足部、下肢及泌尿生殖系统

十二经脉循环流注顺序图

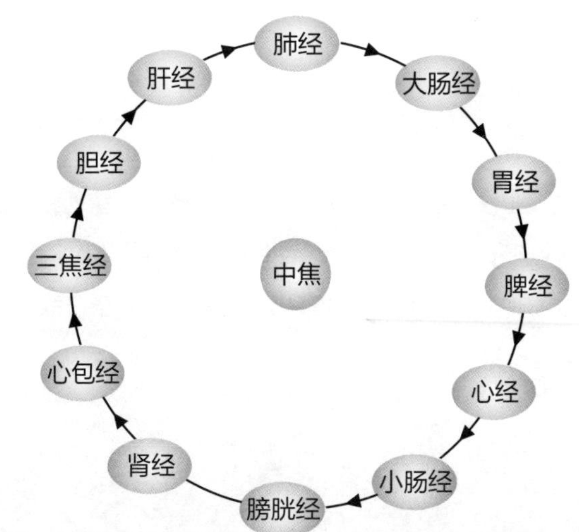

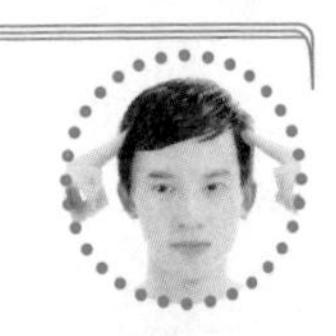

3秒钟，快速找准穴位

手指度量法

中医有“同身寸”一说，就是用自己的手指作为测量身体，寻找穴位的尺度。人有高矮胖瘦，骨节自有长短不同，虽然两人同时各测得1寸长度，但实际距离却是不同的。

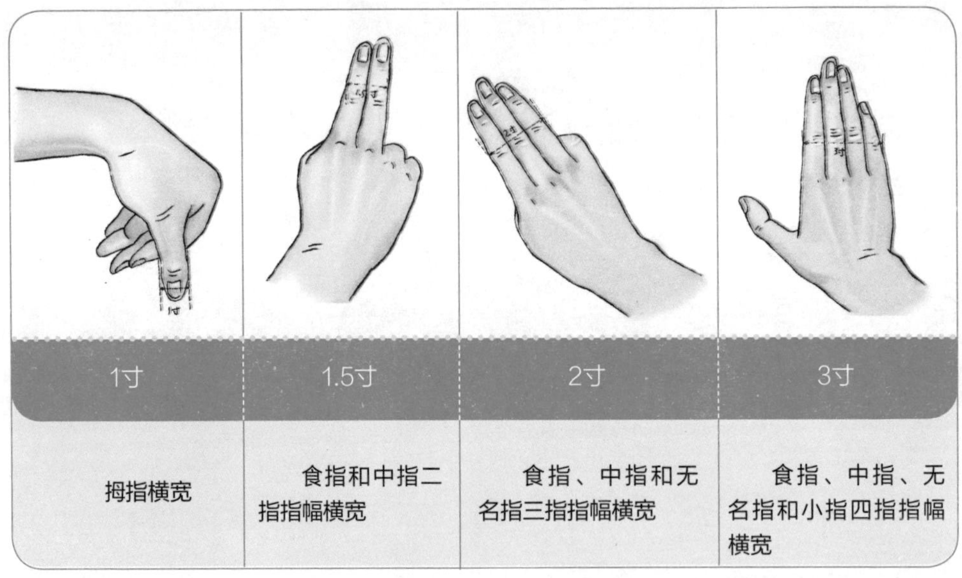

1寸	1.5寸	2寸	3寸
拇指横宽	食指和中指二指指幅横宽	食指、中指和无名指三指指幅横宽	食指、中指、无名指和小指四指指幅横宽

标志参照法

固定标志：如眉毛、脚踝、指甲或趾甲、乳头、肚脐等，都是常见判别穴位的标志。如：印堂穴位于双眉的正中央，膻中穴位于左右乳头中间的凹陷处。

动作标志：必须采取相应的动作姿势才能出现的标志，如张口取耳屏前凹陷处即为听宫穴。

身体度量法

利用身体的部位及线条作为简单的参考度量，也是找穴的一个好方法。

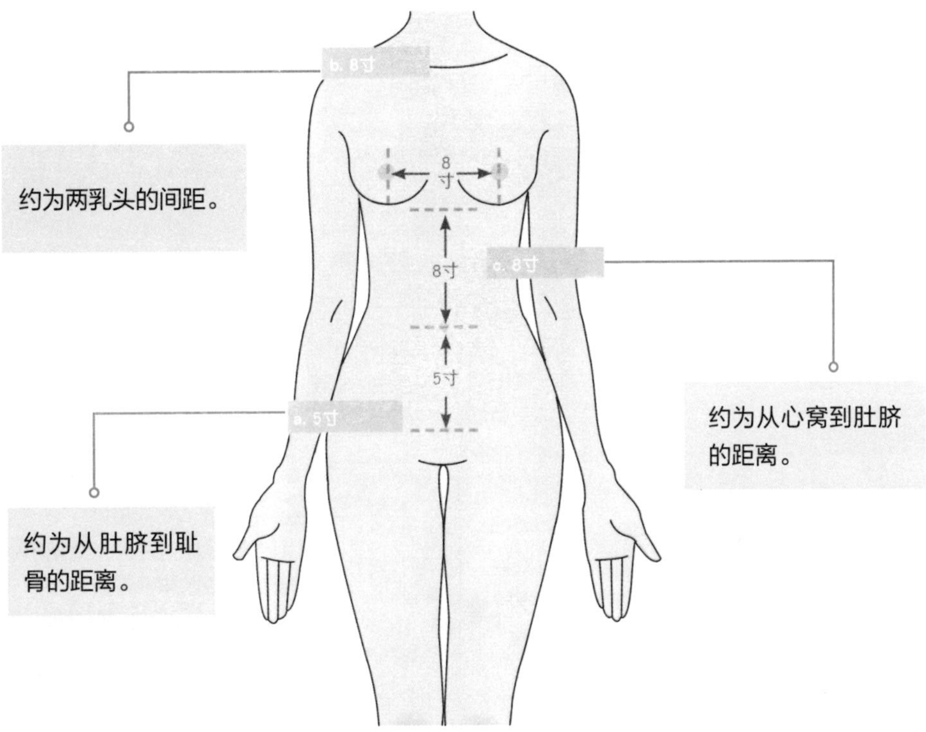

徒手找穴法

触摸法：以拇指指腹或其他四指手掌触摸皮肤，病痛涉及的穴位可表现为局部皮肤有粗糙感，或是有尖刺般的疼痛，或是有硬结，如此有助于确定穴位。

抓捏法：以食指和拇指轻捏感觉异常的皮肤部位，前后揉一揉，当揉到经穴部位时，感觉会特别疼痛，而且身体会自然地抽动想逃避。如此有助于确定穴位。

按压法：用指腹轻压皮肤，画小圈揉揉看。对于在抓捏皮肤时感到疼痛想逃避的部位，再以按压法确认看看。身体有病症时，如果指头碰到有点状、条状的硬结就可确定是穴位所在的位置。

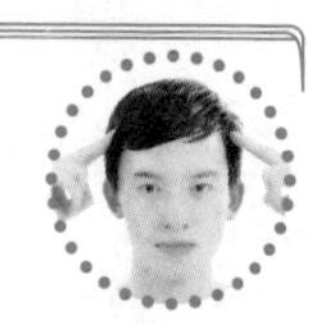

4种常见的按摩手法

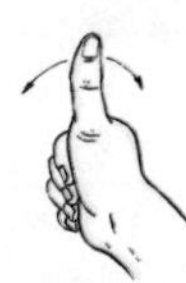

按法

这是最常用的按摩手法，动作简单，一学就会。

按摩法	使用部位	说明	适用部位
指按法	手指	以拇指指腹在穴位或局部做定点穴位按压。	全身。
掌按法	手掌	利用手掌根部、手指合并或双手交叉重叠的方式，针对定点穴位进行自上向下的按压。	面积较大、平坦的部位，如腰背及腹部。
肘压法	手肘	将手肘弯曲，利用肘端针对定点穴位施力按压。	由于刺激较大，适用于体形较胖、感觉神经较迟钝者及肌肉丰厚的部位，如臀部和腿部。

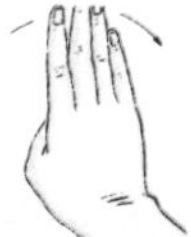

摩法

这是按摩手法中最轻柔的一种，力度仅仅限于皮肤及皮下。

按摩法	使用部位	说明	适用部位
指摩法	手指	利用食指、中指和无名指等指腹进行轻揉按摩。	胸部和腹部。
掌摩法	手掌	利用手掌掌面或根部进行轻揉按摩。	脸部、胸部和腿部。

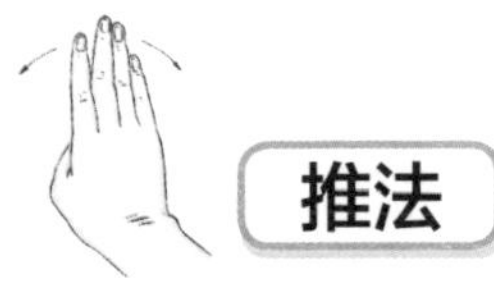

推法

按摩法	使用部位	说明	适用部位
指推法	手指	用拇指指腹及侧面在穴位或局部做直线推进，其余四指辅助，每次按摩可进行4～6次。	范围小的酸痛部位，如肩膀、腰及四肢。
掌推法	手掌	利用手掌根部或手指按摩。面积较大或要加强效果时，可用双手交叉重叠的方式推压。	面积较大的部位，如腰背和胸腹部。
肘推法	手肘	手肘弯曲，并利用肘端施力推进。	由于较刺激，适用体形较胖及肌肉丰厚之处，如臀部和腿部。

捏拿法

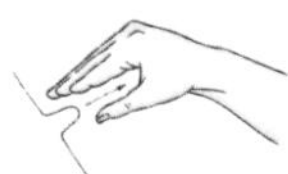

以拇指和其余手指的指端，像是要抓起东西的样子，稍用力提起肌肉，这是拿法；而捏法则是用拇指和食指把皮肤和肌肉捏起来。

按摩法	使用部位	说明	适用部位
捏拿法	手指	用拇指、食指和中指的力量，在特定部位及穴位上，以捏掐及提拿的方式施力。力度要柔和，由轻而重再由重而轻。	常用在颈部和肩部及四肢部位的按摩。

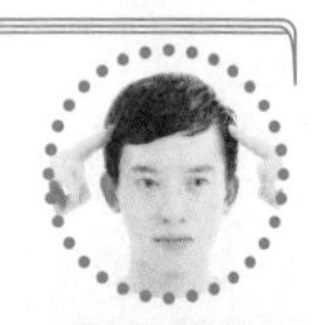

按摩器具

项目	适用部位	使用方法	功效	注意事项
圆珠笔	适合面积较小的穴位，如掌部和脚底反射区。	直接在穴位上按摩。	方便随时取用，定点按压疗效好。	因笔盖的形状较多，最好是用圆滑的一端，要轻轻刺激，力度不要太大。
高尔夫球	对于背部、腹部、手臂、腿部等操作效果最佳。	将高尔夫球放在需要按摩的部位，用手按压。	方便随时按摩，刺激和缓舒服。	要避免滑动，滚出。
梳子	肌肉比较厚的部位，如腰部、大腿、臀部和脚底穴位。	最好选择前端有一粒一粒小圆球的梳子，可用来拍打身体，让肌肉局部放松，改善血液循环。	方便随时取用。	前端若没有小圆球，易造成皮肤伤害。
吹风机	肩颈部或脚底。	将吹风机风口对准穴位或反射区，直到产生灼热感再移开，反复进行。	可不费力地促进局部血液循环。	避免吹强风或靠身体太近，因吹风机所产生的电磁波会影响人体，小孩不宜。
饮料瓶	脚底。	坐着让脚底踩在圆柱形饮料瓶上来回滚动，滚动时可以调整角度以刺激不同的反射区。	方便按摩脚底各反射区，对于脚底肌肉的锻炼有很好的效果。	滚动的速度要慢，并视个人承受的力度用力，不可使用玻璃饮料瓶，避免破裂的危险。
毛巾	肩颈部和背部。	将毛巾浸在热水中，然后拧干，敷在穴位上；或是以粗毛巾干擦背部。	可促进血液循环，浸热水后可发挥热敷的功效。	应注意毛巾不可过热，以免烫伤皮肤。

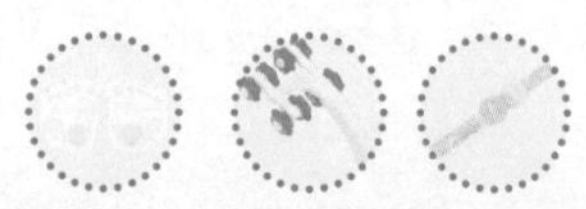

按摩注意事项

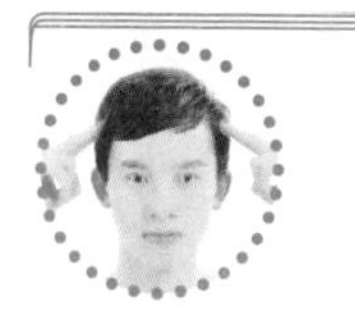

禁止按摩的时间

饭后半小时内：饭后，人体的血液集中在胃肠，此时若按摩，易造成消化不良。

发热37.5℃以上：因按摩穴位会对身体产生强烈刺激，发热时按摩易使病情加重。

酒后：喝酒后最好不要按摩，易发生呕吐不适的症状。

穴位周围有异常时：关节肿痛、骨折、脱臼等肌肉关节伤害；刀伤、烧烫伤、擦伤等皮肤外伤或湿肿疮等皮肤病都不适合。

饥饿或疲劳时：人体若处于饥饿或疲劳时，体内血糖偏低，按摩反而会耗损能量。

月经期：月经期时要排出子宫内的经血，有些穴位会刺激神经反射而造成子宫平滑肌收缩，形成经血量过多等情况，但在经期前并不会产生影响。

最佳的按摩时间

早起后：早上刚醒来，气血最平稳，若没有上班压力，此时是按摩的好时机。

洗完澡：洗完澡后身体血液循环加快，此时按摩效果更佳。

睡前：临睡前，心情一般比较放轻，适合按摩。

按摩须知

按摩前：按摩前双手宜先洗净，剪短指甲，戒指要拿下，避免伤及肌肤；

最好双手搓热，可提高疗效。

按摩中：尽量采取最舒适的姿势，可减少因不良的姿势引起的酸麻反应，力度不应忽快忽慢，宜平稳、缓慢进行。

按摩后：按摩后可饮500毫升温开水，促进新陈代谢；不可立刻用冷水洗手和洗脚，一定要用温水将手脚洗净，且双脚要注意保暖。

第一章
手太阴肺经经穴

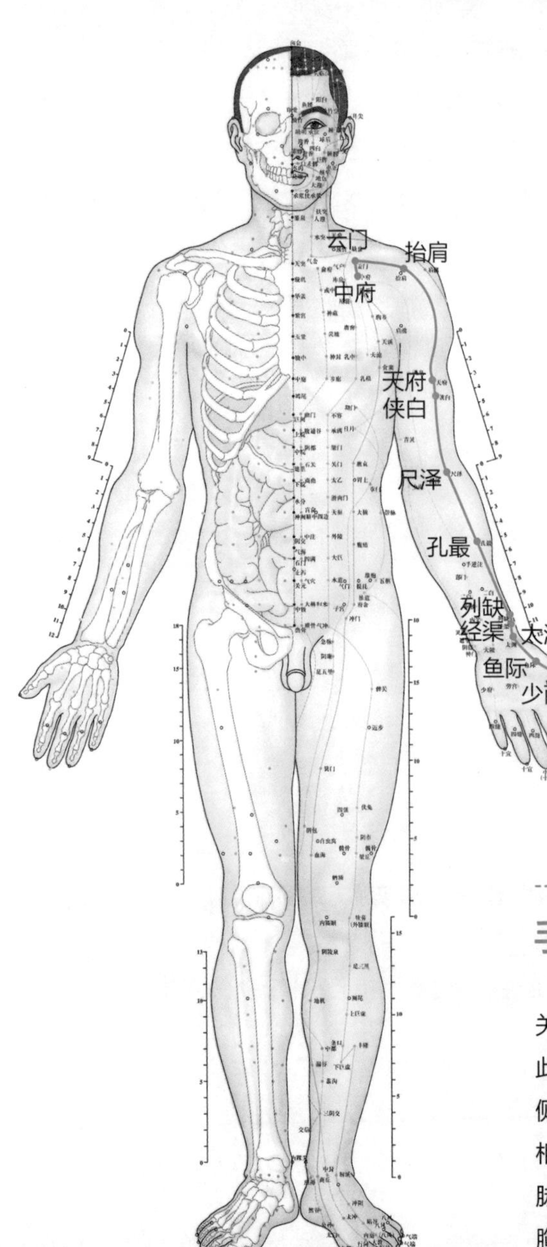

穴位歌

手太阴肺十一穴，
中府云门天府列，
次则侠白下尺泽，
又次孔最与列缺，
经渠太渊下鱼际，
抵指少商如韭叶。

手太阴肺经

手太阴肺经是一条与呼吸系统功能密切相关的经络，而且它还关系到胃和大肠的健康。此经脉始于胃部，循行经大肠、喉部及上肢内侧，止于食指末端，脉气由此与手阳明大肠经相接。《灵枢 · 经脉》中记载：“肺手太阴之脉，主肺所生病者：咳，上气，喘喝，烦心，胸满，臑臂内前廉痛厥，掌中热。”

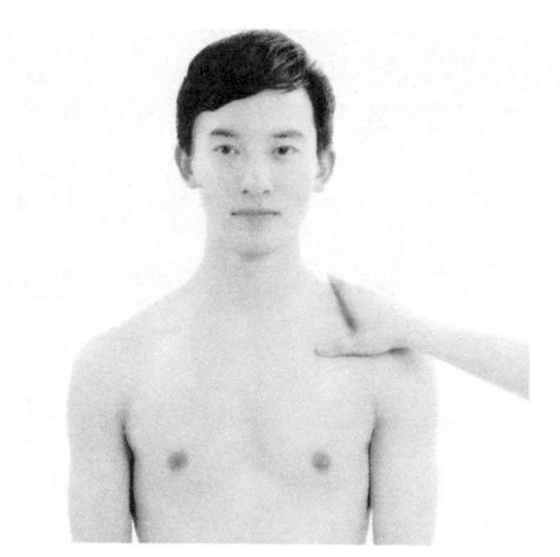

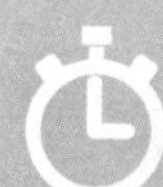

经络养生时间

寅时（3:00~5:00）

此时肺经最旺

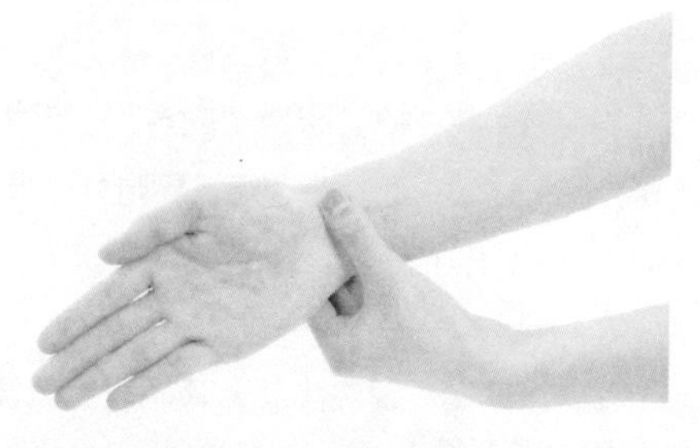

按摩养生方法

肺有病者，往往气血不足，如果在此时醒来可以轻轻拍打肺经，身体的肺气一般不会多，轻拍打是补气，用力过大就会泻气，因此不可用力过大。

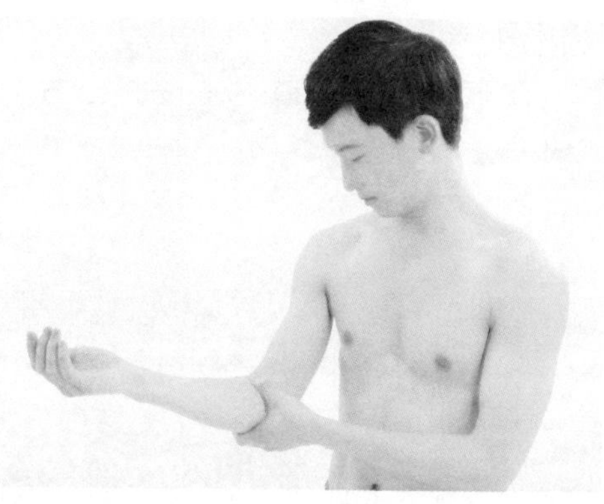

日常养生指导

此时人处于睡眠中，身体需要大量呼吸氧气，睡眠时最好进行深呼吸，保持进入深睡眠的状态，睡前热水泡脚可以促进睡眠。在这个时候，如果咳醒的话，最好喝杯温开水，缓解一下肺燥。

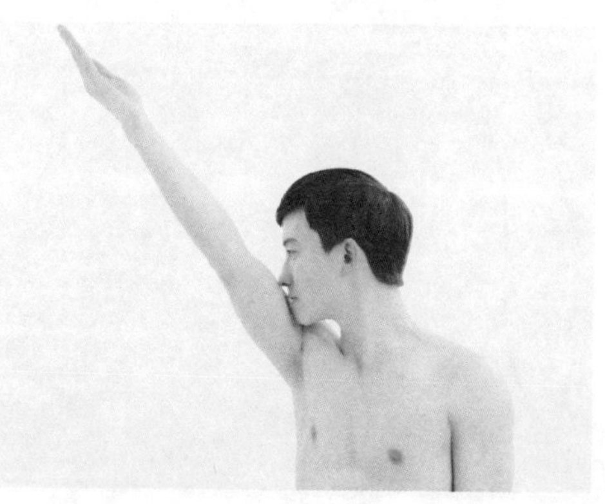

易潜伏的疾病

脏腑症：肺脏为娇脏，容易出现咳嗽气喘、气短、胸部胀痛等，肺与口鼻相通，也会出现感冒流涕、伤风怕冷、鼻塞等。

经络症：肺经所经过的部位，如锁骨上窝、上臂、前臂内侧上缘等，会出现肿痛、麻木、发冷、酸胀等异常感觉。

中府 [zhōng fǔ] 通畅肺腑无阻碍

主治→支气管炎—气喘—胸闷—肩背痛

按摩中府穴可以使淤积之气疏利升降而通畅，长期郁闷不乐，心情烦躁，时时感到胸闷气短的人，按摩此穴立竿见影。根据《针灸大成》中记载，“治少气不得卧”最有效。从中医的病理来说，“少气”即气不足的人，“不得卧”是因为气淤积在身体上半部分，按摩此穴位可以使淤积之气疏利升降而通畅。

命名

中，指中焦；府，是聚集的意思。手太阴肺经之脉起于中焦，此穴为中气所聚，又为肺之募穴，藏气结聚之处。肺、脾、胃合气于此穴。

祛病疗疾

胸满、气喘、扁桃体炎、咳嗽、支气管炎、肺痨、心脏病、腹胀、呕秽、皮痛面肿、肩周炎、胸肌疼痛等。

部位

属于手肺经脉的穴道。胸前壁的外上方、云门穴下1寸，前正中线旁开6寸，平第一肋间隙处。

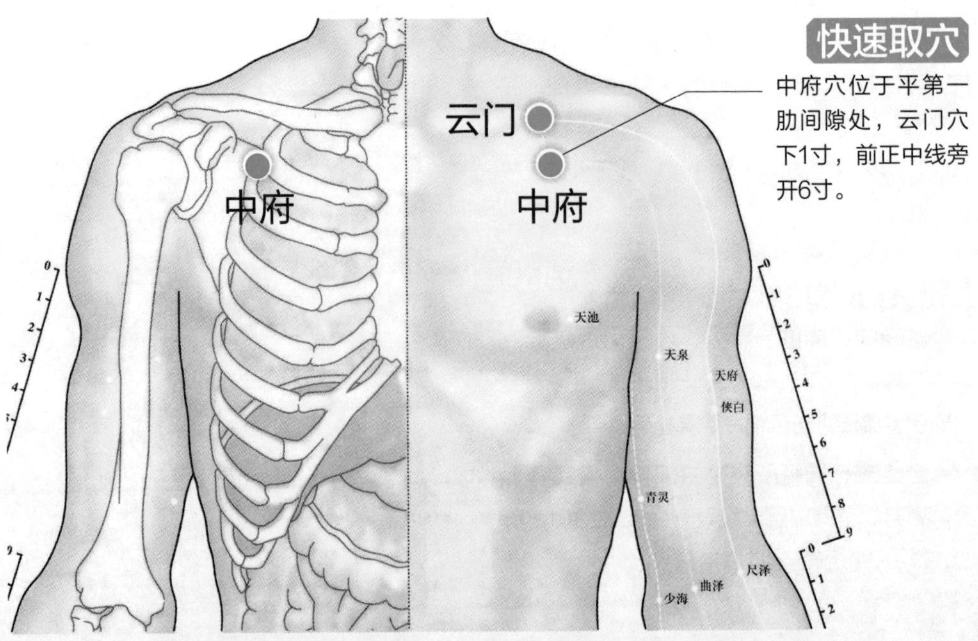

3秒钟精确取穴　1分钟学会按摩

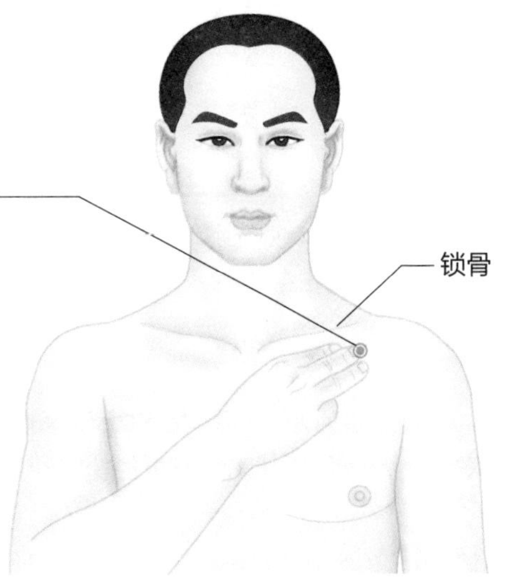

取穴技巧

正坐或仰卧，将右手三指（食指、中指、无名指）并拢，放在胸窝上、中指指腹所在的锁骨外端下即是。

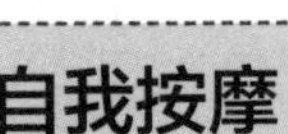

自我按摩

右手食指、中指、无名指三指并拢，向外顺时针揉按左胸中府穴，再用左手以同样方式，逆时针揉按右胸中府穴，各1～3分钟。

治疗功用：宣肺理气，止咳平喘，和胃利水。

程度	摩揉法	时间/分钟
适度		1~3

配伍治病　轻松疗疾

咳嗽 | 配伍穴位：中府、肺俞

疾病概述：咳嗽是呼吸系统疾病的主要症状，如咳嗽无痰或痰量很少为干咳，常见于急性咽喉炎、支气管炎的初期；急性骤然发生的咳嗽，多见于支气管内异物；长期慢性咳嗽，多见于慢性支气管炎、肺结核等。

按摩顺序与技法：先让患者坐下，施术者站在患者后面，找到患者背部第三胸椎棘突下，左右旁开二指宽处的肺俞穴按摩2分钟，然后按摩患者中府穴3分钟即可。

其他病症配伍穴位

肩周炎 | 配伍穴位：中府、合谷、经渠、内关、后溪、中渚

肺　痨 | 配伍穴位：中府、复溜

尺泽

[chǐ zé]

咳嗽气喘首选穴

主治→咳嗽—气喘—肺炎—过敏

尺泽穴为肺经合穴，既具有合穴的共性，又有自己的特性。古代针灸医籍，治疗半身不遂多取阳经穴，如合谷、手三里、百会、足三里、阳陵泉等穴。现代医学一般会配合内关、尺泽等阴经穴，弥补了古代针灸医籍的不足。

命名

尺，长度的单位；泽，指水之聚处。在“考骨度法”中，有从腕至肘定为一尺者，穴当肘窝深处，为肺经合穴，属水，扬上善指出水井泉，流注行已，便于入海，因名尺泽。

祛病疗疾

咳嗽、气喘、肺炎、支气管炎、咽喉肿痛、中暑、肘臂肿痛、皮肤瘙痒、过敏、乳痛。

部位

尺泽穴位于手臂肘部，取穴时先将手臂上举，在手臂内侧中央处有粗腱，腱的外侧即是此穴。

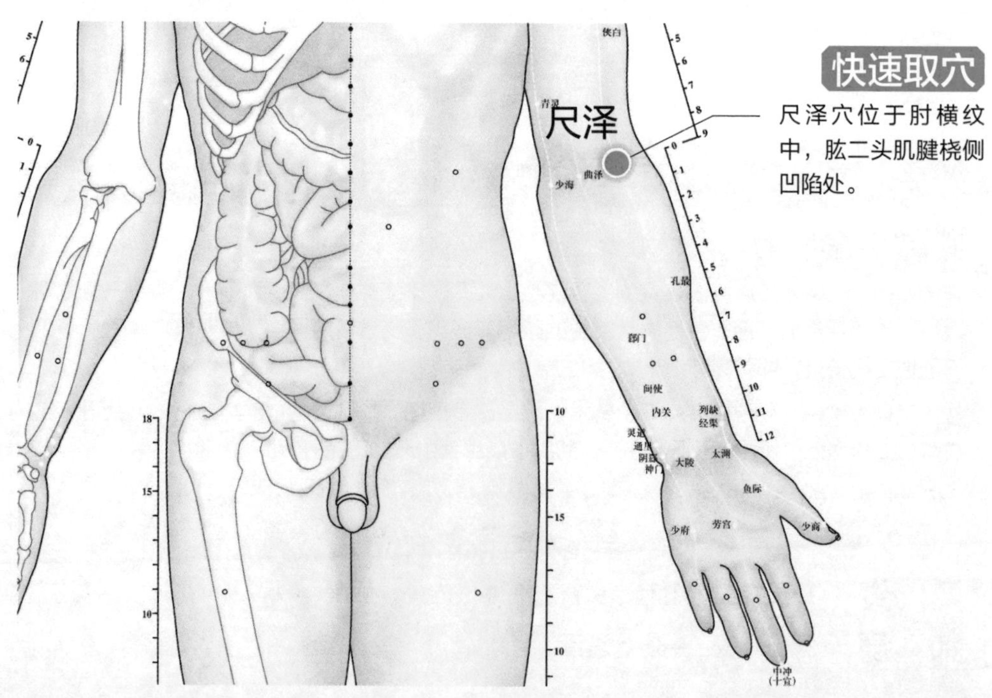

快速取穴

尺泽穴位于肘横纹中，肱二头肌腱桡侧凹陷处。

3秒钟精确取穴　1分钟学会按摩

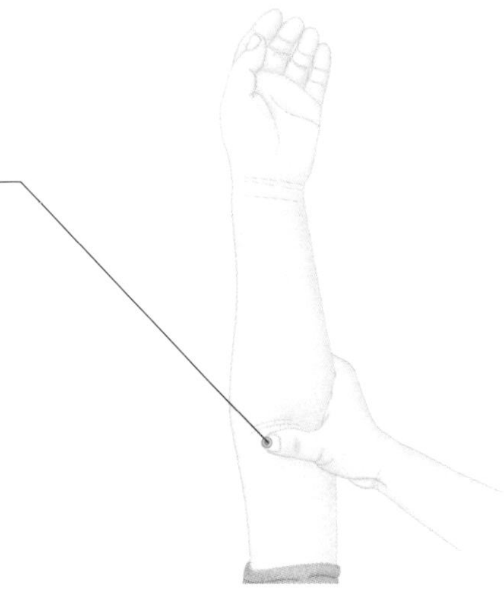

取穴技巧

伸臂向前，仰掌，掌心朝上。微微弯曲约35°　。以另一只手手掌由下而上轻托肘部。弯曲拇指，指腹所在的肘窝中一大凹陷处即是。

自我按摩

弯曲拇指，以指腹按压尺泽穴，每次左右手各按压1～3分钟。

治疗功用：清宣肺气，泻火降逆。

程度	拇指压法	时间/分钟
适度		1~3

配伍治病　轻松疗疾

乳痈 | 配伍穴位：少泽穴、膻中穴、尺泽穴、乳根穴

疾病概述：发于乳房部的痈，统称乳痈，即急性乳腺炎。多见于妇女产后，其病因有肝气郁结，胃热壅滞；或乳汁积滞；或乳儿吸乳时损伤乳头，感染热毒；或产后血虚，感受外邪，以致湿热蕴结，气血凝滞。

按摩顺序与技法：首先以拿捏法拿捏小指的少泽穴20次，再揉按膻中穴2分钟，接着按压尺泽穴30次，最后用中指和无名指的指腹稍微用力按压乳根穴3分钟。每天坚持直至完全康复。

其他病症配伍穴位

咳嗽 | 配伍穴位：丰隆穴、强间穴、尺泽穴、列缺穴

中暑 | 配伍穴位：少商穴、中冲穴、商阳穴、尺泽穴

列缺

[liè quē]

列缺一按阴霾消

主治 → 三叉神经痛—神经性头痛—鼻炎

列缺穴是肺经与大阳经的络穴，在临床诊断上，具有可以辨证虚实的特点。脉气实的时候，此穴会显现肿块或隆起状态；脉气虚时，便会有陷下的现象。各种头痛、头晕、目眩或兼有咳嗽、咽喉肿痛等颈项部位病症的患者，按压列缺穴有较好的功效。

命名

列，是指“分解”；缺，就是“器破”的意思。列缺，指的是“天闪”，中国古代称闪电，就是天上的裂缝(天门)为列缺。

祛病疗疾

三叉神经痛、颜面神经麻痹、桡骨部肌炎、咳嗽、哮喘、感冒、支气管炎、鼻炎、齿痛、脑贫血、项强、惊悸、半身不遂、神经性头痛、瘿气。

部位

属手肺经经脉的穴道，在桡骨茎突的上方，腕横纹上1.5寸处。

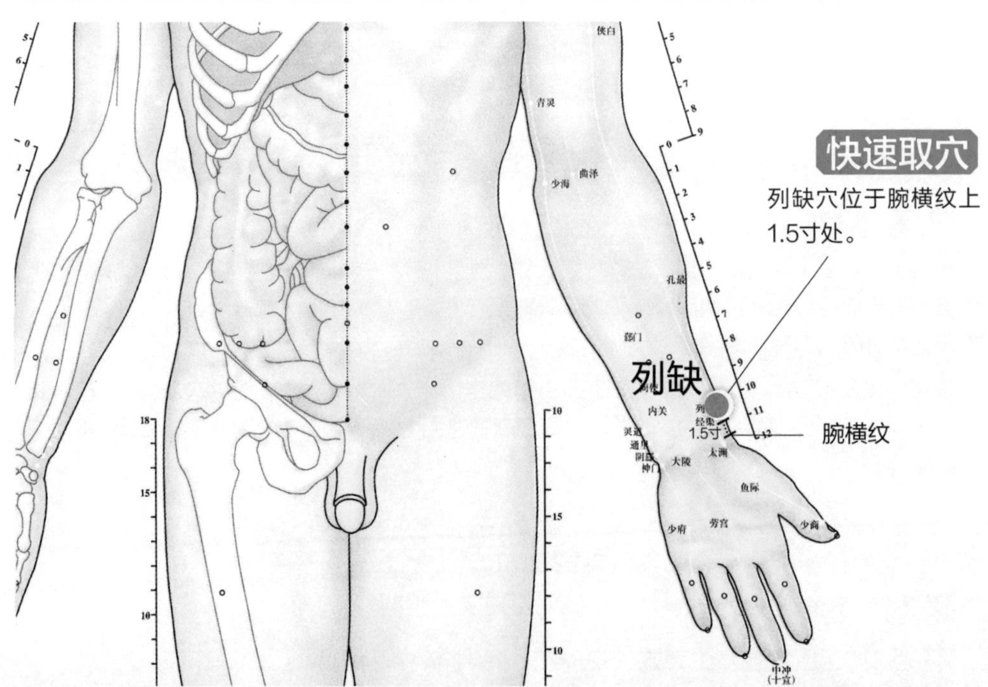

取穴技巧

两手拇指张开，两虎口接合成交叉形。再用右手食指压在左手桡骨茎状突起上部，食指尖到达的位置即是。

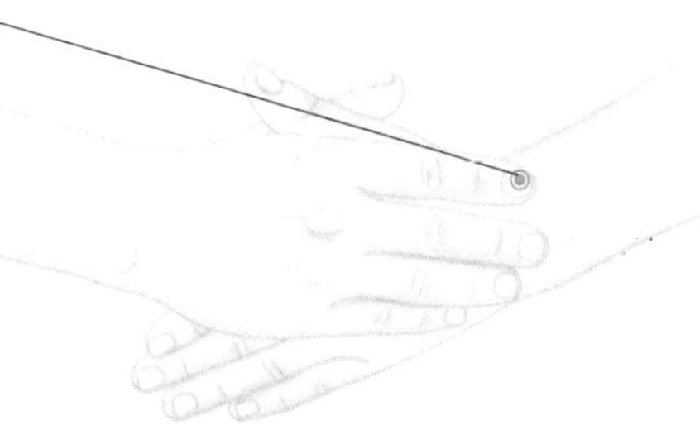

自我按摩

用食指指腹揉按，或用食指指甲尖掐按，先左手，后右手，每次各揉(掐)按1~3分钟。

治疗功用：止咳平喘，通经活络，利水通淋。

程度	食指揉法	时间/分钟
适度		1~3

配伍治病　轻松疗疾

项强 | 配伍穴位：列缺穴、角孙穴

疾病概述：项强指头部后项的肌肉筋脉牵引不舒的症状。一般是由于外感风寒，寒邪侵入太阳经络，经气不舒所致。项强常与头痛并见，是太阳病的主症之一。也有由于湿邪阻滞肌肉，或热邪灼伤筋脉而致。急诊中多见颈项部剧烈疼痛并出现明显的功能障碍等。

按摩顺序与技法：双手交叉让一手的食指刚好落于另一手的列缺穴处，顺时针按摩20次，逆时针再按摩20次；接着将双手抱住头部，拇指落于角孙穴处，按摩3分钟即可。

其他病症配伍穴位

咳嗽 | 配伍穴位：列缺穴、丰隆穴、天池穴

瘿气 | 配伍穴位：合谷穴、足三里穴、气舍穴、列缺穴、风池穴、天冲穴

太渊

[tài yuān]

感冒咳嗽按太渊

主治→流行性感冒—支气管炎—失眠

肺朝百脉，脉会太渊；肺主气、主呼吸，气为血之统帅，此处穴位开于寅，得气最先，所以在人体的穴位中占有非常重要的地位。按摩太渊穴对于身体虚弱、气不足、讲话有气无力、面色苍白、脉搏微弱等症有很好的改善效果。

命名

太，大并达到极至的意思；渊，深涧、深洞的意思，此处是指穴位的形态。

祛病疗疾

感冒、支气管炎、气喘、胸痛、咽喉肿痛、失眠。

部位

属于手肺经经脉上的穴道。手掌心朝上，腕横纹的桡侧，拇指立起时，有大筋竖起，筋内侧凹陷处就是这处穴位。

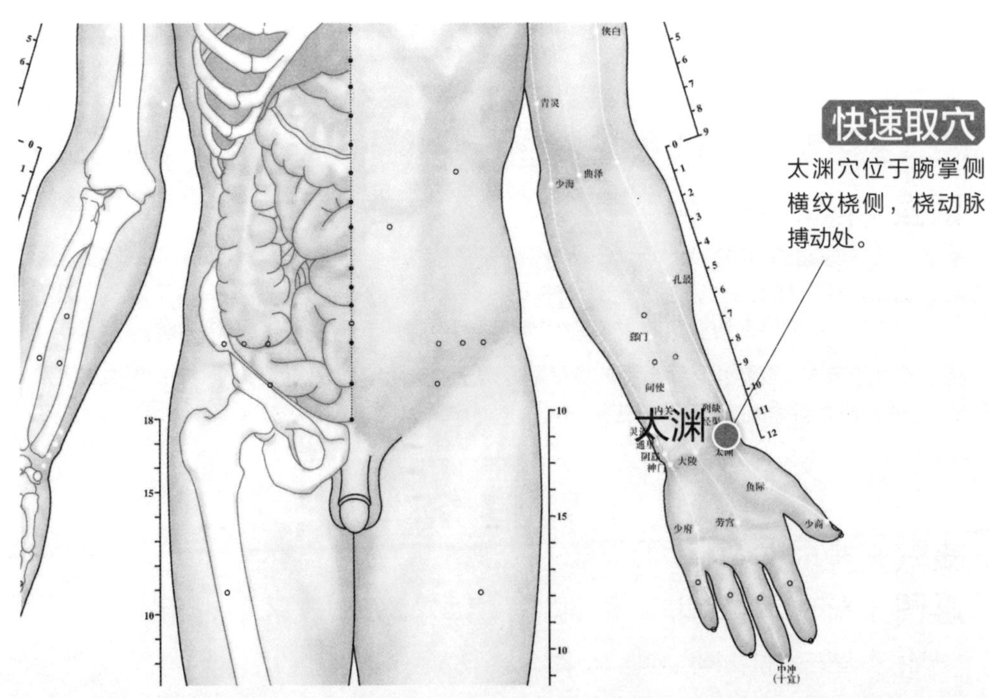

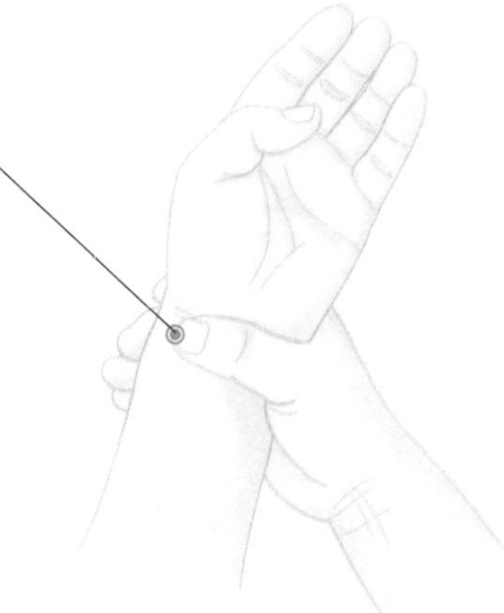

取穴技巧

以一手手掌轻握另一手手背，弯曲拇指，拇指指腹及甲尖垂直下按就是。

自我按摩

用拇指的指腹和指甲尖垂直方向轻轻掐按穴位，会有酸胀的感觉。分别掐按左右两手，每次掐按穴位1～3分钟。

治疗功用：止咳化痰，通调血脉。

程度	拇指掐法	时间/分钟
适度		1~3

配伍治病　轻松疗疾

咽喉肿痛 | 配伍穴位：合谷穴、少商穴、人迎穴、太渊穴

疾病概述：咽喉肿痛是口咽和喉咽部病变的主要症状，以咽喉部红肿疼痛、吞咽不适为特征，又称“喉痹”。

按摩顺序与技法：先以拇指端交替点压对侧合谷穴各1分钟；再用一手的拇指与中指弹扣对侧少商穴十余下，然后换手依法操作另一侧；接着双手握拳伸出拇指，以指腹轻按揉喉结旁1.5寸处人迎穴1分钟；最后按压太渊穴30次。

其他病症配伍穴位

支气管炎 | 配伍穴位：太渊穴、膻中穴、丰隆穴

感冒 | 配伍穴位：太渊穴、大椎穴、肩井穴

失眠 | 配伍穴位：神门穴、太渊穴

[shào shāng]

少商 预防流行性感冒

主治 → 流行性感冒 — 扁桃腺炎 — 昏厥

每年冬春季节是流行性感冒的高发期，不管老人、儿童还是成人，只要因为冷热不均、稍感风寒就有可能会喷嚏连天，严重的甚至还会不断地流眼泪与流鼻涕，既有碍于外在形象，也影响了学习和工作。此时经常掐按少商穴就可以了。

命名

少，阴中生阳的意思。中国古代的五音六律，分宫、商、角、徵、羽。在中医上，“商”属肺经之根，所以称少商。

祛病疗疾

流行性感冒、咳嗽、气喘、发热、腮腺炎、扁桃腺炎、咽喉肿痛、小儿惊风、黄疸、昏厥、癫狂、脑溢血。

部位

属于手肺经经脉上的穴道，在拇指的桡侧，距离指甲角0.1寸处。

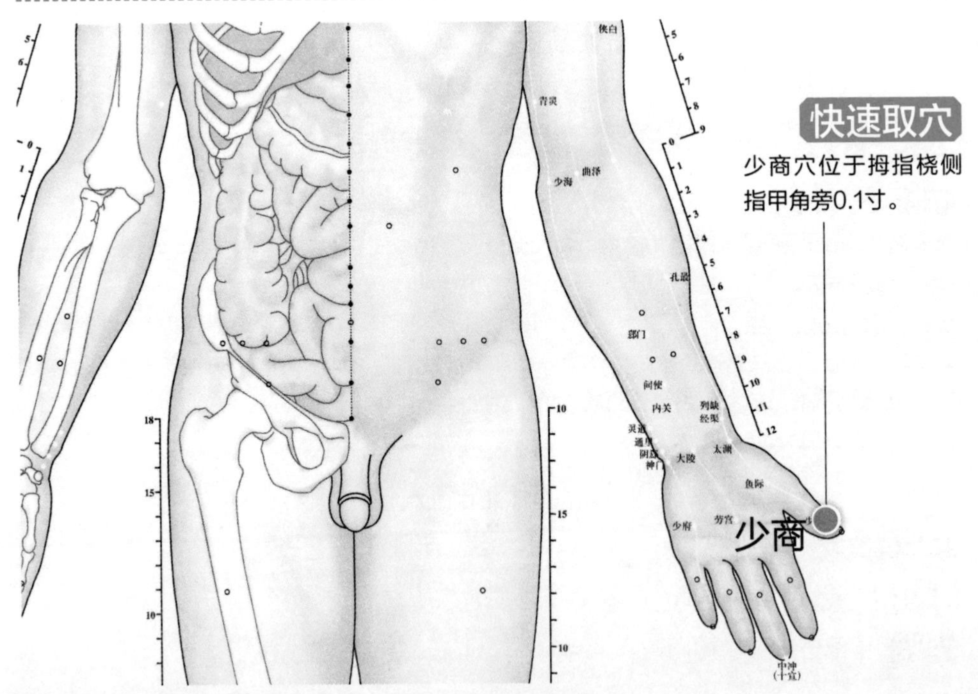

取穴技巧

将拇指伸出，以另一手食、中两指轻握，再将另手拇指弯曲，以指甲甲尖垂直掐按拇指甲角边缘即是。

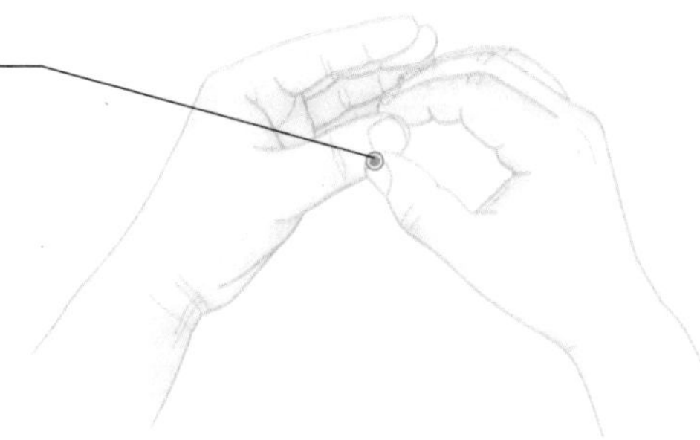

自我按摩

用拇指指甲的甲尖垂直掐按穴位，有刺痛感。依次掐按左右两手，每次各1~3分钟。

治疗功用：解表清热，通利咽喉，苏厥开窍。

程度	拇指掐法	时间/分钟
轻		1~3

配伍治病　轻松疗疾

流行性感冒 | 配伍穴位：迎香穴、少商穴

疾病概述：流行性感冒是流感病毒引起的急性呼吸道感染，主要通过空气中的飞沫、人与人之间的接触或与被污染物品的接触传播。典型的临床症状是：急起高热、全身疼痛、显著乏力和轻度呼吸道症状。

按摩顺序与技法：首先两手微握拳，以屈曲的拇指背面上下往返按摩鼻翼两侧，直到鼻翼呈局部红、热，然后捏拿少商穴30次。

其他病症配伍穴位

咽喉肿痛 | 配伍穴位：合谷穴、少商穴、人迎穴、鱼际穴

小儿惊风 | 配伍穴位：五处穴、支沟穴、少商穴

黄疸 | 配伍穴位：阳陵泉穴、中封穴、期门穴、少商穴

第二章

手阳明大肠经经穴

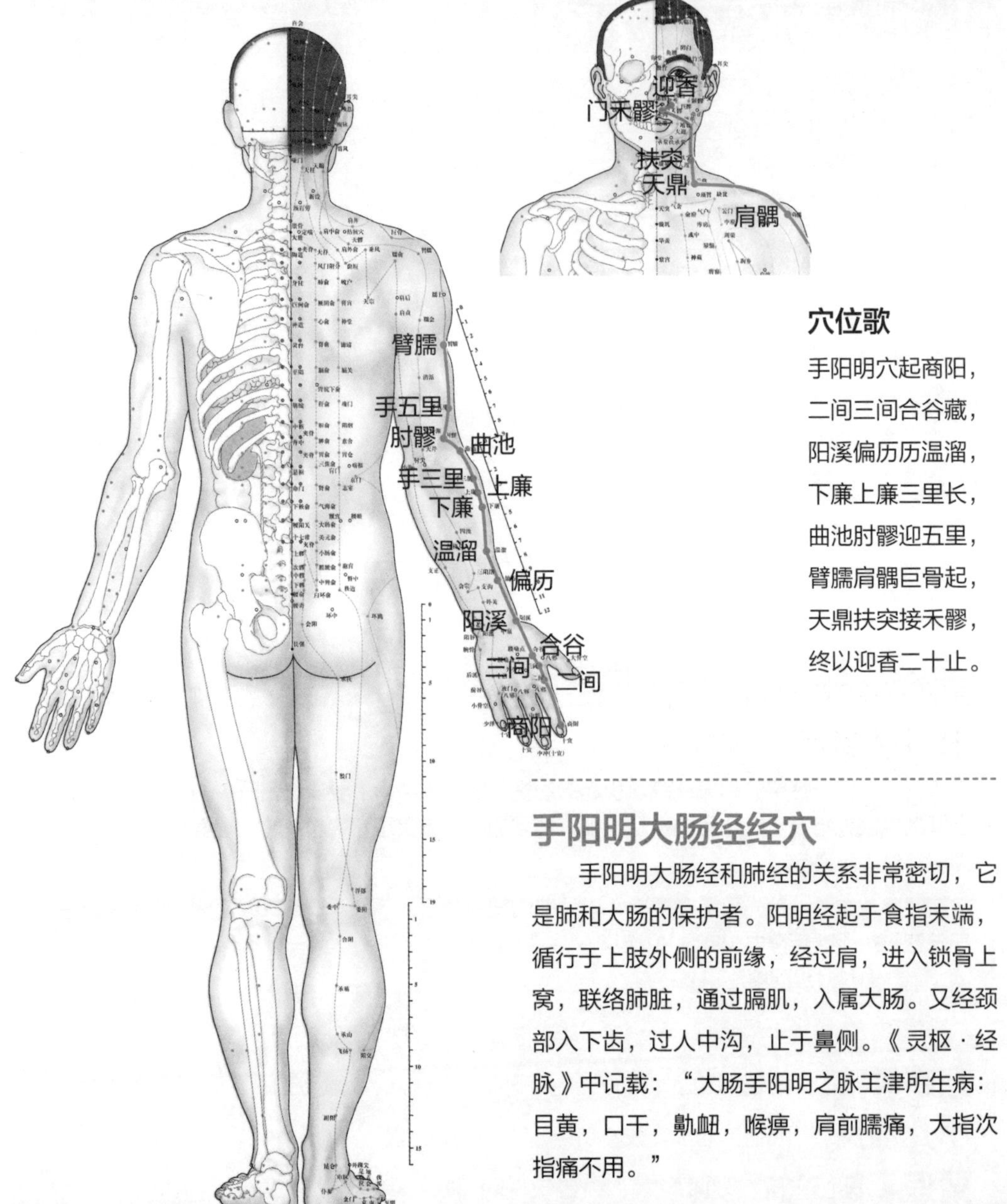

穴位歌

手阳明穴起商阳，
二间三间合谷藏，
阳溪偏历历温溜，
下廉上廉三里长，
曲池肘髎迎五里，
臂臑肩髃巨骨起，
天鼎扶突接禾髎，
终以迎香二十止。

手阳明大肠经经穴

手阳明大肠经和肺经的关系非常密切，它是肺和大肠的保护者。阳明经起于食指末端，循行于上肢外侧的前缘，经过肩，进入锁骨上窝，联络肺脏，通过膈肌，入属大肠。又经颈部入下齿，过人中沟，止于鼻侧。《灵枢·经脉》中记载：“大肠手阳明之脉主津所生病：目黄，口干，鼽衄，喉痹，肩前臑痛，大指次指痛不用。”

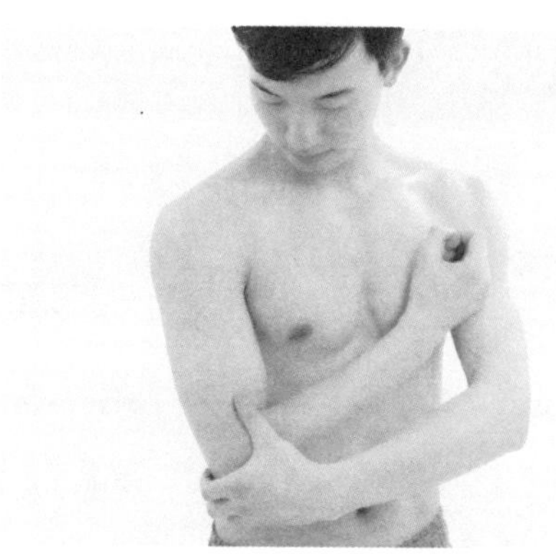

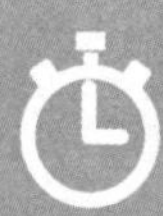

经络养生时间

卯时（5:00~7:00）

此时大肠经最旺

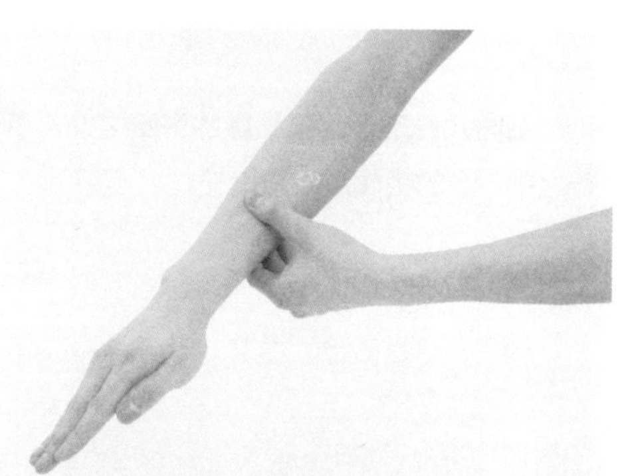

按摩养生方法

每天在卯时，大肠蠕动，在此时怕打大肠经巡行路线的穴位，尤其是二间、曲池、合谷等穴位，每天1次，可以促进毒物、渣滓排出。

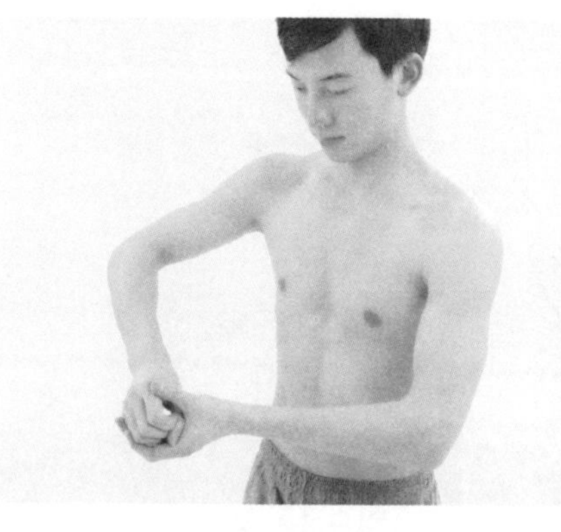

日常养生指导

肺脏将充足的新鲜血液布满全身，紧接着促进大肠经进入兴奋状态，完成吸收食物中水分与营养，排出渣滓的过程。赶紧起床，起床后喝杯白开水，然后赶紧去厕所把一晚上积攒下来的废物都排出体外。

易潜伏的疾病

脏腑症：肠鸣腹痛、便秘、腹泻、脱肛等。大肠气绝时会出现腹泻不受控制。

经络症：大肠经不畅通时，食指、上肢及手背、后肩等经络循行的部位会出现疼痛、酸胀、麻木等症状。

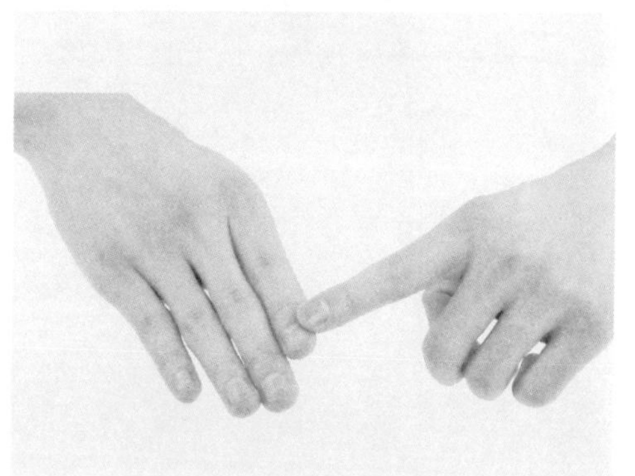

商阳

[shāng yáng]

胸中气闷找商阳

主治→胸中气闷—四肢肿胀—中风昏迷

当你偶尔感染了一点风寒，或者当你感到胸中气闷、咳嗽、全身发热、皮肤滚烫的时候，不知道怎么回事，你的全身就是不会出汗。此时，你全身感到又热又胀，身体极其不舒服，真渴望能够大汗淋漓。其实，你只要稍微用力地掐按商阳穴，就能使身体感到很舒服。

命名

商阳穴位于手大肠经脉的开始之处，承受手肺经的经脉之气，并且由阴侧转入阳侧。在五行之中，金的音属商，所以被称为商阳。

祛病疗疾

胸闷、哮喘咳嗽、中暑、咽喉肿痛、牙痛、耳聋、咽炎、急性扁桃体炎。

部位

属于手大肠经脉上的穴道，在食指的桡侧，距离指甲角旁大约0.1寸处。

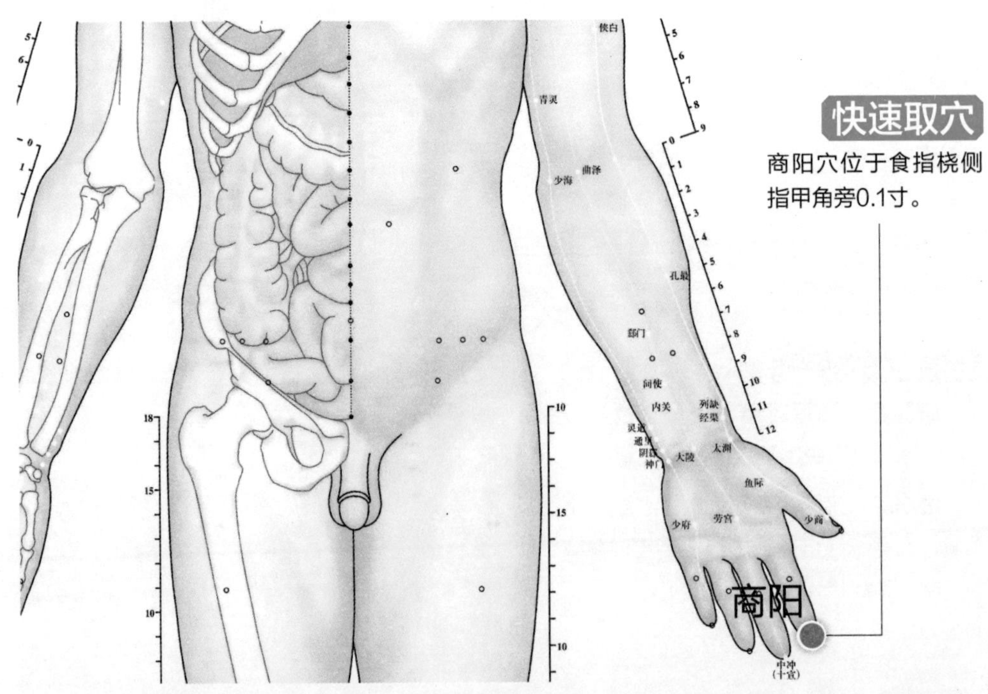

快速取穴

商阳穴位于食指桡侧指甲角旁0.1寸。

3秒钟精确取穴　1分钟学会按摩

取穴技巧

以右手轻握左手食指，左手掌背朝上，屈曲右手拇指以指甲尖垂直掐按靠拇指侧的位置即是。

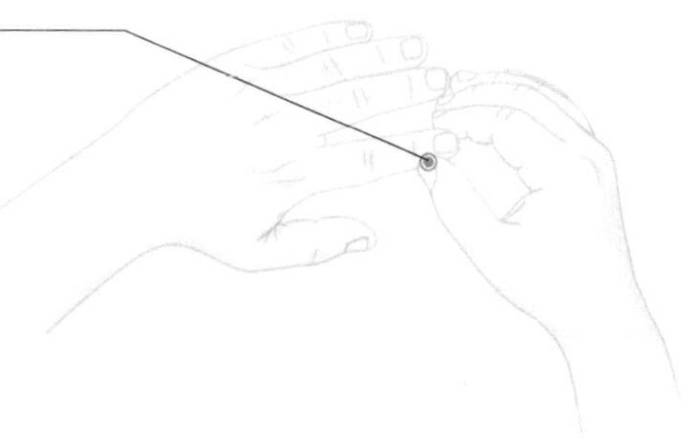

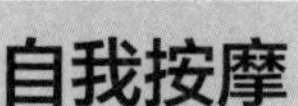

自我按摩

用拇指指甲尖沿垂直方向，掐、按靠着拇指旁侧的穴道，会有一种特殊的刺痛感。分别掐按左右两手，每天分别掐按1～3分钟。

治疗功用：清热解表，苏厥开窍。

程度	拇指掐法	时间/分钟
轻		1~3

配伍治病　轻松疗疾

牙痛 | 配伍穴位：颊车穴、地仓穴、合谷穴、商阳穴

疾病概述：以牙齿及牙龈红肿疼痛为主要表现的病症。多因平素口腔不洁或过食厚味、胃腑积热、胃火上冲，或风火邪毒侵犯、伤及牙齿，或肾阴亏损、虚火上炎、灼烁牙龈等引起。

按摩顺序与技法：正坐或仰卧，轻咬牙，双手大、小指稍曲，中间三指伸直，中间三指放于下巴颊部，中指指腹压在咬肌隆起处即是颊车穴，按压3分钟，再按压嘴角边的地仓穴3分钟，接着轻揉合谷穴5分钟，最后拿捏商阳穴30次。

其他病症配伍穴位

胸闷 | 配伍穴位：商阳穴、膻中穴

中暑 | 配伍穴位：少商穴、中冲穴、商阳穴

咽喉肿痛 | 配伍穴位：合谷穴、少商穴、人迎穴、商阳穴

合谷

[hé gǔ]

牙疼是病也不怕

主治→牙痛—降血压—气喘—头痛—扁桃腺炎

俗话说：“牙疼不是病，疼起来真要命!”相信很多人都知道牙疼有多厉害，寝食难安。不过不要紧，我们这里告诉你一个小窍门。万一你被牙疼折磨得苦不堪言时，只要按压合谷穴，就会立即止痛。

命名

这个穴位名出自《灵枢·本输》，也称虎口。虎口是指手张开之后它的形状就像大大的虎口一样。

祛病疗疾

牙龈疼痛、耳鸣、耳聋、鼻炎、扁桃体炎、视力模糊、痰阻塞、窒息、虚脱、失眠、神经衰弱、痛经、乳腺炎。

部位

属于手大肠经脉上的穴道，当拇指和食指伸张时，在第一、二掌骨的中点，稍微偏向食指处。

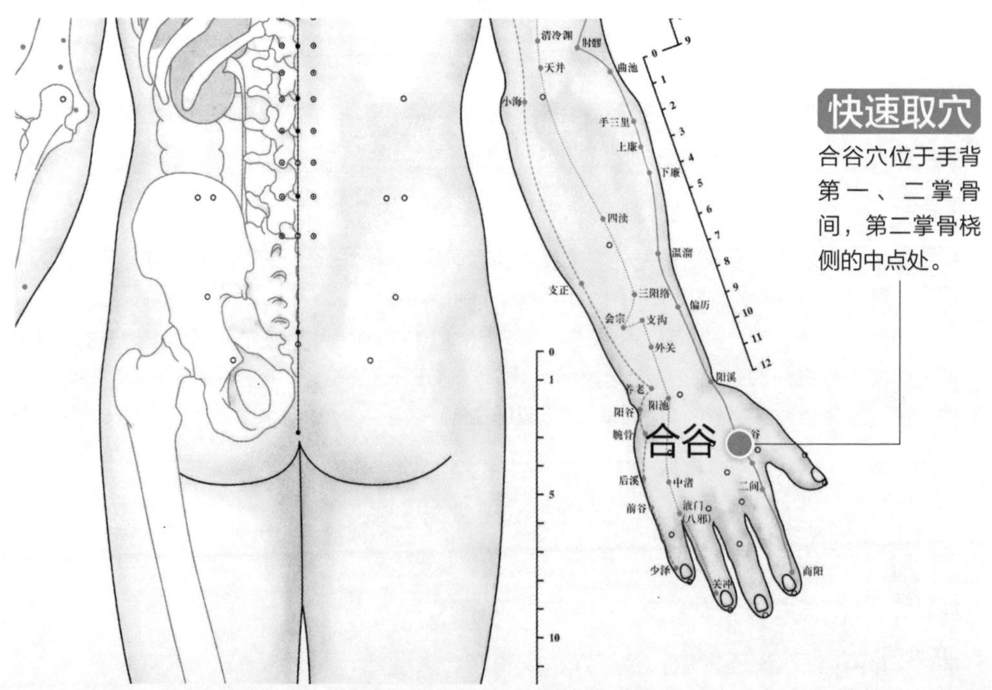

取穴技巧

手轻握空拳，弯曲拇指与食指，两指指尖轻触、立拳，以另手掌轻握拳外，以拇指指腹、垂直下压即是该穴。

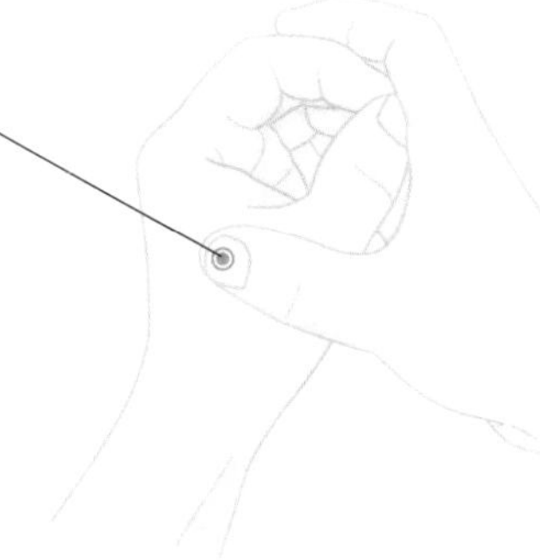

自我按摩

用拇指的指腹垂直按压穴位，有酸痛胀感；分别按压左右两手，每次各按1～3分钟。

治疗功用：舒经通络，镇静止痛，清热解表。

程度	拇指压法	时间/分钟
重		1~3

配伍治病　轻松疗疾

扁桃体炎 | 配伍穴位：三间穴、合谷穴

疾病概述：扁桃体发炎时会红肿，出现白色脓样分泌物，这就是急性扁桃体炎。得了急性扁桃体炎可能高烧几天不退，嗓子红肿疼痛，吃东西和咽水时疼痛就更加厉害了。

按摩顺序与技法：指压三间穴和合谷穴。指压时一面缓缓吐气，一面用拇指、食指上下捏压6秒钟，然后迅速离开。手指离开时，应保持气已吐尽状态。如此重复10次，扁桃腺疼痛就可渐渐消除。

其他病症配伍穴位

牙痛 | 配伍穴位：三间穴、合谷穴、商阳穴

乳腺炎 | 配伍穴位：膻中穴、曲池穴、合谷穴

失眠 | 配伍穴位：神门穴、上脘穴、合谷穴

曲池 [qǔ chí] 腹痛吐泻不用愁

主治 → 肠炎 — 腹部绞痛 — 皮肤过敏 — 结膜炎

由于饮食不慎，风寒感冒，或者其他原因，出现腹疼如绞、上吐下泻等症状。此时，只要按摩曲池穴，就能够有助于症状缓解。《甲乙经》云："伤寒余热不尽。胸中满，耳前痛，齿痛，目赤痛，颈肿，寒热，渴饮辄汗出，不饮则皮干热。目不明，腕急，身热，惊狂，躄痿痹重，瘈疭，癫疾吐舌，曲池主之。"

命名

曲，隐秘、不太察觉的意思；池，指水的围合之处、汇合之所。"曲池"指此处穴位的气血物质为地部之上的湿浊之气。

祛病疗疾

肠炎、腹部绞痛、流行性感冒、扁桃体炎、皮肤瘙痒、结膜炎、眼睑炎、荨麻疹、高血压、齿槽出血、甲状腺肿、上肢瘫痪。

部位

属手大肠经脉的穴道，屈肘成直角，在肘弯横纹尽头筋骨间凹陷处。

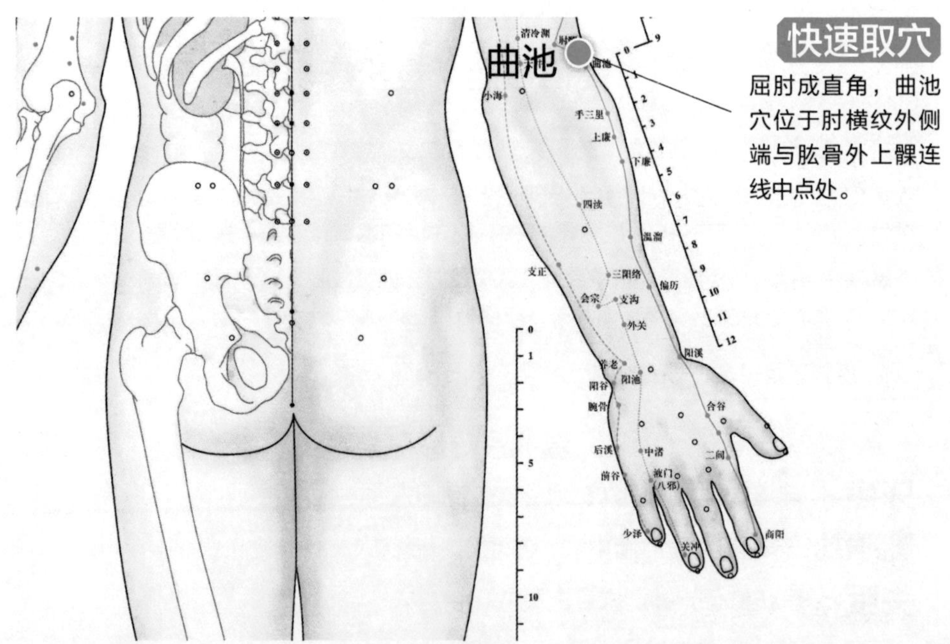

快速取穴

屈肘成直角，曲池穴位于肘横纹外侧端与肱骨外上髁连线中点处。

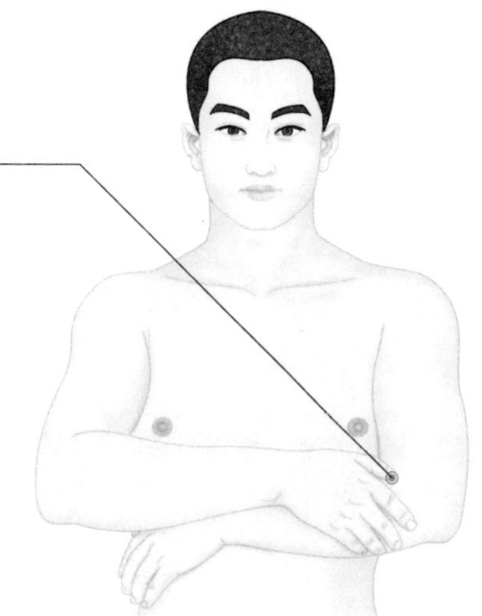

取穴技巧

正坐，轻抬左臂，屈肘，将手肘内弯，用另一手拇指下压此处凹陷处即是。

自我按摩

用一手轻握另一手肘下，弯曲拇指以指腹垂直掐按穴位。每次按压，先左手后右手，每天早晚各1次，每次掐按1～3分钟。

治疗功用：清热和营，祛风通络。

程度	拇指掐法	时间/分钟
适度		1~3

配伍治病　轻松疗疾

高血压 | 配伍穴位：人迎穴、大椎穴、太冲穴、曲池穴

疾病概述：高血压是指在静息状态下动脉收缩压或舒张压增高(≥18.665/11.999kpa)，常伴有心、脑、肾和视网膜等器官功能性或器质性改变。先休息至少5分钟，再测血压，2次以上非同日测得的血压值≥18.665/11.999kpa，可以诊断为高血压。

按摩顺序与技法：遵循如下按摩法则：揉人迎穴、按大椎穴、推太冲穴、按曲池穴。揉人迎穴力度要尽量轻，时间在1分钟左右；按大椎穴至少要按20次；推太冲穴可自由掌握时间和力度。

其他病症配伍穴位

流行性感冒 | 配伍穴位：迎香穴、少商穴、曲池穴

荨麻疹 | 配伍穴位：章门穴、足三里穴、曲池穴

迎香 [yíng xiāng]

鼻炎鼻塞缓解穴

主治→鼻塞—鼻出血—颜面神经麻痹

《甲乙经》云：“鼻鼽不利，窒洞气塞，喎僻多涕，鼽衄有痈，迎香主之。”鼻塞、流鼻涕、打喷嚏，鼻头红肿，这些都令人感到烦恼，鼻窦炎在人群中也已司空见惯。要解决鼻病的烦恼，可经常按摩迎香穴，这样有助于鼻子保持舒畅。

命名

迎，迎受；香，脾胃五谷之气。此处穴位接受来自胃经的气血，大肠经和胃经都属于阳明经。

祛病疗疾

鼻塞、鼻出血、口歪、面痒、胆道蛔虫症。

部位

属手大肠经脉的穴道，在鼻翼外缘中点旁、当鼻唇沟中间。

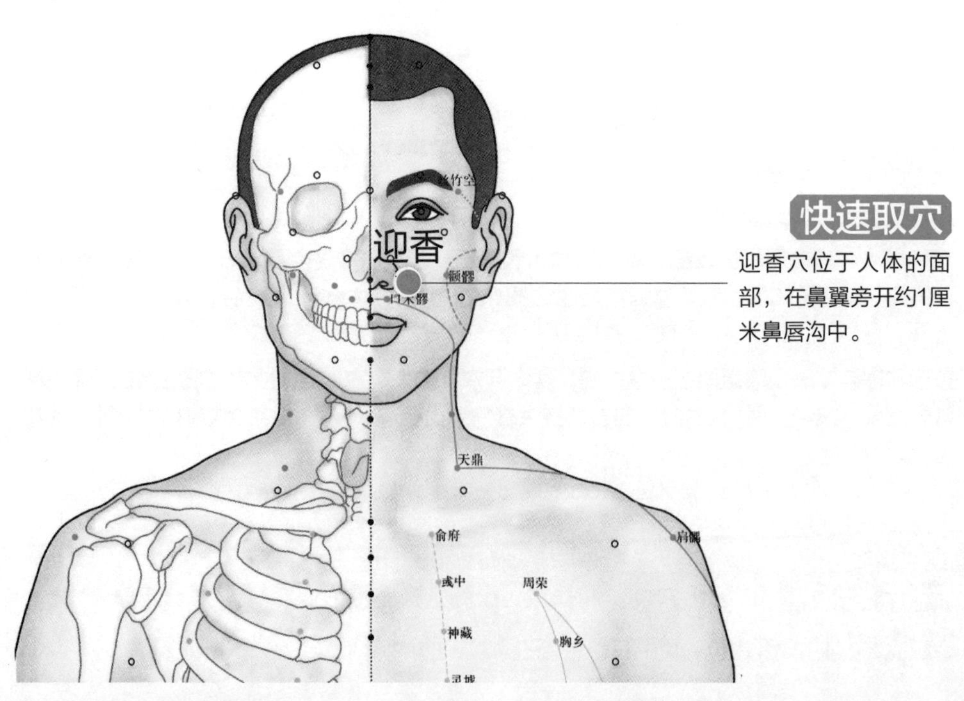

快速取穴

迎香穴位于人体的面部，在鼻翼旁开约1厘米鼻唇沟中。

3秒钟精确取穴　1分钟学会按摩

取穴技巧

正坐，双手轻握拳，食指中指并拢，中指指尖贴鼻翼两侧，食指指尖所在的位置即是。

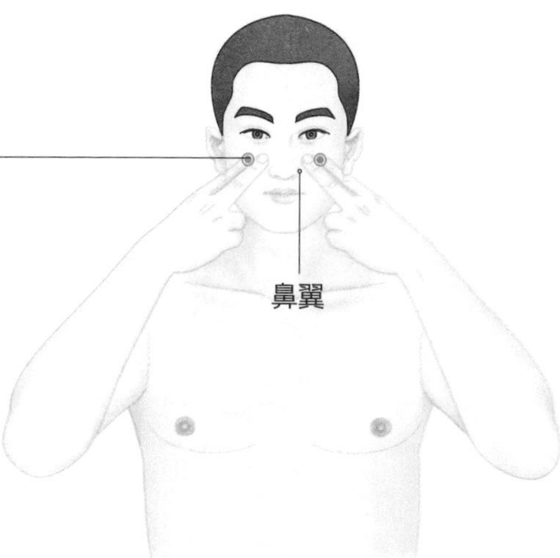

自我按摩

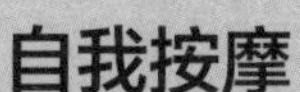

以食指指腹垂直按压，也可用单手拇指与食指弯曲，直接垂直按压穴位。每天按压2次，每次1～3分钟。

治疗功用： 祛风通窍，理气止痛。

程度	食指压法	时间/分钟
适度		1~3

配伍治病　轻松疗疾

面神经麻痹 | 配伍穴位：迎香穴、四白穴、地仓穴

疾病概述： 面神经麻痹，俗称“面瘫”，是以面部表情肌群运动功能障碍为主要特征的一种常见病。患者面部往往连最基本的抬眉、闭眼、鼓嘴等动作都无法完成。

按摩顺序与技法： 先用双手食指按压迎香穴1~3分钟，再用双手中指揉按四白穴1~3分钟，最后将一手的拇指和食指张开成“八”字形，轻贴于嘴角两端的地仓穴上，按压数十次即可。

其他病症配伍穴位

急慢性鼻炎 | 配伍穴位：合谷穴、迎香穴、印堂穴

鼻出血 | 配伍穴位：神庭穴、迎香穴

第三章 足阳明胃经经穴

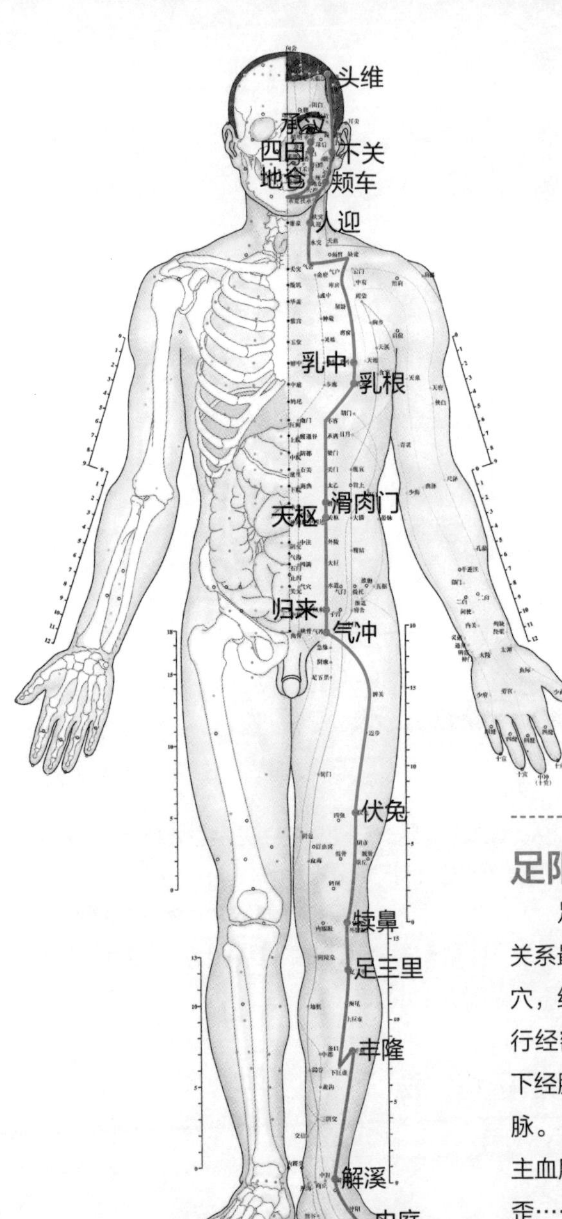

穴位歌

四十五穴足阳明，承泣四白巨髎经，
地仓大迎下颊车，下关头维对人迎，
水突气舍连缺盆，气户库房屋翳寻，
膺窗乳中下乳根，不容承满出梁门，
关门太乙滑肉起，天枢外陵大巨里，
水道归来达气冲，髀关伏兔走阴市，
梁丘犊鼻足三里，上巨虚连条口底，
下巨虚下有丰隆，解溪冲阳陷谷同，
内庭厉兑阳明穴，大趾次趾之端终。

足阳明胃经经穴

足阳明胃经属于胃，络于脾，所以和胃的关系最为密切，是关于消化系统的非常重要的经穴，维系着人的后天之本。它始于头部鼻旁，循行经额颅中部、颈部，进入锁骨上窝部，再向下经胸、腹、下肢以至足尖，是一条非常长的经脉。《灵枢 · 经脉》中记载：“胃足阳明之脉是主血所后病者：狂，疟，温淫，汗出，鼽衄，口歪……其有余于胃，则消谷善饥，溺色黄；气不足，则身以前皆寒栗，胃中寒，则胀满。”

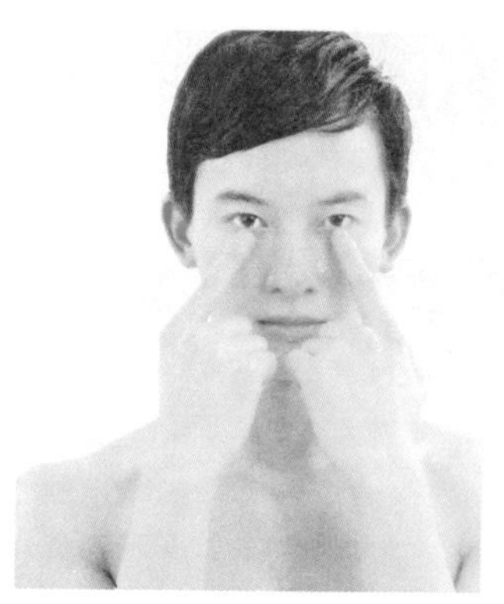

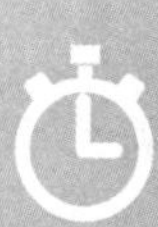

经络养生时间

辰时（7:00~9:00）

此时胃经最旺

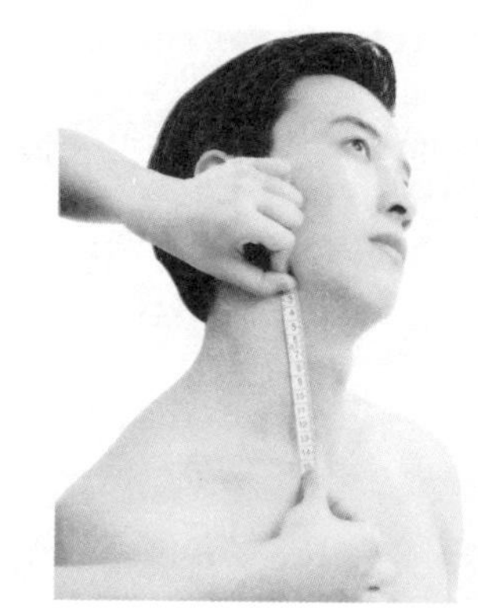

按摩养生方法

胃经是一条从头到脚的线路，辰时、饭后1小时、睡前1小时，每天3次对胃经拍打、按压，每次10分钟左右，刺激梳理经络，可以缓解不适，消除疲惫。

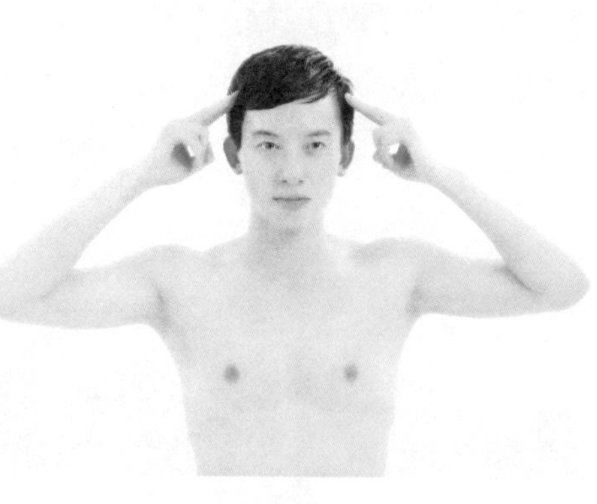

日常养生指导

胃经过整整一个晚上，早就饿得不行，这个时候吃早餐，胃会尽全力消化。如果此时不吃东西填饱，胃就一直分泌胃酸。饿久了，就会有胃溃疡、十二指肠炎、胃炎、胆囊炎等危险！饭后及时按揉胃经可调节胃肠功能。

易潜伏的疾病

脏腑症：足阳明胃经不通畅时，会出现胃痛胃胀、消化不良、呕吐、反胃、肠鸣，严重时会食欲不振、胃口全无。

经络症：此经络不畅，容易出现盗汗、高热、牙疼、咽喉痛、口角歪斜、流鼻涕、流鼻血等。

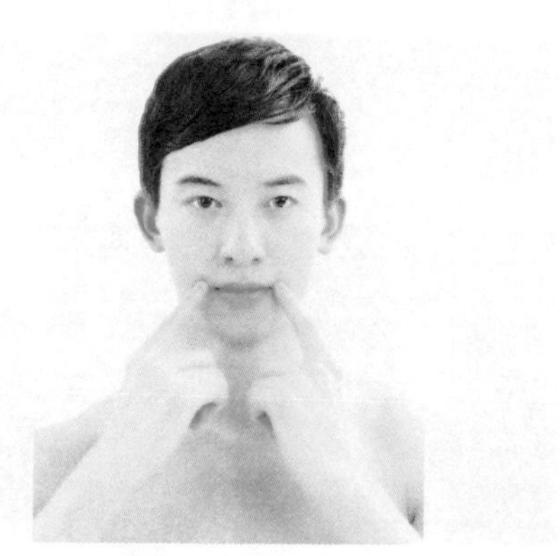

承泣 [chéng qì] 明眸亮眼特效穴

主治→目赤肿痛—流泪—口眼歪斜—夜盲

按摩承泣穴能够治疗各种眼、口、鼻、舌、牙的毛病。《千金方》中记载此穴位能够治疗“目不明，泪出，目眩瞢，瞳子痒，远视漠漠，昏夜无见，目瞤动，与项口参相引。僻口不能言”。

命名

“承”的意思是受；“泣”指泪、水液。“承泣”的意思是承受从胃经体内经脉流出的气血物质。

祛病疗疾

近视、远视、夜盲、眼颤动、眼睑痉挛、角膜炎、视神经萎缩、眼睛疲劳、迎风流泪、老花眼、白内障、急慢性结膜炎、散光、青光眼、色盲等。

部位

承泣穴位于面部，瞳孔直下，眼球与眼眶下缘中间。

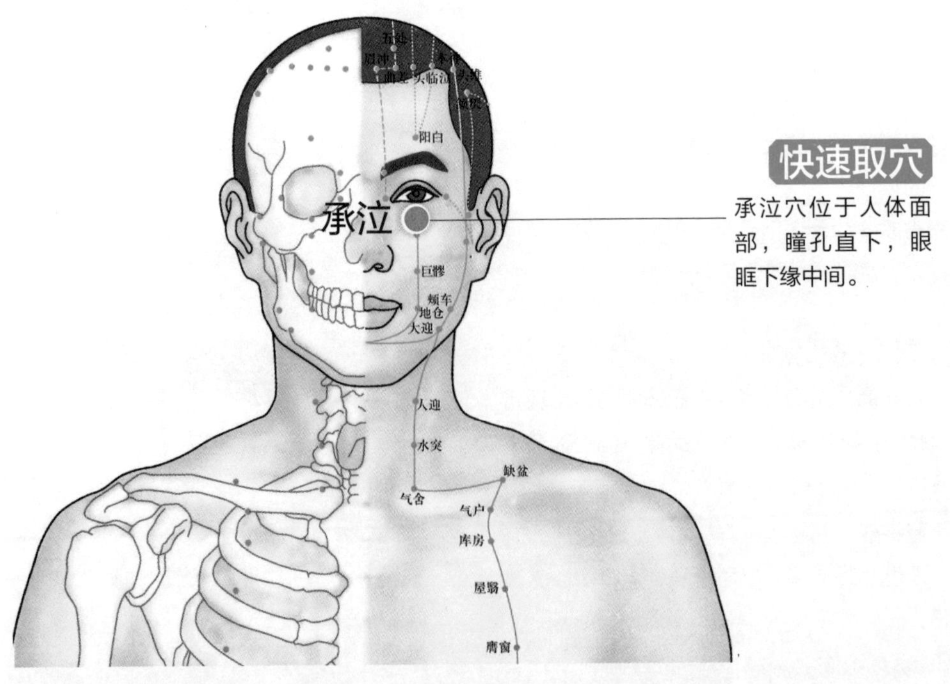

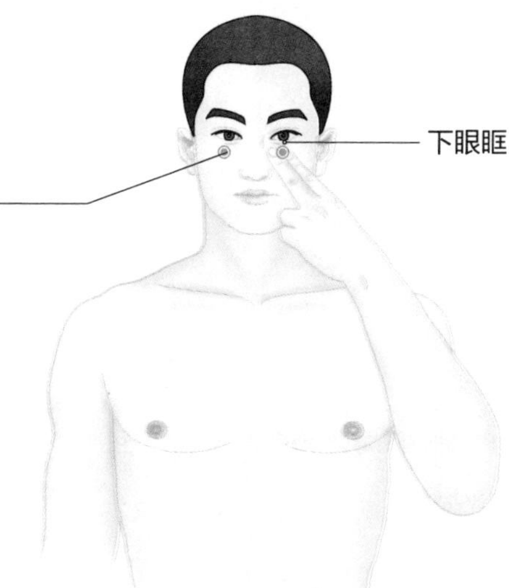

取穴技巧

正坐、仰靠或仰卧，眼睛直视前方，食指与中指伸直并拢，中指贴于鼻侧，食指指尖位于下眼眶边缘处，则食指指尖所在的位置即是该穴。

自我按摩

双手食指伸直，以食指指腹揉按左右穴位，每次1～3分钟。

治疗功用：散风清热，明目止泪。

程度	食指压法	时间/分钟
轻		1~3

配伍治病　轻松疗疾

目赤肿痛 | 配伍穴位：太阳穴、承泣穴

疾病概述：为多种眼部疾患中的一种急性症状。古代文献根据发病原因、症状急重和流行性，又称“风热眼”“暴风客热”“天行赤眼”等。

按摩顺序与技法：闭上双眼，排除一切杂念，将拇指的螺纹处分别轻按于两边太阳穴处，顺时针按摩10次，再逆时针按摩10次；接着轻轻按摩承泣穴有助于缓解目赤肿痛。

其他病症配伍穴位

近视 | 配伍穴位：承泣穴、睛明穴

口眼斜 | 配伍穴位：承泣穴、阳白穴

[dì cāng]

地仓 祛风止痛特效穴

主治→面部神经麻痹—痉挛—疼痛—口歪

当你感染风寒、感冒或者中风以后，眼睛、眼皮、脸颊上的肌肉都会跳动不已，严重时甚至还有可能口歪眼斜、不能远视、不能闭眼、不能言语。遇到这种情况，可以一边配合中西医的诊治，一边自己每日按压地仓穴，早晚各按压一次，能收到较好的治疗效果。

命名

地，脾胃之土的意思；仓，五谷存储聚散之所。地仓穴的意思就是指胃经地部的经水在此处聚散。

祛病疗疾

口歪、流涎、三叉神经痛、眼睑跳动、口渴、失音、目昏等病症。

部位

属于足胃经经脉的穴道，位于口角外侧旁开约四分处。

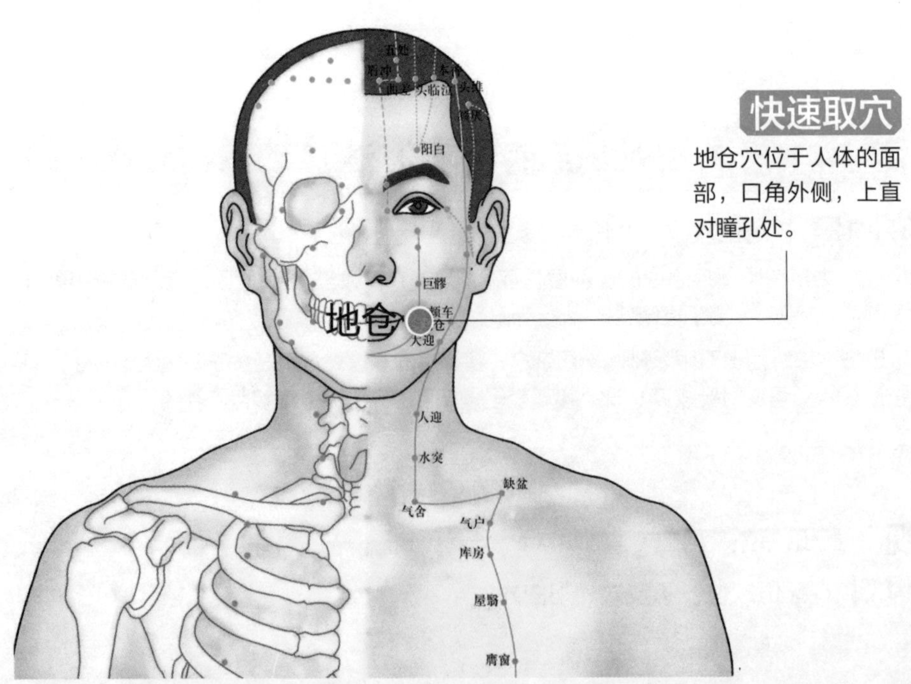

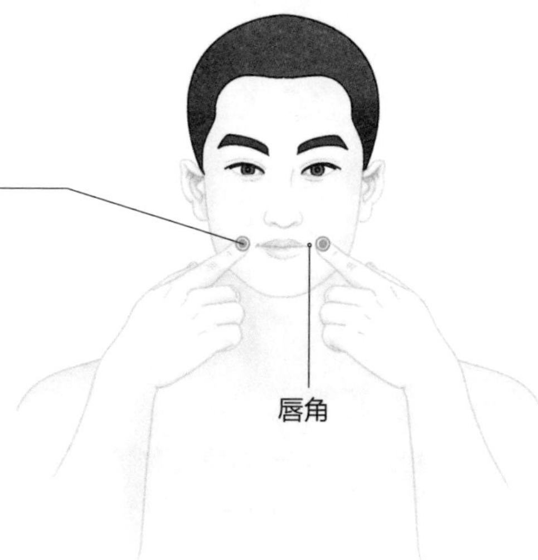

取穴技巧

正坐或仰卧，轻闭口，举两手，用食指指甲垂直下压唇角外侧两旁即是。

自我按摩

双手食指伸直，以食指指腹揉按左右穴位，每次1～3分钟。

治疗功用：祛风通窍，理气止痛。

程度	食指压法	时间/分钟
重		1~3

配伍治病　轻松疗疾

三叉神经痛 ｜ 配伍穴位：地仓穴、下关穴、颊车穴、内关穴、外关穴、印堂穴

疾病概述：“三叉神经痛”有时也被称为“脸痛”，是一种在面部三叉神经分布区内反复发作的阵发性剧烈神经痛。

按摩顺序与技法：双目微闭平视，放松心情，调匀呼吸，静息2分钟。先按摩地仓穴3分钟；然后用双手食指或中指分别放在同侧下关穴上，适当用力揉按1分钟；再将双手拇指分别放在同侧颊车穴上，适当用力揉按1分钟；接着用一手中指和拇指指尖，放在对侧外关穴和内关穴，用力按压1分钟，双手交替进行。再以一手拇指指腹放于印堂穴上，其余四指附于对侧目外，适当用力自印堂向上推至发际处，反复推20～30次。

其他病症配伍穴位

齿痛 ｜ 配伍穴位：颊车穴、地仓穴、合谷穴

口噤不开 ｜ 配伍穴位：颊车穴、地仓穴、承浆穴、合谷穴

下关 [xià guān] 口耳保健特效穴

主治→耳聋—耳鸣—牙痛—口眼歪斜

《图翼》中说下关穴治“耳鸣耳聋，痛痒出脓”。《铜人》中说下关穴主治“偏风，口目歪，牙车脱臼”。《甲乙经》中说“耳鸣耳聋配下关、阳溪、关冲、腋门、阳关”。由此可见，如果能够在现代临床医学中灵活运用下关穴，并辨证选择不同的配穴进行治疗，将具有非常好的疗效。

命名

下，指此处穴位调节的气血物质属阴、属下的浊重水湿；关，关卡的意思。“下关”的意思就是说，此处穴位对胃经上输头部的气血物质中的阴浊部分具有类似关卡的作用。

祛病疗疾

耳聋、耳鸣、牙痛、口眼斜、三叉神经痛、下颌疼痛、牙关紧闭、颞颌关节炎。

部位

下关穴位于人体的头部侧面，耳前一横指，颧弓下陷处，张口时隆起，闭口取穴。

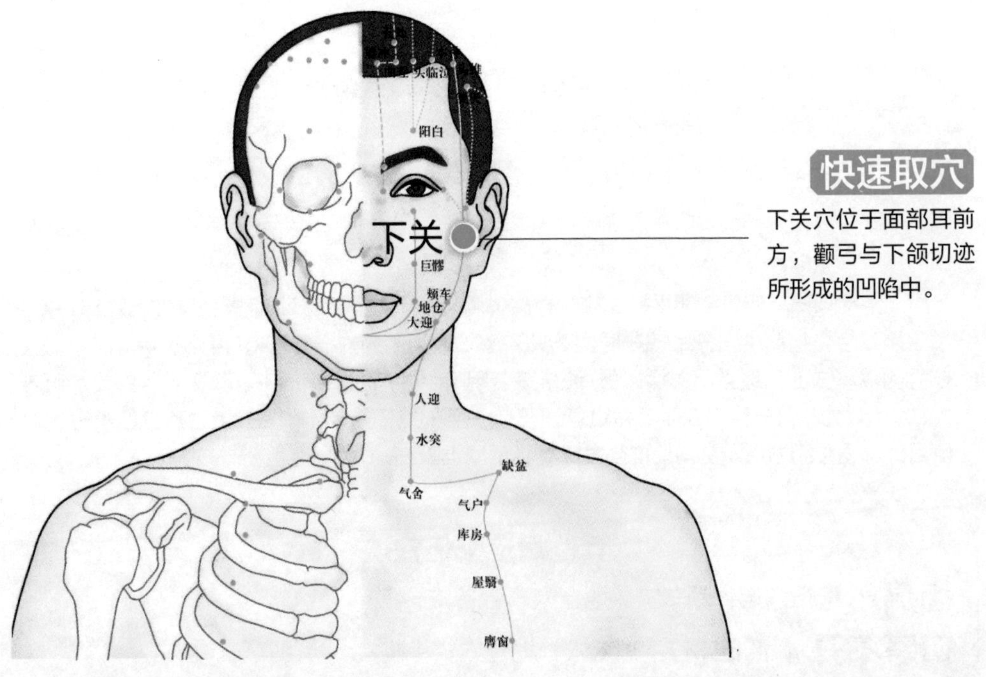

快速取穴

下关穴位于面部耳前方，颧弓与下颌切迹所形成的凹陷中。

3秒钟精确取穴　1分钟学会按摩

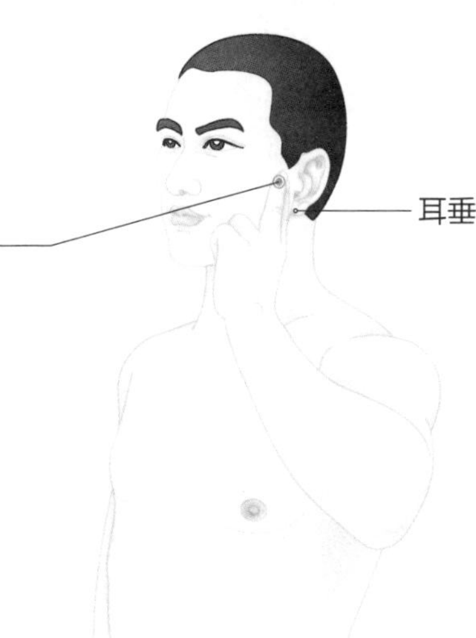

取穴技巧

正坐或仰卧、仰靠，闭口，手掌轻握拳，食指和中指并拢，食指贴于耳垂旁，中指指腹所在位置即是。

自我按摩

用双手中指指腹按压穴位，每次1～3分钟。

治疗功用：消肿止痛，聪耳通经。

程度	中指压法	时间/分钟
适度		1~3

配伍治病　轻松疗疾

牙痛 | 配伍穴位：颊车穴、下关穴、合谷穴

疾病概述：以牙齿及牙龈红肿疼痛为主要表现的病症。多因平素口腔不洁或过食厚味、胃腑积热、胃火上冲，或风火邪毒侵犯、伤及牙齿，或肾阴亏损、虚火上炎、灼烁牙龈等引起。

按摩顺序与技法：正坐或仰卧，轻咬牙，按压颊车穴3分钟；然后按压下关穴3分钟；最后轻柔合谷穴5分钟。

其他病症配伍穴位

面瘫 | 配伍穴位：下关穴、地仓穴、四白穴、颊车穴、合谷穴

耳聋 | 配伍穴位：听宫穴、下关穴、太冲穴、中渚穴

乳根 [rǔ gēn] 呵护乳房每一天

主治 → 乳痛—乳腺炎—乳汁不足—胸痛

如今人们的生活水平有所提高，大量食用高脂肪高蛋白饮食，致使成年女性患上乳腺增生、乳房纤维囊肿、乳瘤、乳癌的比率不断升高。要保证乳房的健康和美丽，每天早晚各花3分钟按摩乳根穴，能使胸部的各种血凝气淤得到缓解，对乳房能起到良好的自我保健作用，还具有使乳房丰满的效果。

命名

乳，乳房，即此处穴位所在的部位；根，本的意思。“乳根”的意思就是此处穴位是乳房发育的根本。

祛病疗疾

乳瘫、乳痛、乳腺炎、乳汁不足、胸痛、心闷、气喘、呃逆、肋间神经痛、狭心症等。

部位

属足胃经经脉的穴道，在人体胸部，乳头直下，乳房根部凹陷处。

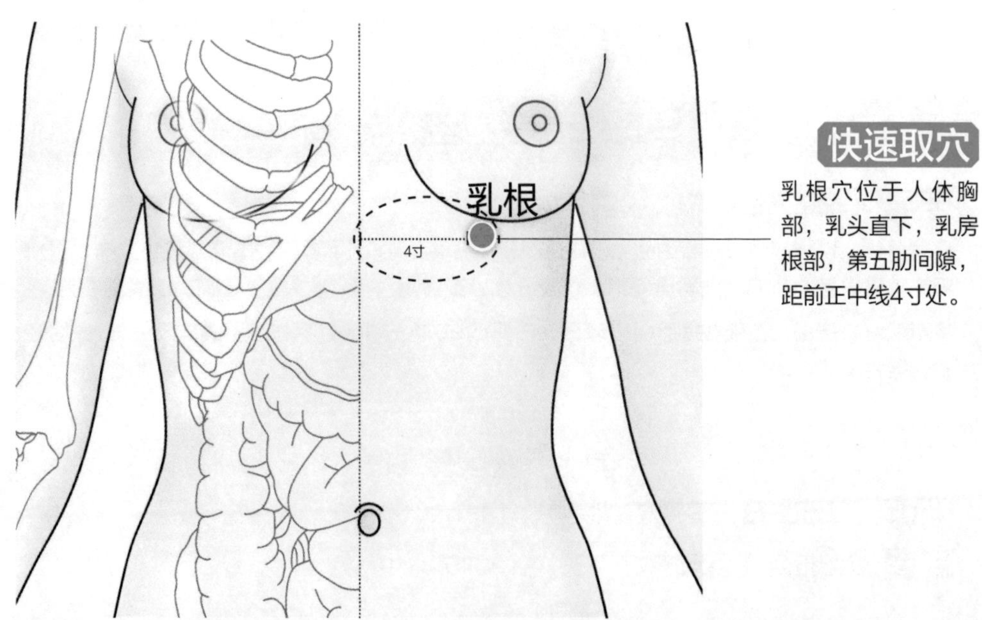

快速取穴

乳根穴位于人体胸部，乳头直下，乳房根部，第五肋间隙，距前正中线4寸处。

3秒钟精确取穴　1分钟学会按摩

取穴技巧

仰卧或正坐，轻举两手，覆掌于乳房，拇指在乳房上，其余四指在乳房下，食指贴于乳房边缘，食指指腹所在的位置即是。

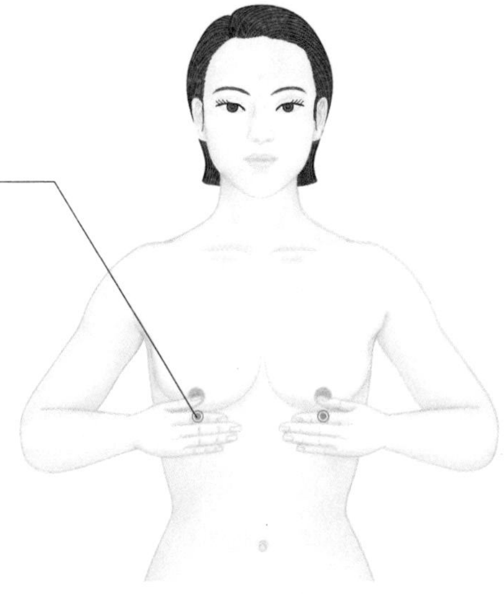

自我按摩

以中指、食指指腹着力按压，每天早晚各揉按3~5分钟。

治疗功用： 通乳化淤，宣肺利气。

程度	二指压法	时间/分钟
适度		3~5

配伍治病　轻松疗疾

乳汁不足 | 配伍穴位：乳中穴、乳根穴

疾病概述： 妇女生产后，乳汁不出或者乳汁很少，不够婴儿食用。

按摩顺序与技法： 正坐或仰卧，用拇指或者食指，轻捏乳头揉转，或者用食指的指腹按压乳头，会有一种又麻又痒的感觉。同时按揉左右两乳头，每次轻揉2分钟，然后按摩乳根穴3分钟。

其他病症配伍穴位

乳痛 | 配伍穴位：少泽穴、膻中穴、乳根穴

肋间神经痛 | 配伍穴位：大椎穴、肩井穴、乳根穴

[tiān shū]

天枢 肠胃健康天枢助

主治 → 便秘—腹泻—腹痛—虚损劳弱

现代人由于各种原因，经常受到消化不良和排泄不畅的困扰，如便秘，或者吃了腐坏的食物引起腹泻、腹痛，等等，让人极其难受，不但对身体健康不利，情况严重时还会影响工作、学习。遇到这种情况，可以按摩天枢穴，能够有效刺激并调整肠胃的蠕动，起到良好的改善作用。

命名

天枢是天星名，即天枢星。在这里，用天枢来比喻天地之气相交的中点，正居人身体之中点，应天枢星象。

祛病疗疾

便秘、腹泻、细菌性痢疾、腹痛、虚损劳弱、伤寒、中暑呕吐、急性阑尾炎、月经不调、不孕等。

部位

属足胃经经脉的穴道，在中腹部，肚脐左右两侧三指宽处。

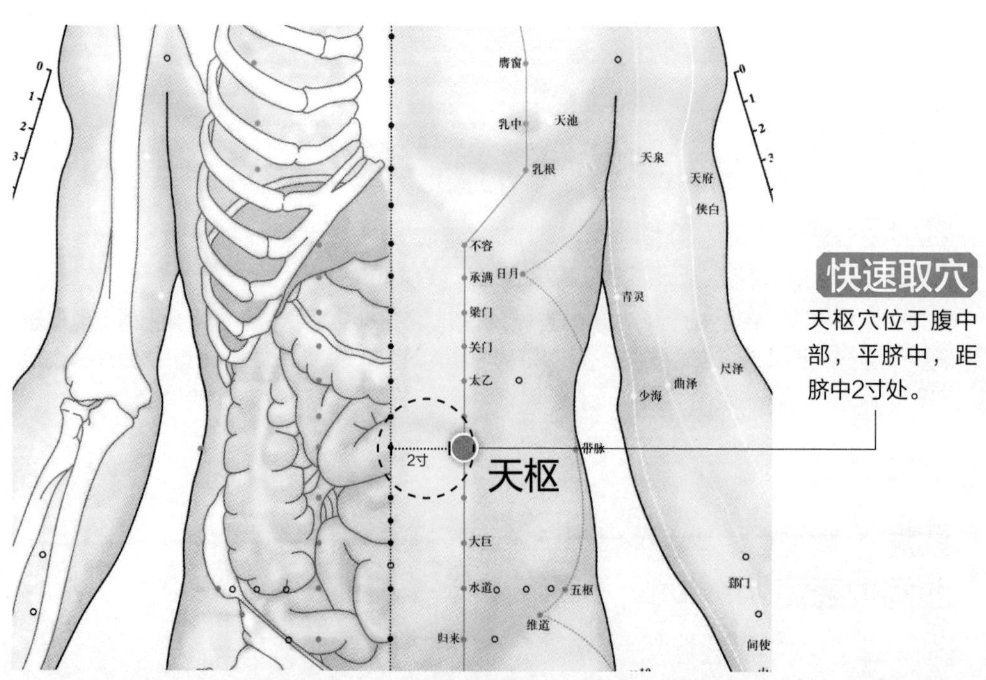

3秒钟精确取穴　1分钟学会按摩

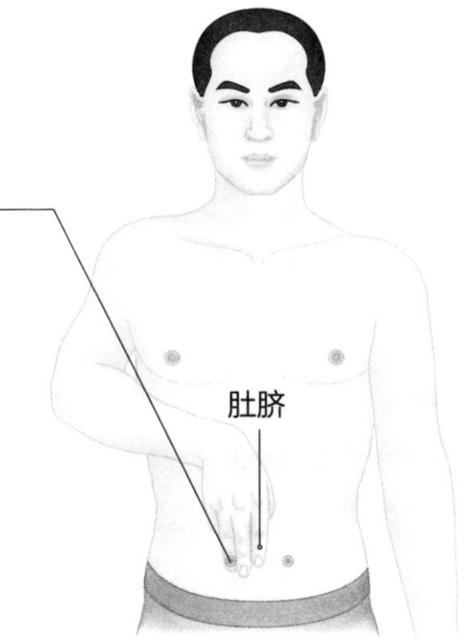

取穴技巧

仰卧或正坐，双手手背向外，拇指与小指弯曲，中间三指并拢，以食指指腹贴于肚脐，无名指所在的位置即是。

自我按摩

双手掌心向下，以食指、中指、无名指三个手指头垂直下按并向外揉压，施力点在中指指腹。每天早晚各按1次，每次揉按1~3分钟。

治疗功用：祛风通窍，理气止痛。

程度	三指压法	时间/分钟
适度		1~3

配伍治病　轻松疗疾

急性阑尾炎 | 配伍穴位：巨虚穴、阑尾穴、天枢穴

疾病概述：急性阑尾炎是最常见的急腹症。其临床表现为持续伴阵发性加剧的右下腹痛，恶心呕吐，多数患者白细胞和嗜中性白细胞计数增高。而右下腹阑尾区压痛，则是本病重要的一个体征。急性阑尾炎应及时去医院就诊，按摩只起到辅助作用。

按摩顺序与技法：首先推按巨虚穴20次，接着推按膝膑以下约5寸，胫骨前嵴外侧一横指处的阑尾穴20次；最后按摩天枢穴3分钟。

其他病症配伍穴位

腹泻 | 配伍穴位：足三里穴、天枢穴

细菌性痢疾 | 配伍穴位：巨虚穴、曲池穴、天枢穴

便秘 | 配伍穴位：足三里穴、大肠俞穴、天枢穴

归来 [guī lái]

治疗疝气调月事

主治→疝气—月经不调—不孕—腹痛—畏寒

对男人来说，最常困扰他们的是疝气；对女人来说，最常困扰她们的是痛经。如果能够坚持长期按摩归来穴，不仅可以治疗疝气和痛经，而且对于因为肾虚导致的男子卵缩(睾丸内收)和女子子宫脱垂等各种疾病，都具有良好的疗效。

命名

从水道穴传来的地部经水到达本穴后，受冲脉外散之热的影响，经水气化，逆胃经上行，就像流去之水复又归来，所以名“归来穴”。

祛病疗疾

疝气、月经不调、不孕、带下、子宫内膜炎、腹痛、虚弱、畏寒、阳痿。

部位

属足胃经经脉的穴道，位于人体下腹部，在脐中下面4寸，距前正中线2寸。

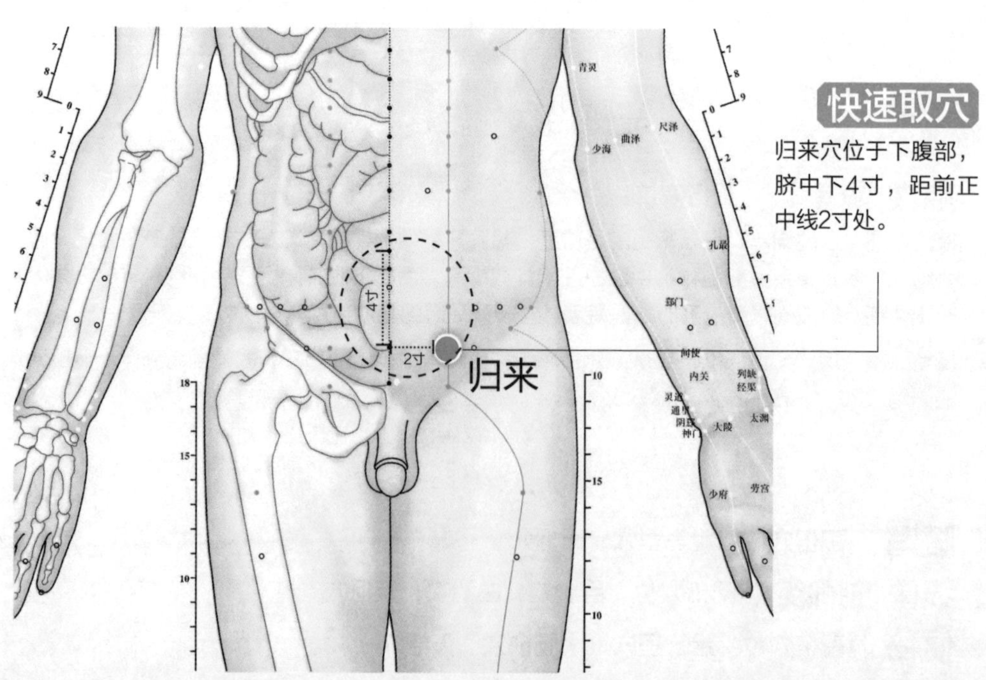

取穴技巧

仰卧，左手五指并拢，拇指贴于肚脐处，其余四指位于肚脐下，找到肚脐正下方小指所在的位置，并以此为基点，翘起拇指，并拢其余四指，手指朝下，把食指贴于此基点，则小指所在的位置即是左穴。以同样方法找到右穴。

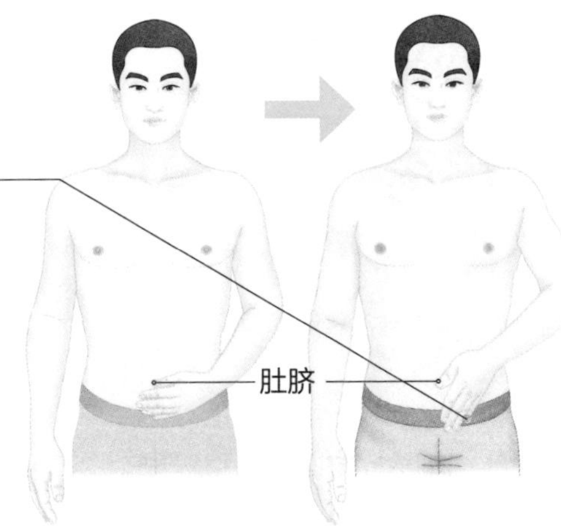

自我按摩

举双手，以食指、中指、无名指三指指腹垂直下按小腹部两侧穴位处。中指最为用力，由内而外揉按，每日早晚各揉按1次，每次1～3分钟。

治疗功用：活血化淤，调经止痛。

程度	三指压法	时间/分钟
适度		1～3

配伍治病　轻松疗疾

月经不调｜配伍穴位：归来穴、三阴交穴、肾俞穴、命门穴、肾俞穴

疾病概述：妇科常见病，表现为月经周期或出血量的异常，或是月经前、经期时的腹痛及全身症状。病因可能是器质性病变或是功能失常。许多全身性疾病如血液病、高血压病、肝病、内分泌病、生殖道感染、肿瘤（如卵巢肿瘤、子宫肌瘤）等均可引起月经失调。

按摩顺序与技法：先取仰卧位，以右手鱼际先揉按腹部的归来穴约1分钟，再以右手拇指指腹罗纹面依次点按双侧下肢的三阴交穴，每穴点按1分钟，最后以一手手掌按摩小腹部约1分钟。再改取俯卧位,先以两手手掌在腰骶部上下往返反复按摩2分钟；接着双手拇指指端依次点按肾俞穴、命门穴各3分钟，以有酸胀感为度；最后再以双手五指同时提拿双侧肾俞穴各3次。

其他病症配伍穴位

疝气｜配伍穴位：大敦穴、归来穴

阳痿｜配伍穴位：涌泉穴、归来穴

气冲

[qì chōng]

肠鸣腹痛按气冲

主治→肠鸣腹痛—疝气—月经不调—不孕

《素问·痿论篇》中说："冲脉者，经脉之海也，主渗灌溪谷，与阳明合于宗筋，阴阳总宗筋之会，会于气街，而阳明为之长……"意思是说冲脉是人体各经脉之源，并且会于足阳明气街穴，气街穴就是气冲穴。这个穴位，既能够有效治疗腹痛，也对女性的月经不调、痛经等症状具有调理和改善的作用。

命名

气，指此处穴内的气血物质是气；冲，突的意思。"气冲"的意思是说此处穴位的气血物质是气，它的运行状况是冲突而行。

祛病疗疾

腹痛、肠鸣、疝气、月经不调、不孕、阳痿、阴肿等。

部位

在人体的腹股沟上方一点，即大腿根里侧，脐下约5寸处，距前正中线2寸，穴位下边有一根跳动的动脉，即腹股沟动脉。

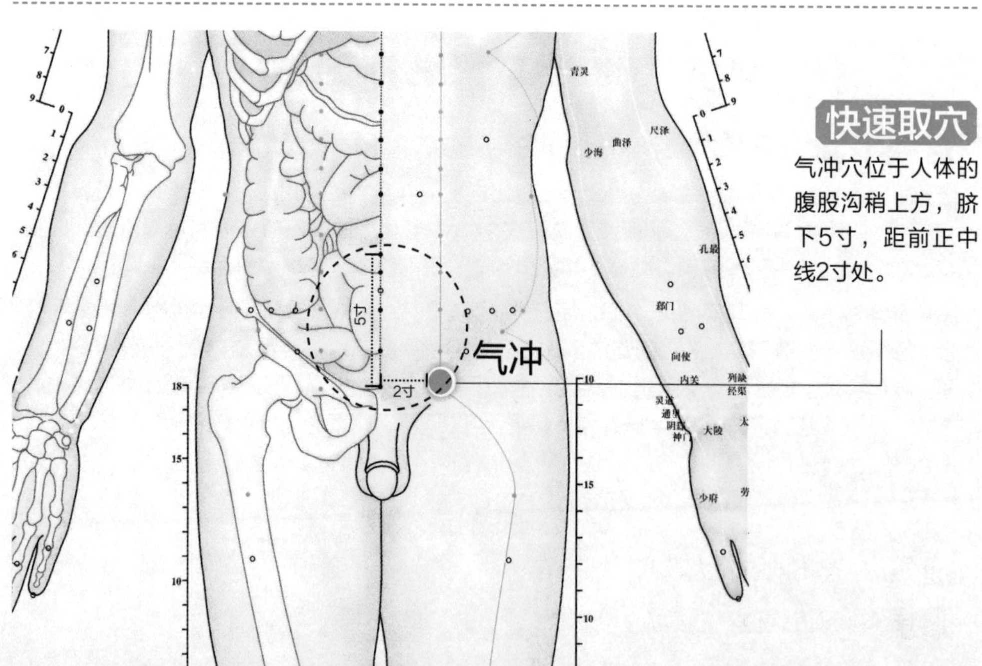

快速取穴

气冲穴位于人体的腹股沟稍上方，脐下5寸，距前正中线2寸处。

3秒钟精确取穴　1分钟学会按摩

取穴技巧

仰卧，右手五指并拢，指尖朝左，将拇指放于肚脐处，找出肚脐正下方，小指边缘的位置，再以此为基点，右手中间三指并拢，指尖朝下，将食指置于此基点，则无名指所在的位置即是该穴。

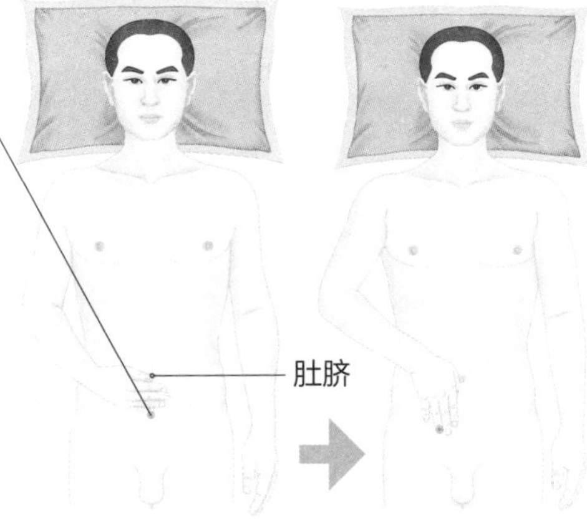

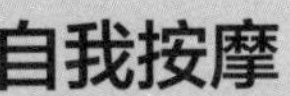

自我按摩

以食指指腹揉按，每日早晚各揉按1次，每次1～3分钟。

治疗功用：调血舒经，理气止痛。

程度	食指压法	时间/分钟
适度		1～3

配伍治病　轻松疗疾

肠鸣 | 配伍穴位：足三里穴、气海穴、气冲穴

疾病概述：胃肠部鸣响如囊裹浆，振动有声，立行或推抚脘部，其声漉漉下行者，多为水饮留聚于胃；鸣响在脘腹，如饥肠漉漉，得温得食则减，饥寒则重者，为中气不足，胃肠虚寒。腹中肠鸣如雷，脘腹痞满，大便泄泻者，多为感受风、寒、湿邪以致胃肠气机紊乱所致。腹内微有肠鸣之声，腹胀，食少纳呆者，多属胃肠气虚、传导功能减弱所致。

按摩顺序与技法：用拇指或中指在足三里穴做按压动作，每次约5分钟，注意每次按压要使足三里穴有针刺样的酸胀、发热感觉。接着按摩气海穴3分钟，最后按摩气冲穴3分钟即可。

其他病症配伍穴位

疝气 | 配伍穴位：曲泉穴、太冲穴、气冲穴

阳痿 | 配伍穴位：涌泉穴、气冲穴

伏兔

[fú tù]

常按伏兔腰腿好

主治→腰痛—膝冷—下肢神经痛—麻痹瘫痪

现代都市生活中，由于缺乏运动等原因，中老年人的膝盖和脚都非常容易出现各种各样的毛病，如双脚酸软无力、膝盖冰冷，等等。遇到这些情况时，可以每天坚持按摩伏兔穴，就能够促进下肢膝盖及双脚的气血循环，并使膝盖和双脚的病患得到改善。

命名

伏，停伏、降伏的意思；兔，五行中属卯木，喻风。“伏兔”的意思就是指胃经气血物质中的脾土微粒在此沉降堆积。

祛病疗疾

腰痛、膝冷、下肢神经痛、下肢麻痹瘫痪、膝关节炎、荨麻疹、疝气、脚气等。

部位

属足胃经经脉的穴道，在人体的大腿前面，髂前上棘与髌骨外侧端的连线上，髂骨上6寸处。

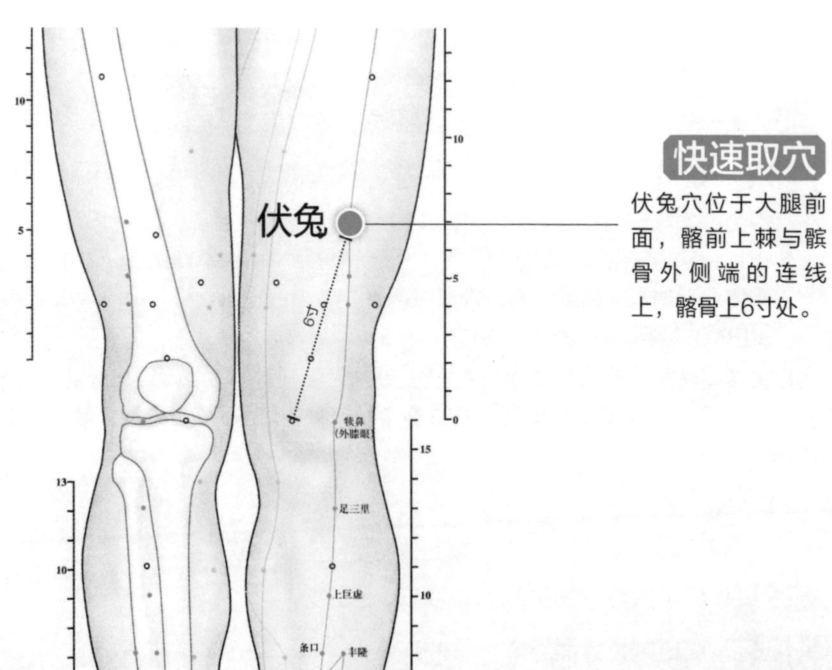

快速取穴

伏兔穴位于大腿前面，髂前上棘与髌骨外侧端的连线上，髂骨上6寸处。

3秒钟精确取穴　1分钟学会按摩

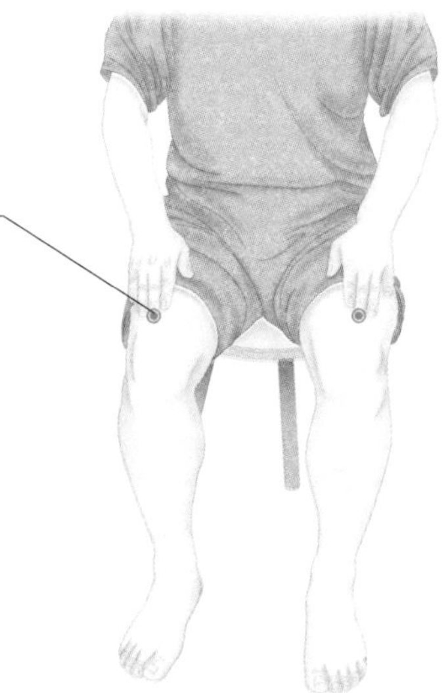

取穴技巧

正坐，双手食、中、无名三指放于大腿的前外侧，从膝盖上线再向上1/3处，其余两指翘起，则中指所在位置即是该穴。

自我按摩

用双手食、中、无名三指垂直揉按，或者可轻握拳，用手背指节突起处揉按。每天早晚各按1次，每次揉按1~3分钟。

治疗功用： 散寒化湿，疏通经络。

程度	三指压法	时间/分钟
适度		1~3

配伍治病　轻松疗疾

疝气 | 配伍穴位：大敦穴、归来穴、伏兔穴

疾病概述： 中医认为，疝气病是由于小孩发育不健全，老年人体质虚弱、中气不足，寒气、湿气、浊气、怒气乘虚进入，导致气血运行受阻不畅滞留，腹腔内产生负压，当内压增大时，迫使腹腔内的游离脏器，如小肠、盲肠、大网膜、膀胱、卵巢、输卵管等脏器见孔就钻，也就是说导致疝气的根本原因就是气血不畅。

按摩顺序与技法： 首先用拇指按压位于大拇趾（靠第二趾一侧）甲根边缘约2毫米处的大敦穴20次，然后按摩归来穴3分钟，最后按摩伏兔穴3分钟。

其他病症配伍穴位

腿膝疼 | 配伍穴位：髀关穴、犊鼻穴、伏兔穴

荨麻疹 | 配伍穴位：章门穴、足三里穴、伏兔穴

犊鼻

[dú bí]

腿疼患者好福音

主治→膝关节痛—下肢麻痹—脚气—水肿

一些身体患某些疾病的人会因为控制不了大便，经常下痢或者将大便拉在床上。这是因为患者的肛门括约肌的功能消失或者减退了。还有一些人经常感到膝中疼痛、酸软，要么无法站立，要么不能久站。长期坚持按摩犊鼻穴，具有很好的保健调节作用。

命名

“犊”的意思是指小牛、脾土；“鼻”的意思是指牵牛而行的上扪之处。“犊鼻”的意思是说此处穴位的地部脾土微粒被流过的胃经经水带走。

祛病疗疾

腿膝疼、下肢麻痹、脚气、水肿、膝脚无力，不能久站、大便失禁。

部位

属足胃经经脉的穴道。屈膝，在膝部髌骨和髌韧带外侧的凹陷中。

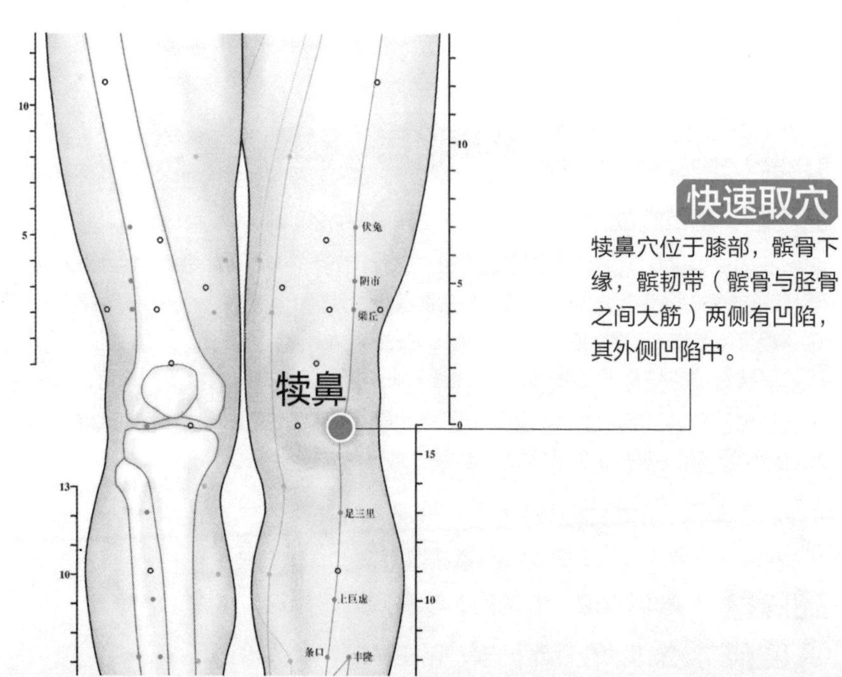

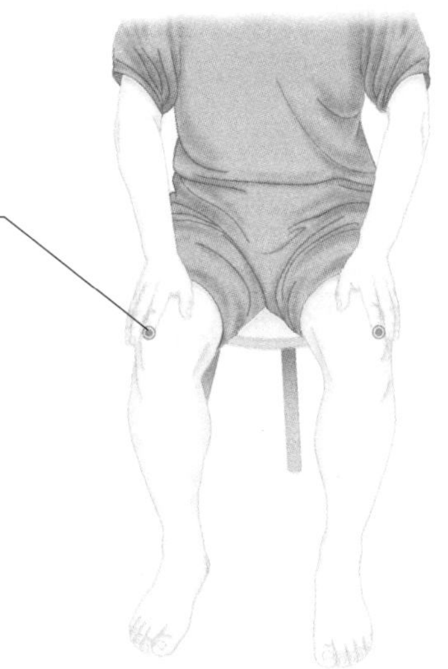

取穴技巧

双手掌心向下，轻置于膝盖上，中指放于膝盖髌骨下外侧的凹陷处，则中指所在位置即是。

自我按摩

双手掌心向下，轻置膝盖上，以中指指腹用力垂直揉按穴位。每天早晚各1次，每次揉按1～3分钟。

治疗功用：消肿止痛，通经疏络。

程度	中指折叠法	时间/分钟
适度		1～3

配伍治病　轻松疗疾

脚气 ｜ 配伍穴位：环跳穴、犊鼻穴、太冲穴、太白穴

疾病概述：是由真菌感染所引起的一种常见皮肤病，会引起手癣和甲癣，有时因为痒被抓破，继发细菌感染，会引起严重的并发症。

按摩顺序与技法：正坐，在椅子上来回转动按摩环跳穴3分钟。接着将双脚放在盆内温水中泡两三分钟，待双脚都热了，用一只脚的足跟压在另一只脚趾缝稍后处，然后将脚跟向前推至趾尖处再回搓。回拉轻，前推重，以不搓伤皮肤为宜。每个趾缝搓50～80次，双脚交替进行。速度为每分钟90～120次。每晚1次。

其他病症配伍穴位

腿膝疼 ｜ 配伍穴位：髀关穴、犊鼻穴、伏兔穴

大便失禁 ｜ 配伍穴位：犊鼻穴、会阴穴

足三里

[zú sān lǐ]

点足三里治胃病

主治→急慢性胃炎—胃溃疡—神经痛

《灵枢》："邪在脾胃，则病肌肉痛，阳气有余，阴气不足，则热中善饥；阳气不足，阴气有余，则寒中肠鸣腹痛。阴阳俱有余，若俱不足，则有寒有热。皆调于足三里。"早晨正准备出门，突然感到胃部抽搐，或者遇到胃腹闷胀、吐酸、呕吐、腹泻、便秘等症状。只要经常按摩足三里穴，就能够达到治疗保健效果。

命名

足三里是胃经的合穴，也就是胃脏精气功能的聚集点，主治腹部上、中、下三部之症，因此名为"三里"。

祛病疗疾

胃肠虚弱、胃肠功能低下、食欲不振、瘿气、肠雷鸣、腹泻、便秘、肝脏疾患、胃痉挛、急慢性胃炎、急慢性肠炎、胃下垂等。

部位

属足阳明胃经经脉的穴道，位于小腿前外侧，犊鼻穴下3寸，距胫骨前嵴一横指（中指）处。

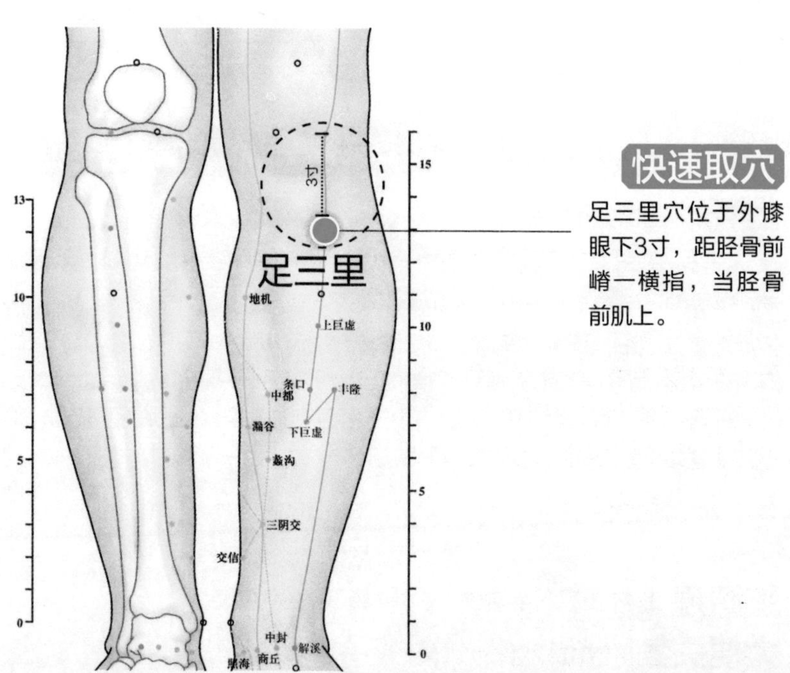

快速取穴

足三里穴位于外膝眼下3寸，距胫骨前嵴一横指，当胫骨前肌上。

3秒钟精确取穴　1分钟学会按摩

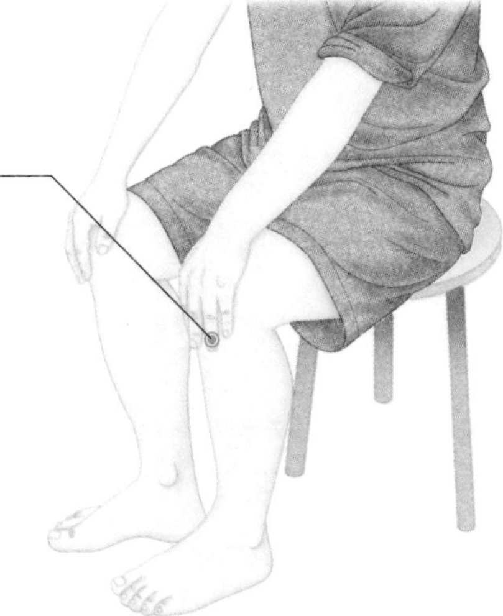

取穴技巧

正坐，屈膝90°，手心对髌骨(左手对左腿，右手对右腿)，手指朝向下，无名指指端下方与中指平行处即是该穴。

自我按摩

用中指的指腹垂直用力按压穴位，有酸痛、胀、麻的感觉。每天早晚各揉按1次，每次1~3分钟。

治疗功用：祛风通窍，理气止痛。

程度	中指折叠法	时间/分钟
重		1~3

配伍治病　轻松疗疾

胃痛 | 配伍穴位：足三里穴、滑肉门穴

疾病概述：胃痛是临床上常见的一种症状，多见急慢性胃炎，胃、十二指肠溃疡，胃神经官能症。也见于胃黏膜脱垂、胃下垂、胰腺炎、胆囊炎及胆石症等。

按摩顺序与技法：坐在椅子上，用右手掌按膝盖骨正中央，轻抓膝盖。中指沿胫骨伸长，在中指尖水平画线，与食指方向延长线交汇处就是足三里穴。可采取按压的方式按摩1分钟，然后按摩滑肉门穴3分钟。

注意：揉按此处穴位时，有打嗝、放屁，以及肠胃蠕动或轻泻等现象，都属于正常反应。

其他病症配伍穴位

呕吐 | 配伍穴位：中脘穴、缺盆穴、天突穴、内关穴、足三里穴、阳白穴、太冲穴

瘿气 | 配伍穴位：合谷穴、足三里穴、气舍穴、列缺穴、风池穴、天冲穴

丰隆

[fēng lóng]

按丰隆咳痰不忧

主治→痰多—咳嗽—头痛—眩晕

有些人胸闷有痰，整天都在咳嗽，感到喉咙淤塞，不容易咳出浓痰，或者夜里好不容易睡着了，却突然感到喉咙里有一口浊痰。这种情形已经严重地影响到日常生活。平时坚持按摩丰隆穴，能够使这些症状得到改善。

命名

丰隆穴是足胃经与足脾经的络穴，因为足胃经谷气（胃食五谷之气）隆盛，至此丰溢，穴上肌肉丰满而隆起，所以名为丰隆。

祛病疗疾

头痛、咳嗽、眩晕、下肢神经痉挛、麻痹，便秘、尿闭、支气管炎。

部位

属足胃经经脉的穴道，位于足外踝上8寸（大约在外膝眼与外踝尖的连线中点）处。

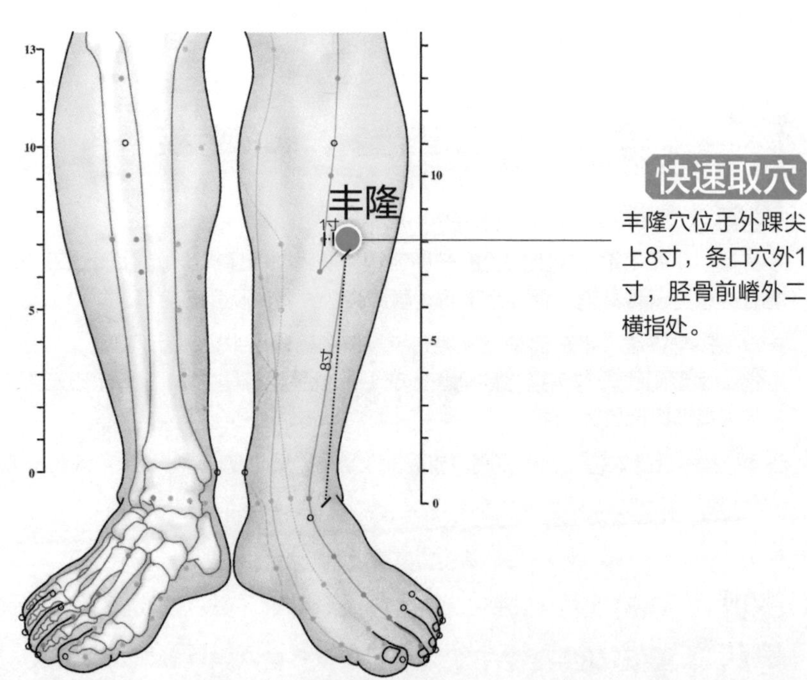

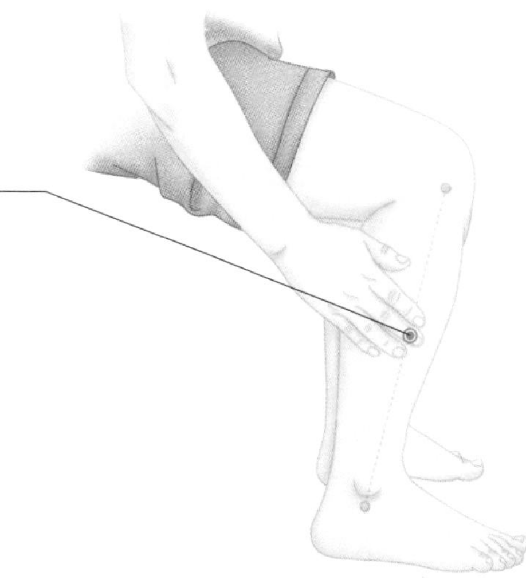

取穴技巧

正坐，屈膝、垂足，一手手指放于同侧腿的侧部，其中中指位于外膝眼到外踝尖连线的中点处，则中指所在位置即是穴位。

自我按摩

用食指、中指、无名指的指腹按压(中指用力)穴位，有酸痛感。每天早晚各按揉1次，每次1～3分钟。

治疗功用：和胃气，化痰湿，清神志。

程度	三指压法	时间/分钟
适度		1～3

配伍治病　轻松疗疾

慢性支气管炎 | 配伍穴位：天宗穴、云门穴、膻中穴、中脘穴、尺泽穴、丰隆穴

疾病概述：慢性支气管炎是由于感染或非感染因素引起气管、支气管黏膜及其周围组织的慢性非特异性炎症。其病理特点是支气管腺体增生、黏液分泌增多。

按摩顺序与技法：患者取仰卧位，施术者坐于其右侧，先在天宗穴、云门穴处施以指摩法各3分钟，继而在膻中穴施以指摩法2～3分钟。保持以上体位，用掌根按揉中脘穴2～3分钟。然后用双手拇指沿肋间隙作自上而下、由中间向两侧的分法，如此反复2～3遍。再以拇指按揉尺泽穴、丰隆穴各2分钟。

其他病症配伍穴位

咳嗽 | 配伍穴位：丰隆穴、强间穴

小儿支气管肺炎 | 配伍穴位：肺俞穴、大包穴、膻中穴、丰隆穴

解溪

[jiě xī]

牙疼目赤找解溪

主治→牙疼—目赤—头痛—眩晕—腹胀

你有没有发现，有的时候，自己明明没有蛀牙，可是牙齿却非常疼。不但牙疼，而且心烦、眉棱骨痛，眼睛还布满了红丝，或者脸色不知道是什么原因泛灰黑色，并伴有浮肿的现象。出现这些状况时，可以按摩解溪穴，能缓解上述症状，还对身体有很好的保健调理效果。

命名

解，散的意思；溪，地面流行的经水。“解溪”的意思就是指胃经的地部经水由本穴解散并流溢四方。

祛病疗疾

牙疼、烦心、目赤、神经性头痛、眩晕、腹胀、便秘、脚踝疼痛、脚腕痛、下肢痿痹、肾炎、肠炎、胃肠炎等。

部位

属于足胃经经脉的穴道，在足背踝关节横纹的中点，两筋之间的凹陷处。

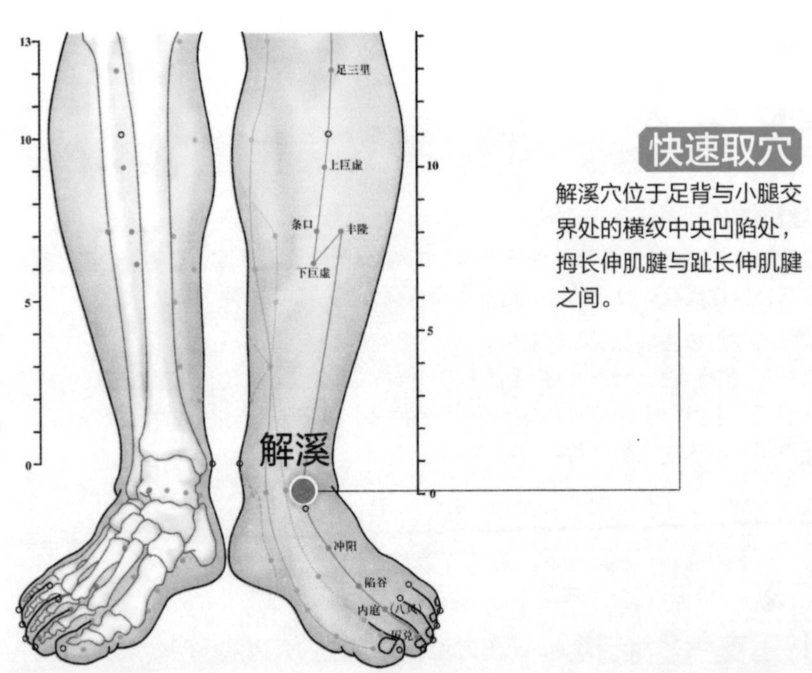

快速取穴

解溪穴位于足背与小腿交界处的横纹中央凹陷处，拇长伸肌腱与趾长伸肌腱之间。

取穴技巧

正坐，一腿屈膝，脚放平，用同侧的手掌抚膝盖处，拇指在上、四指指腹循胫骨直下至足腕处，在系鞋带处、两筋之间的凹陷即是该穴。

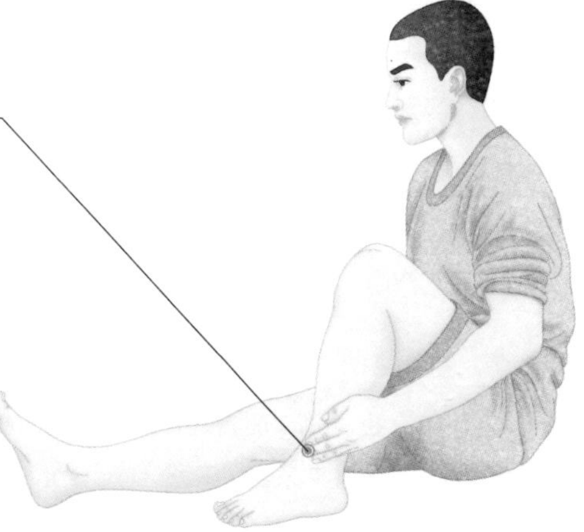

自我按摩

以中指指腹向内用力按压穴位，每天早晚各按1次，每次1～3分钟。

治疗功用：清胃化痰，镇静安神，舒筋活络。

程度	中指折叠法	时间/分钟
重		1～3

配伍治病　轻松疗疾

胃肠炎 | 配伍穴位：内关穴、外关穴、足三里穴、解溪穴

疾病概述：胃肠炎是胃肠黏膜及其深层组织的出血性或坏死性炎症。其临床表现以严重的胃肠功能障碍、腹痛、腹泻为特征。胃肠炎可分为慢性胃肠炎和急性胃肠炎两种。

按摩顺序与技法：揉按内关穴和外关穴：内关穴在手臂内侧腕横纹上三横指，手臂中间的部位，外关穴在手臂外侧和内关相对应的位置；揉按足三里穴，位置在腿上髌骨下方三横指，胫骨外侧；最后按压解溪穴3分钟。

其他病症配伍穴位

脚踝疼痛 | 配伍穴位：解溪穴、昆仑穴、太溪穴

腹胀 | 配伍穴位：天枢穴、中脘穴、足三里穴、解溪穴、章门穴

牙痛 | 配伍穴位：颊车穴、地仓穴、合谷穴、解溪穴

内庭

[nèi tíng]

手脚冰冷找内庭

主治→四肢冰冷—流鼻血—口歪—咽喉肿痛

你是否经常感到双手双脚都是冰凉的？你是否觉得自己浑身气血不畅？你是否厌恶嘈杂的人声和环境？如果这样的话，那就赶快按摩内庭穴吧。“内庭次趾外，本属足阳明，能治四肢厥，喜静恶闻声，瘾疹咽喉疼，数欠及牙疼，疟疾不能食，针着便惺惺。”这首歌谣，说的就是内庭穴的作用。

命名

内，指深处；庭，指居处；因为此处穴位对喜静卧、恶闻声等病症具有疗效，患了这样的病症之后，就好似要深居在内室之中，闭门独处，不闻人声，所以名叫内庭。

祛病疗疾

牙龈肿痛、齿龈炎、扁桃体炎、胃痛、跖趾关节痛、风疹块、急性肠胃炎、流鼻血等。

部位

属足胃经经脉的穴道，在足的次趾与中趾之间，脚趾缝尽处的陷凹中。

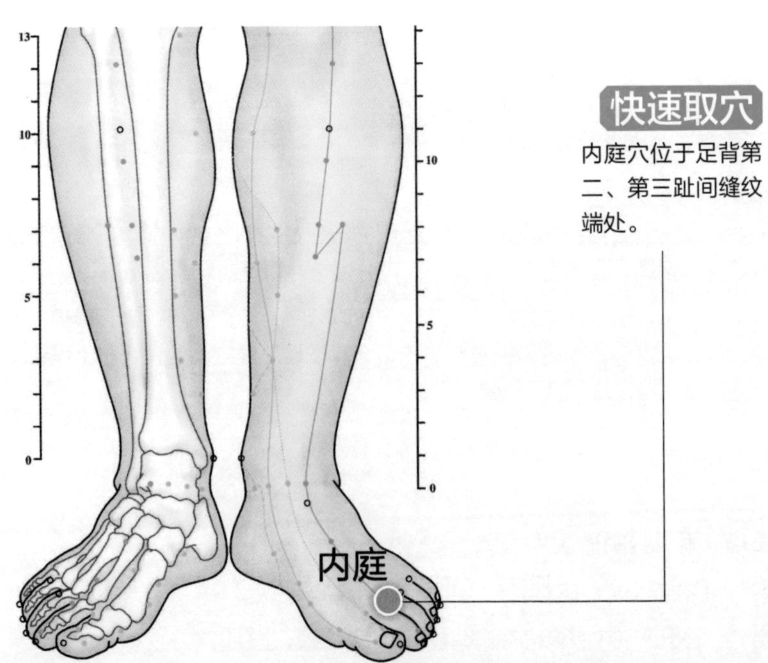

快速取穴

内庭穴位于足背第二、第三趾间缝纹端处。

3秒钟精确取穴　1分钟学会按摩

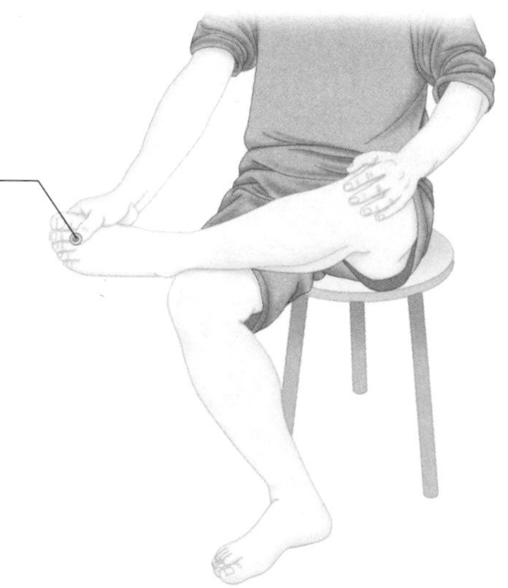

取穴技巧

正坐屈膝，把脚抬起，放另一腿上，用对侧手之四指置脚掌底托着，手拇指在脚背，并置于次趾与中趾之间，脚叉缝尽处的陷凹中即是。

自我按摩

弯曲拇指，用指尖下压揉按穴位，早晚各1次，先左后右，各揉按1~3分钟。

治疗功用：清胃去火，理气止痛。

程度	拇指压法	时间/分钟
适度		1~3

配伍治病　轻松疗疾

鼻出血 | 配伍穴位：神庭穴、迎香穴、内庭穴

疾病概述：鼻出血又称鼻衄，是临床常见症状之一，多因鼻腔病变引起，也可由全身疾病所引起，偶有因鼻腔邻近病变出血经鼻腔流出者。鼻出血多为单侧，亦可为双侧；可间歇反复出血，亦可持续出血。

按摩顺序与技法：发现鼻子出血时，马上抬起头，用手掌轻拍额头数十下，再用中指轻按神庭穴1分钟左右，然后用双手食指分别按压迎香穴1~3分钟，最后按压内庭穴3分钟。

其他病症配伍穴位

牙龈肿痛 | 配伍穴位：天冲穴、大迎穴、合谷穴、内庭穴

胃痛 | 配伍穴位：中脘穴、肓俞穴、天枢穴、足三里穴、内庭穴

第四章

足太阴脾经经穴

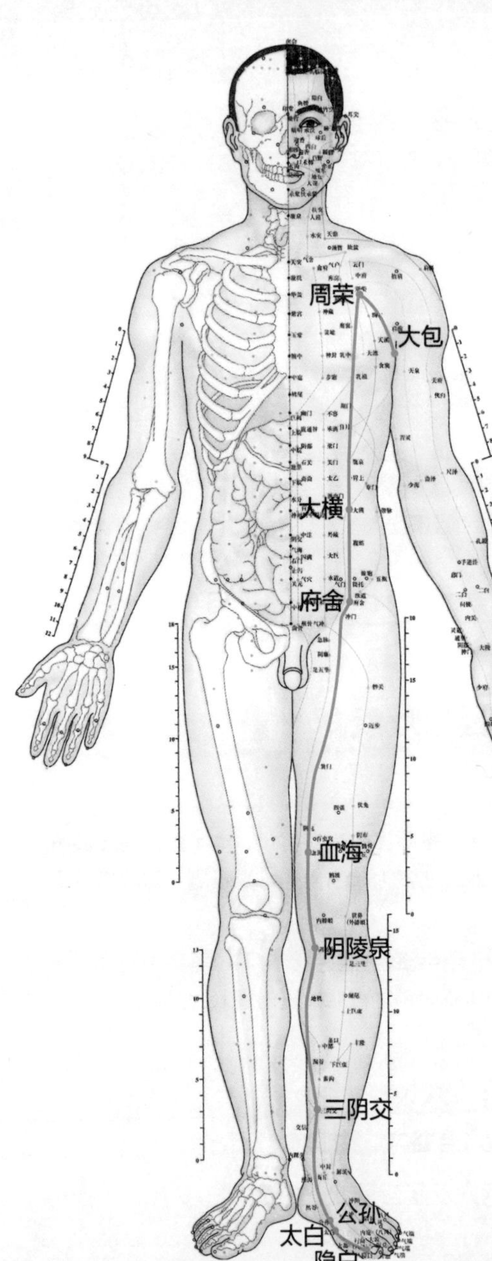

穴位歌

足太阴脾由足拇，
隐白先从内侧起，
大都太白继公孙，
商丘直上三阴交，
漏谷地机阴陵泉，
血海箕门冲门前，
府舍腹结大横上，
腹哀食窦天溪连，
胸乡周荣大包尽，
二十一穴太阴全。

足太阴脾经经穴

足太阴脾经是阴经，跟脏腑联系最紧密，尤其是脾、胃和心，同时它也是治疗妇科病的首选经穴。此经脉始于大趾末端，后从胃部分出支脉，通过膈肌，流注心中，接手少阴心经。主要循行在胸腹部及下肢内侧。《灵枢·经脉》中说：“脾足太阴之脉是主脾所生病者：舌本痛，体不能动摇，食不下，烦心，心下急痛，溏瘕泄，水闭，黄疸，不能卧，强立，股膝内肿、厥，足大指不能用。”

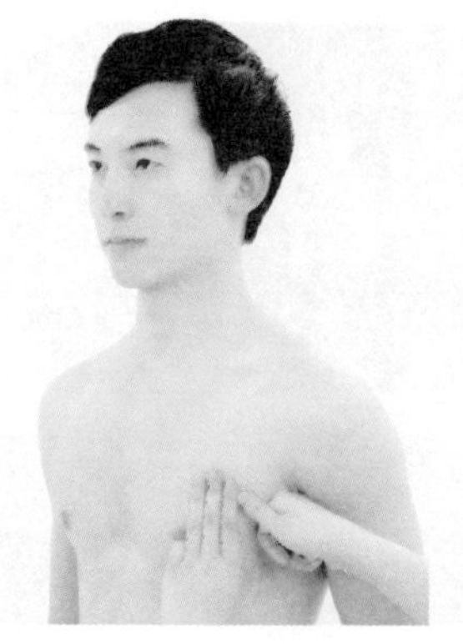

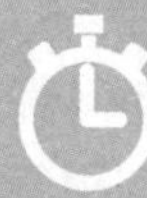

经络养生时间

巳时（9:00~11:00）

此时脾经最旺

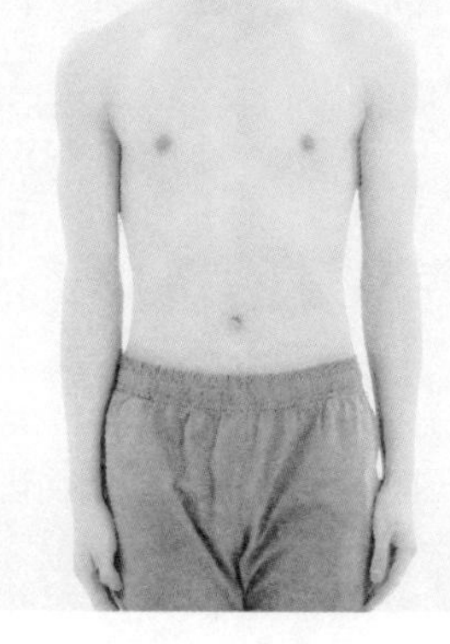

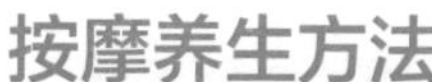

按摩养生方法

脾作为消化、吸收、排泄的总调度，每天巳时，在人体的正侧面，采用拍打刺激的方式保养，每次10分钟，力度要适中，有助于消化功能的提高。

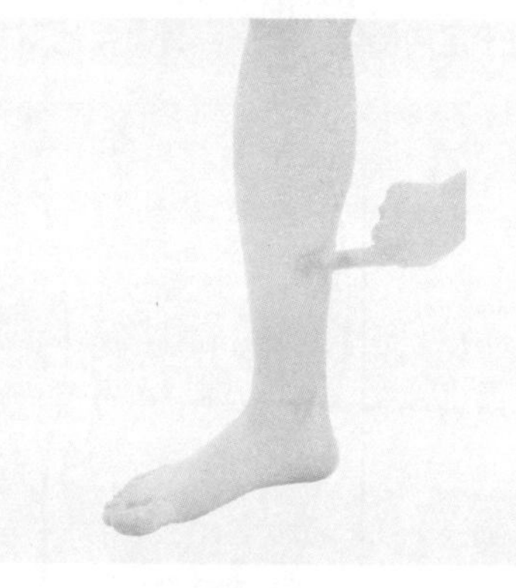

日常养生指导

脾是消化、吸收、排泄的总调度，又是人体血液的统领。脾的功能好，消化吸收好，血的质量就好，因此嘴唇是红润的。这段时间要喝至少3杯水，慢慢饮，让脾脏处于最活跃的程度。千万不可等口渴了再喝，要平时均匀地喝水。感到口渴，那代表身体已经缺水了。

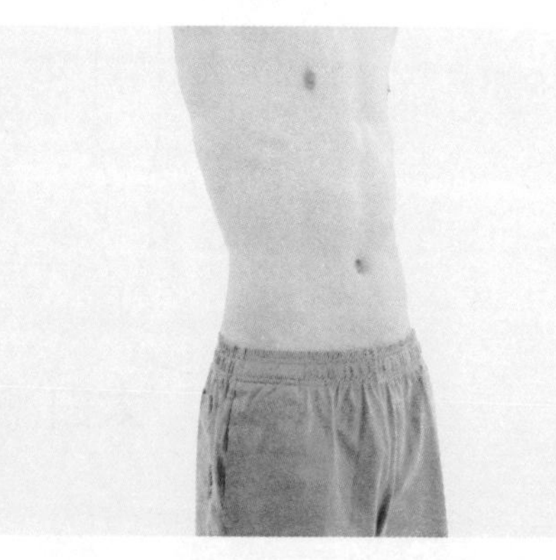

易潜伏的疾病

脏腑症：脾经出现问题，会导致全身乏力、胃脘痛、嗳气、大便稀、心胸烦闷、心窝下急痛等。脾气绝则会肌肉松软、消瘦。

经络症：若脾经失调，舌根强痛，下肢内侧肿胀，经络循行的地方还会出现冷、酸、胀痛、麻木等。

太白 [tài bái] 健脾养胃有太白

主治→湿疹—胃痛—腹胀—吐泻

在人体穴位上，太白是土经之土穴，也是脾经的原穴，是健脾的重要穴位，能够治疗由各种原因引起的脾虚。如果人突然运动或者搬提过重的物品，就会导致脾气耗损太多，使得肌肉内部气亏，此时敲打或用力揉按太白穴，能调理疏通经气，迅速消除肌肉酸痛等症状，人体运动过度造成的局部受伤也可用此方法治疗。

命名

太，大的意思；白，肺的颜色，气也。“太白”的意思就是脾经的水湿云气在此吸热蒸升，化为肺金之气。

祛病疗疾

胃痛、腹胀、呕吐、呃逆、肠鸣、泄泻、细菌性痢疾、便秘、脚气、痔漏。

部位

位于足内侧缘，第一跖骨小头后下方凹陷处，即脚的内侧缘靠近足大趾处。

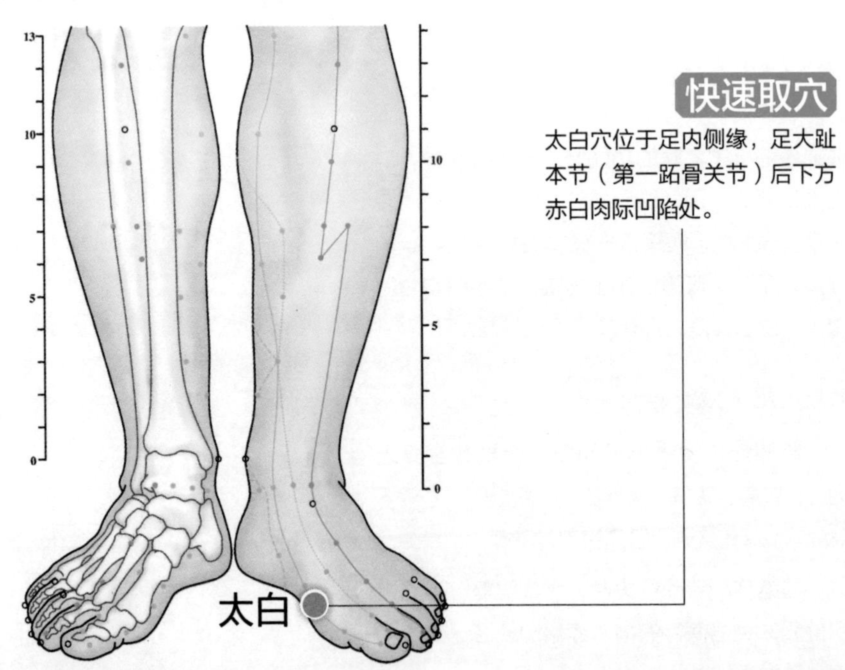

快速取穴

太白穴位于足内侧缘，足大趾本节（第一跖骨关节）后下方赤白肉际凹陷处。

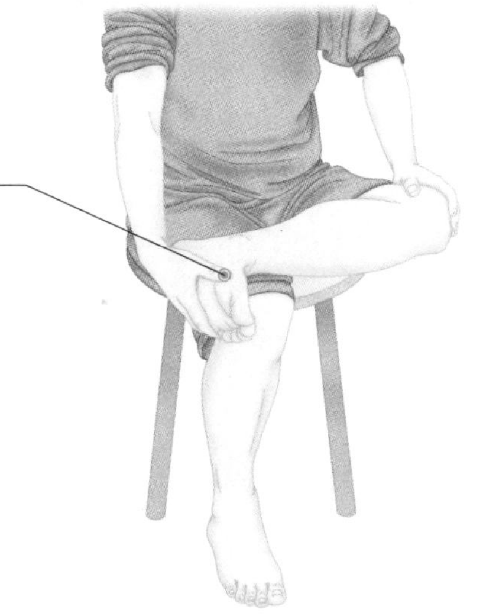

取穴技巧

正坐，把脚抬起，放置另一大腿上，以另一侧手的拇指按脚的内侧缘靠近足大趾的凹陷处即是。

自我按摩

以拇指指腹垂直按压穴位，每日早晚各按1次，每次左右各按压1～3分钟。

治疗功用：清热化湿，健脾和胃。

程度	拇指压法	时间/分钟
适度		1~3

配伍治病　轻松疗疾

细菌性痢疾 | 配伍穴位：巨虚穴、曲池穴、太白穴

疾病概述：细菌性痢疾简称菌痢，是痢疾杆菌引起的肠道传染病。临床表现主要有发冷、发热、腹痛、腹泻、里急后重、排黏液脓血样大便。中毒型菌痢起病急骤、突然高热、反复惊厥、嗜睡、昏迷、迅速发生循环衰竭和呼吸衰竭，而肠道症状轻或缺如，病情凶险。

按摩顺序与技法：巨虚穴位于小腿前外侧，犊鼻穴下9寸，距胫骨前缘一横指（中指），可用推法按摩20次，接着按摩曲池穴3分钟，最后按摩太白穴3分钟。

其他病症配伍穴位

胃痛 | 配伍穴位：足三里穴、滑肉门穴、太白穴

脚气 | 配伍穴位：环跳穴、太冲穴、太白穴

公孙 [gōng sūn] 调理脾胃保健师

主治→胃痛—呕吐—腹泻—胸闷

公孙是统领全身的穴位，出现在人体胸腹部的所有问题，例如腹胀、不明原因的腹痛、心痛、胃痛、胸痛，都可以通过按压公孙穴得到缓解。经常按摩公孙穴，也是养生保健的核心。此外，像婴儿初生、胎毒未尽，或者在换乳的时候，脾胃没法适应新的食物，出现腹泻、便秘等现象，除了要尽快送医院检查，还可以同时按压公孙穴。

命名

公孙，表示公之辈与孙之辈，指此处穴位内的气血物质与脾土之间的关系。

祛病疗疾

胃痛、腹痛、呕吐、腹泻、痢疾、风湿性心脏病、月经不调、足踝痛、颜面水肿、食欲不振、胸闷、腹胀等。

部位

属足脾经经脉的穴道，位于人体足内侧缘，第一跖骨基底部的前下方。

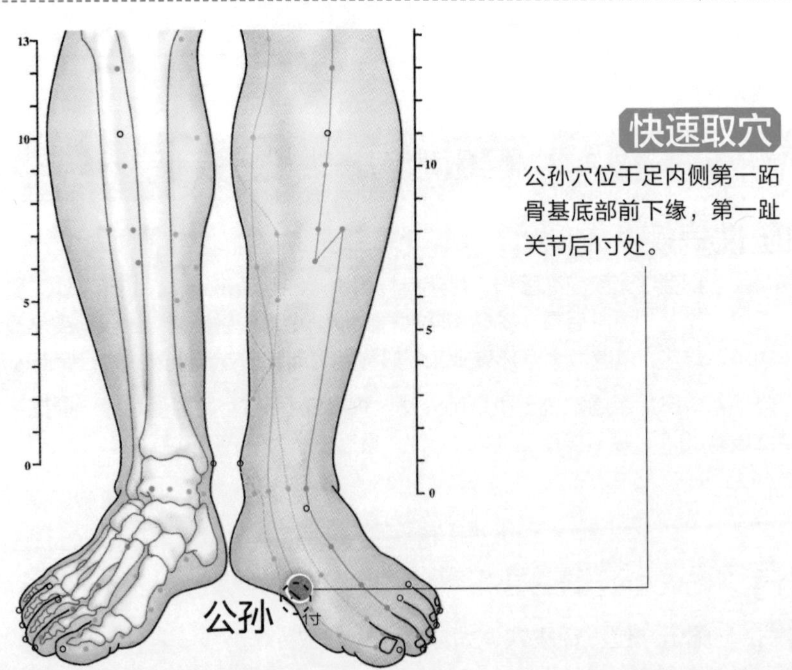

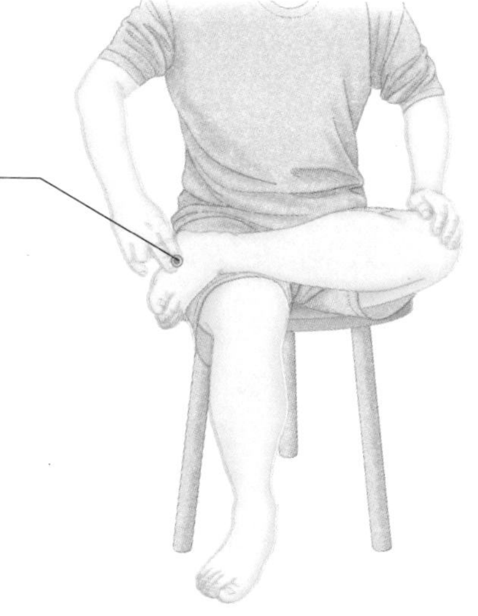

取穴技巧

正坐，将左足翘起放在右腿上。将另一侧手的食指与中指并拢，中指位于足内侧大趾的关节后，则食指所在位置即是。

自我按摩

拇指弯曲，指尖垂直揉按穴位。每天早晚各揉按1次，每次揉按1～3分钟。

治疗功用：健脾益胃，通调经脉。

程度	拇指压法	时间/分钟
适度		1~3

配伍治病　轻松疗疾

风湿性心脏病 | 配伍穴位：少府穴、内关穴、大陵穴、公孙穴、三阴交穴

疾病概述：中医学认为，风湿性心脏病多属于“怔忡”“喘证”“水肿”“心痹”等范畴。其病机主要是风寒湿邪内侵，久而化热或风湿热邪直犯，内舍于心，乃致心脉痹阻，血脉不畅，血行失度，心失所养，心神为之不安。

按摩顺序与技法：依次按压手部少府穴、内关穴、大陵穴，每穴按5分钟；接着按压公孙穴和三阴交穴，每穴按5分钟。

其他病症配伍穴位

胃痛 | 配伍穴位：足三里穴、滑肉门穴、太白穴、公孙穴

月经不调 | 配伍穴位：滑肉门穴、三阴交穴、肾俞穴、命门穴、公孙穴

三阴交

[sān yīn jiāo]

妇科疾病的克星

主治 → 不孕—阳痿—遗尿—月经不调—痛经

“三阴交”的名称最早出现于《黄帝明堂经》，是肝、脾、肾三条阴经的交会穴，肝藏血、脾统血、肾藏精。肾为先天之本，脾为后天之本，先天依赖于后天的滋养，后天来自先天的促动，所以，经常按揉三阴交穴，可以调补肝、脾、肾三经的气血，达到健康长寿的目的。

命名

三阴，即足三阴经；交，交会的意思。“三阴交”的意思就是指足部的三条阴经中气血物质在此穴交会。

祛病疗疾

月经不调、经痛、带下、不孕、崩漏、闭经、子宫脱垂、产后血晕、遗精、遗尿、阳痿、肾炎、急性心肌梗死等。

部位

属足脾经经脉的穴道，在人体小腿内侧，足内踝上缘四指宽，踝尖正上方胫骨边缘凹陷中。

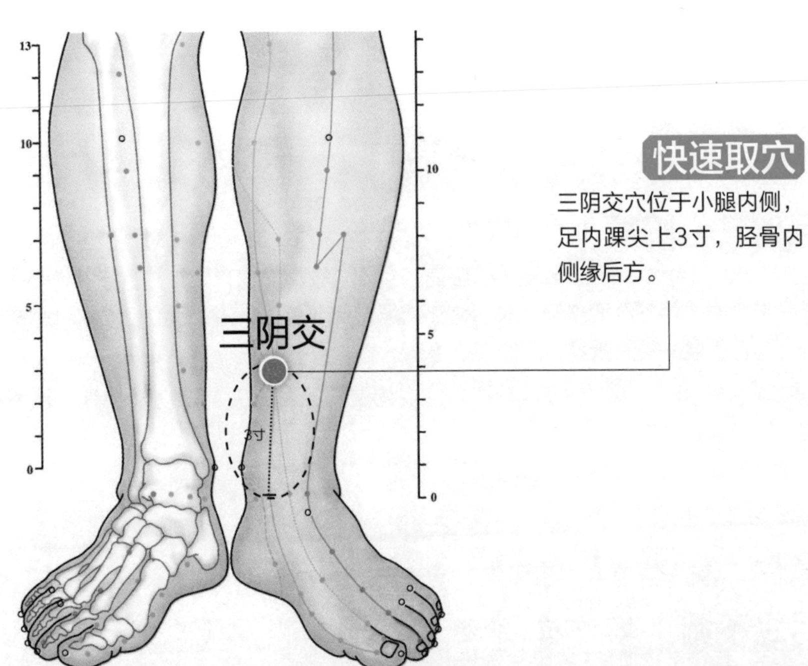

快速取穴

三阴交穴位于小腿内侧，足内踝尖上3寸，胫骨内侧缘后方。

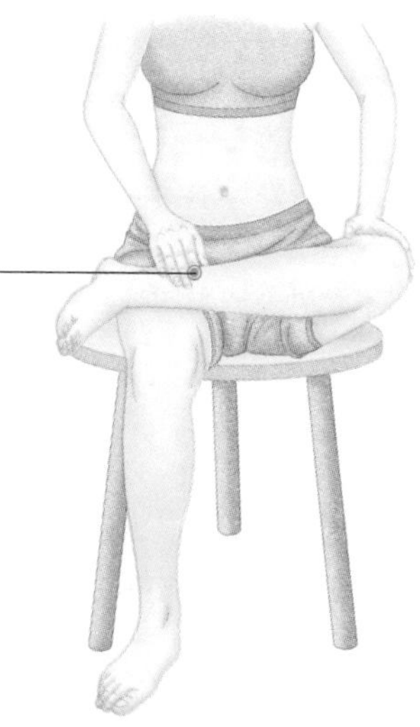

取穴技巧

正坐，抬脚置另一腿上，以另一侧手除拇指外的四指并拢伸直，并将小指置于足内踝上缘处，则食指下，踝尖正上方胫骨边缘凹陷处即是该穴。

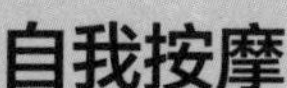

自我按摩

拇指弯曲，用指尖垂直按压胫骨后缘，会有强烈的酸痛感。每天早晚各按1次，每次揉按1～3分钟。

治疗功用：健脾益胃，调肝补肾，调理经带。

程度	拇指压法	时间/分钟
适度		1~3

配伍治病　轻松疗疾

急性心肌梗塞 | 配伍穴位：内关穴、三阴交穴、巨阙穴、心平穴、足三里穴、膻中穴

疾病概述：急性心肌梗死是指冠状动脉急性闭塞，血流中断，进而引起的局部心肌的缺血性坏死，临床表现可有持久的胸骨后疼痛、休克、心律失常和心力衰竭，并有血清心肌酶增高以及心电图的改变。

按摩顺序与技法：依次按摩：内关穴、三阴交穴、巨阙穴、心平穴、足三里穴、膻中穴等各30秒，可重复以上程序。

其他病症配伍穴位

肾炎 | 配伍穴位：肾俞穴、肝俞穴、水道穴、京门穴、阴陵泉穴、三阴交穴、阳谷穴、气海穴

月经不调 | 配伍穴位：滑肉门穴、三阴交穴、命门穴、肾俞穴

阴陵泉 [yīn líng quán] 排便畅通消水肿

主治→小便不利—腹胀—腹泻—水肿—黄疸

当我们遇到小便不通，或者有尿却又排不出来、小腹鼓胀时，那可真是痛苦不堪，还有可能引起脐下水肿，严重时甚至会伤害到肾与膀胱。此时要及时就医，同时可按压阴陵泉穴，有助于治疗和调理。

命名

阴，水的意思；陵，土丘的意思；泉，水泉穴。“阴陵泉”的意思就是指脾经地部流行的经水和脾土物质的混合物在此穴中聚合堆积。

祛病疗疾

肾炎、尿潴留、尿失禁、尿路感染、小便不利、腹胀、腹绞痛、肠炎、痢疾等。

部位

属足脾经经脉的穴道，在人体的小腿内侧，膝下胫骨内侧凹陷处，与阳陵泉相对。

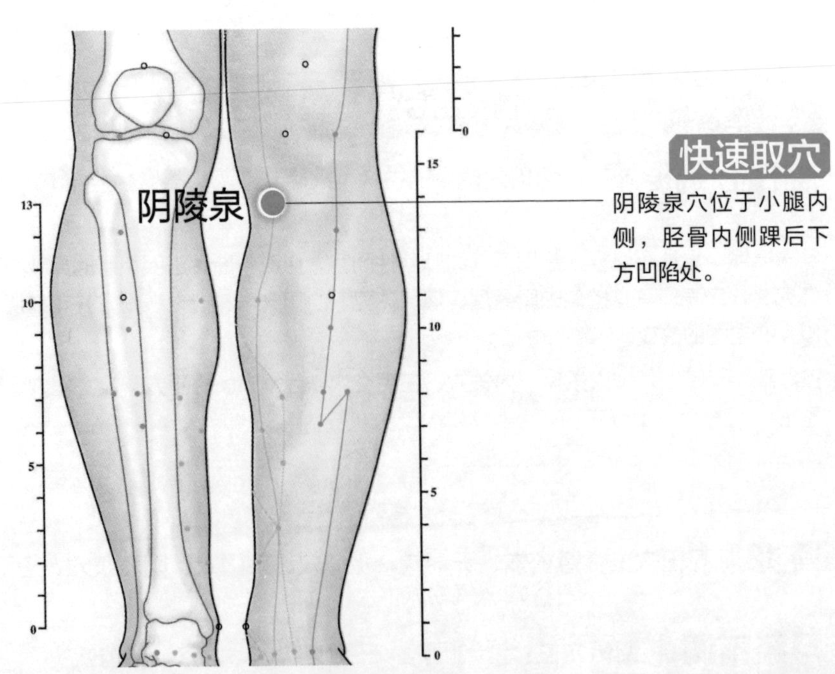

快速取穴

阴陵泉穴位于小腿内侧，胫骨内侧踝后下方凹陷处。

取穴技巧

正坐，将一脚翘起，置放于另腿膝上。另一侧手轻握膝下处，拇指指尖所在的膝下内侧凹陷处即是。

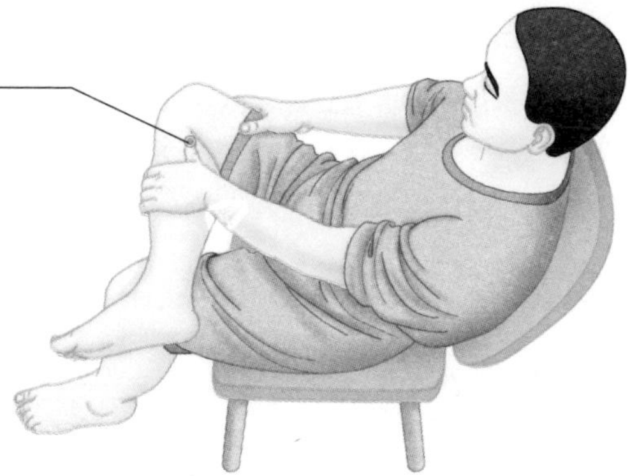

自我按摩

拇指弯曲，用拇指的指尖从下往上用力揉按，会有刺痛和微酸的感觉。每天早晚各揉按1次，每次揉按1～3分钟。

治疗功用：清利湿热，益肾调经，健脾理气，通经活络。

程度	拇指压法	时间/分钟
重		1~3

配伍治病　轻松疗疾

小便不利 | 配伍穴位：中极穴、阴陵泉穴、膀胱俞穴、气穴

疾病概述：小便量减少、排尿困难或小便完全闭塞不通。出自《伤寒论·辨太阳病脉证并治》。因阴虚、发热、大汗、吐泻、失血等导致化源不足而小便不利者，治疗宜以滋阴养血为主，不宜渗利，方用增液汤、人参养荣汤、十全大补汤等。

按摩顺序与技法：首先按摩中极穴3分钟，接着按压阴陵泉穴和膀胱俞穴各3分钟，最后按摩气穴3分钟。

其他病症配伍穴位

肾炎 | 配伍穴位：肾俞穴、肝俞穴、水道穴、京门穴、阴陵泉穴、三阴交穴、阳谷穴、气海穴

尿潴留 | 配伍穴位：三阴交穴、阴陵泉穴、关元穴、中极穴

血海

[xuè hǎi]

清血利湿血海行

主治→月经不调—痛经—子宫脱垂—湿疹

当你俯身取物之后站立起身时，突然有一瞬间，你是否感到眼前发黑、天旋地转，仿佛要晕倒一样。如果经常出现这种情况，平时就要多多按揉一下血海穴，这个穴位对身体气血具有很好的保健调理功能。

命名

血，指受热后变成的红色液体；海，大的意思。“血海”的意思就是说此处穴位是脾经所生之血的聚集之处。

祛病疗疾

子宫脱垂、月经不调、经闭、痛经、带下、产后恶露不尽、睾丸炎、气逆、腹胀、风疹、湿疹、阴部瘙痒、糖尿病等。

部位

属足脾经经脉穴道。屈膝，在大腿内侧，髌底内侧端上2寸处，股四头肌内侧头的隆起处。

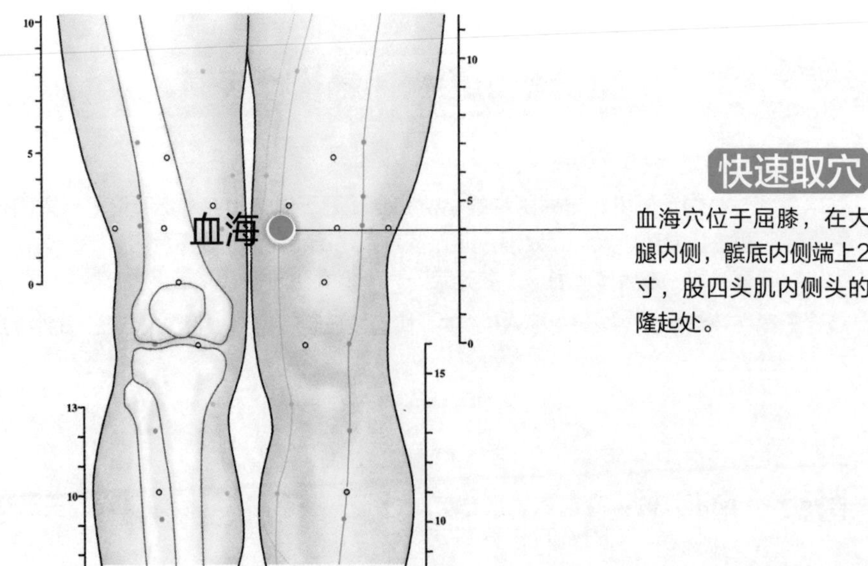

快速取穴

血海穴位于屈膝，在大腿内侧，髌底内侧端上2寸，股四头肌内侧头的隆起处。

取穴技巧

正坐，翘左足置放在右腿膝盖上，将右手拇指以外的四指并拢，小指尖置于左腿膝盖骨内侧的上角，则食指指肚所在位置即是该穴。

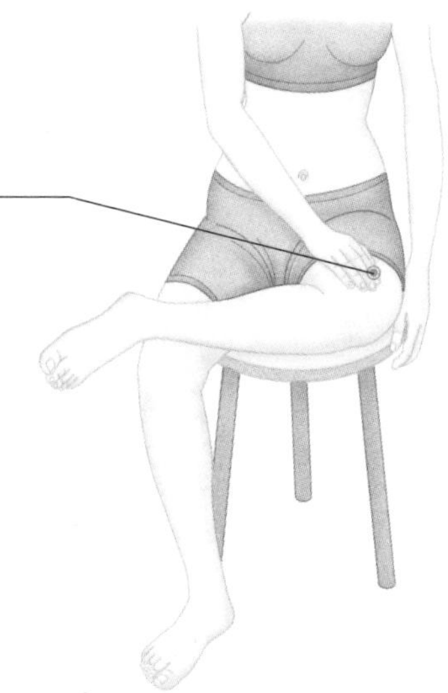

自我按摩

拇指弯曲，用拇指的指尖按揉穴位。每天早晚各按揉1次，每次按揉3～5分钟。

治疗功用：调经充血，健脾化湿。

程度	拇指压法	时间/分钟
适度		3~5

配伍治病　轻松疗疾

子宫脱垂 | 配伍穴位：气海穴、中极穴、归来穴、血海穴、百会穴

疾病概述：子宫脱垂即子宫从正常位置沿阴道下降，子宫颈外口达坐骨棘水平以下，甚者子宫同阴道前后壁一起脱出阴道外口。

按摩顺序与技法：嘱患者取仰卧位，施术者站其身旁，先用手掌着力反复进行轻揉按摩腹部，并反复自小腹向上推揉，力量要柔和，可使子宫有上提的感觉。再用中指点揉气海、中极、归来、血海等穴。然后用手掌按摩头顶中央的百会穴，每次按顺时针方向和逆时针方向各按摩50圈，每日2~3次。

其他病症配伍穴位

阴部瘙痒 | 配伍穴位：曲池穴、血海穴、会阳穴

糖尿病 | 配伍穴位：劳宫穴、足三里穴、血海穴、梁丘穴、承山穴

大横 [dà héng] 大肠疾病找大横

主治→肠麻痹—便秘—腹痛—肚腹肥胖

日常生活之中，经常会见到这样的人，他们大腹便便，腰腹部极为肥胖，长期习惯性便秘，每天都要多次去厕所，但是每次都哼哼唧唧，如厕非常吃力。对这些人来说，每天坚持按压大横穴位，对身体和肠胃功能，以及腰腹的肥胖状态，有很好的调理、改善和保健效果。

命名

大，指穴内气血作用的区域范围大；横，指穴内气血运动的方式为横向传输。“大横”的意思是指本穴物质为天部横向传输的水湿风气。

祛病疗疾

习惯性便秘、腹胀、腹泻、小腹寒痛、肠寄生虫、肠炎、细菌性痢疾、肠麻痹、多汗、四肢痉挛、肚腹肥胖等。

部位

属足脾经经脉的穴道，在人体的腹中部，距脐中旁开4寸。

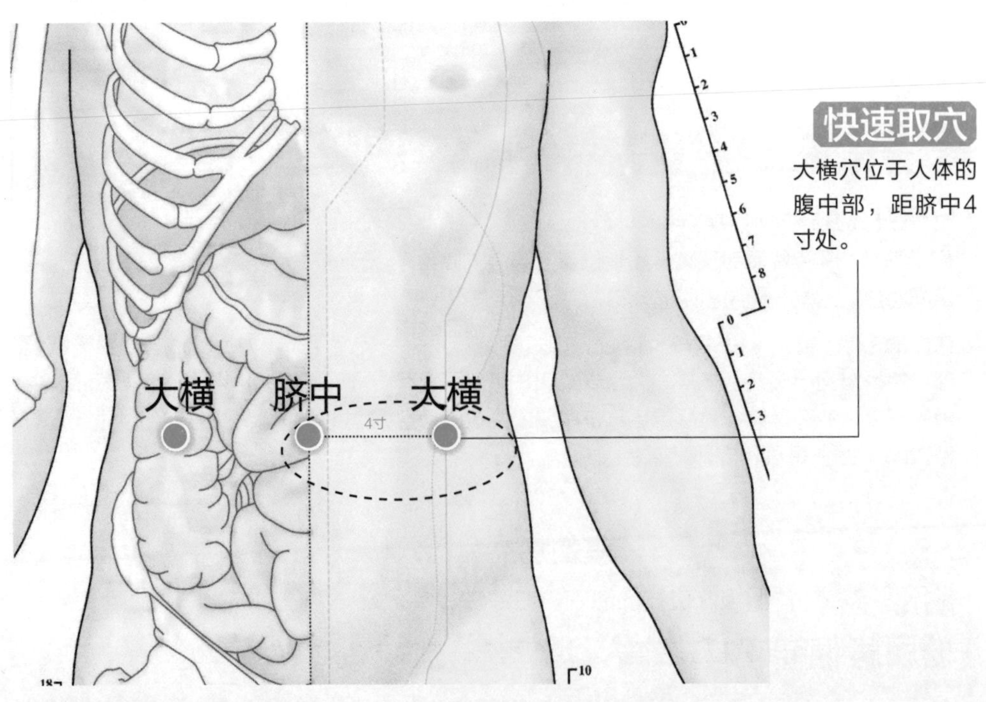

3秒钟精确取穴　1分钟学会按摩

取穴技巧

正坐或仰卧，右手五指并拢，手指朝下，将拇指放于肚脐处，则小指边缘与肚脐所对的位置即是。再依此法找出左边穴位。

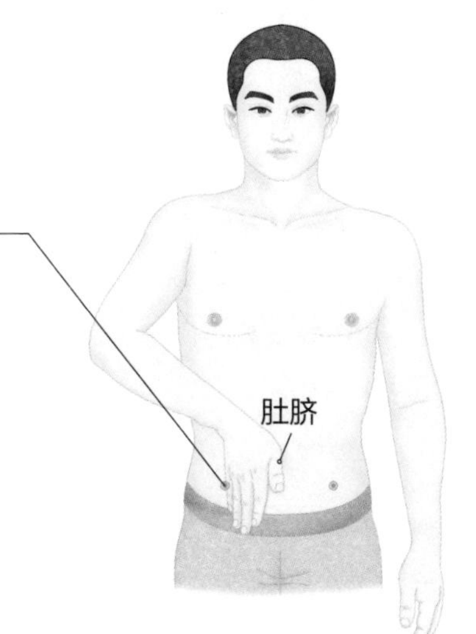

自我按摩

以两手中指指尖垂直下压(此时吸气、缩腹效果更佳)揉按，每天早晚各1次，每次揉按1～3分钟。

治疗功用：调理肠胃，温中祛寒。

程度	中指压法	时间/分钟
适度		1~3

配伍治病　轻松疗疾

肠麻痹 | 配伍穴位：神阙穴、大横穴

疾病概述：中毒性肠麻痹主要是由细菌和病毒及其毒素引起胃肠功能紊乱，致肠蠕动减弱或消失，肠腔积气，压力增加，胃肠道血液循环障碍，供血供氧不足，形成恶性循环。严重腹胀可影响心肺功能，出现或加重呼吸困难。主要症状表现为腹胀、感染症状（如发热），检查腹部叩诊鼓音，如果出现坏死渗出，可能合并腹腔积液，叩诊可能有移动性浊音，听诊肠鸣音减弱或消失。

按摩顺序与技法：正坐，先将双手相互摩擦，直到手掌发热为止，接着用发热的手掌去揉摸肚脐上的神阙穴3分钟，最后用同样的方法按摩大横穴3分钟。

其他病症配伍穴位

腹痛 | 配伍穴位：气海穴、大横穴、足三里穴、三阴交穴

习惯性便秘 | 配伍穴位：大横穴、脾俞穴、胃俞穴、小肠俞穴、大肠俞穴

周荣 [zhōu róng] 止咳平喘有特效

主治→咳嗽—气逆—胸胁胀满

一到秋天，北方气候普遍干燥，有很多人开始季节性咳嗽；还有的人会因为嗓子干、喉咙痒而咳嗽，有可能导致呼吸系统的毛病，也有可能引发肺部疾患。此外，一些肝胆疾病的患者有的时候会感觉胸胁胀满。不管是咳嗽，还是胸胁胀满，都可以通过按摩周荣穴得到一定程度的缓解。

命名

周，遍布、环绕的意思；荣，指草类开花或者谷类结穗时的茂盛状态。“周荣”的意思是说脾经的地部水湿大量蒸发，并化为天部之气。

祛病疗疾

咳嗽、气逆、胸胁胀满等。

部位

这处穴位在人体的胸外侧部，第二肋间隙，距前正中线6寸。

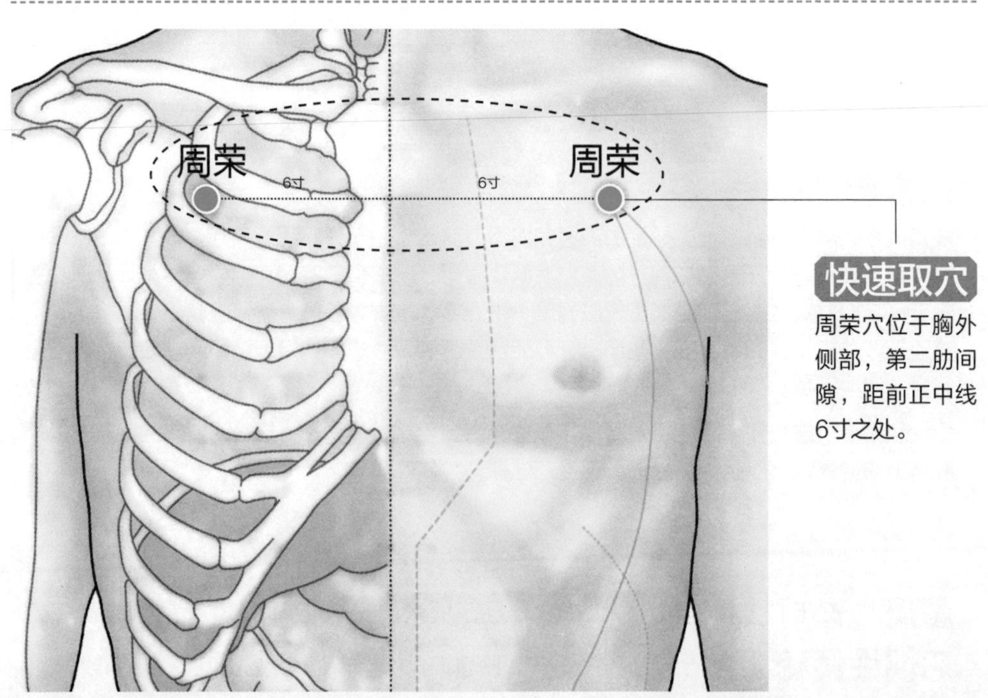

快速取穴

周荣穴位于胸外侧部，第二肋间隙，距前正中线6寸之处。

取穴技巧

仰卧或正坐，将右手食指、中指、无名指三指伸直并拢，指尖朝左，将食指放在左胸窝上，锁骨外端下，则无名指所在的位置即是。

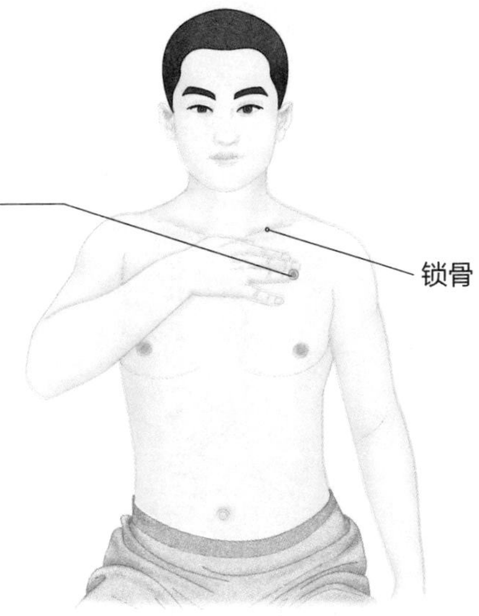

自我按摩

食指、中指、无名指三指并拢，以食指指腹揉按穴位，每天早晚各1次，每次揉按1～3分钟。

治疗功用：理气化痰，宣肺平喘。

程度	三指压法	时间/分钟
适度		1~3

配伍治病　轻松疗疾

胸胁胀满 | 配伍穴位：周荣穴、膻中穴

疾病概述：指的是胸胁部位的一种症状表现，可以是从外表看出来胀大饱满，也可以是自身感觉胸胁部位胀满。胸胁指的是两个侧胸部，也就是季肋区，一般这个情况是肝病居多。

按摩顺序与技法：食指、中指、无名指并拢，用指腹适度用力揉按周荣穴。每天早晚各揉按1次，每次揉按3分钟，然后按摩膻中穴2分钟配合治疗。

其他病症配伍穴位

咳嗽 | 配伍穴位：肺俞穴、中府穴、周荣穴

气逆 | 配伍穴位：人中穴、周荣穴、内关穴、外关穴

第五章 手少阴心经经穴

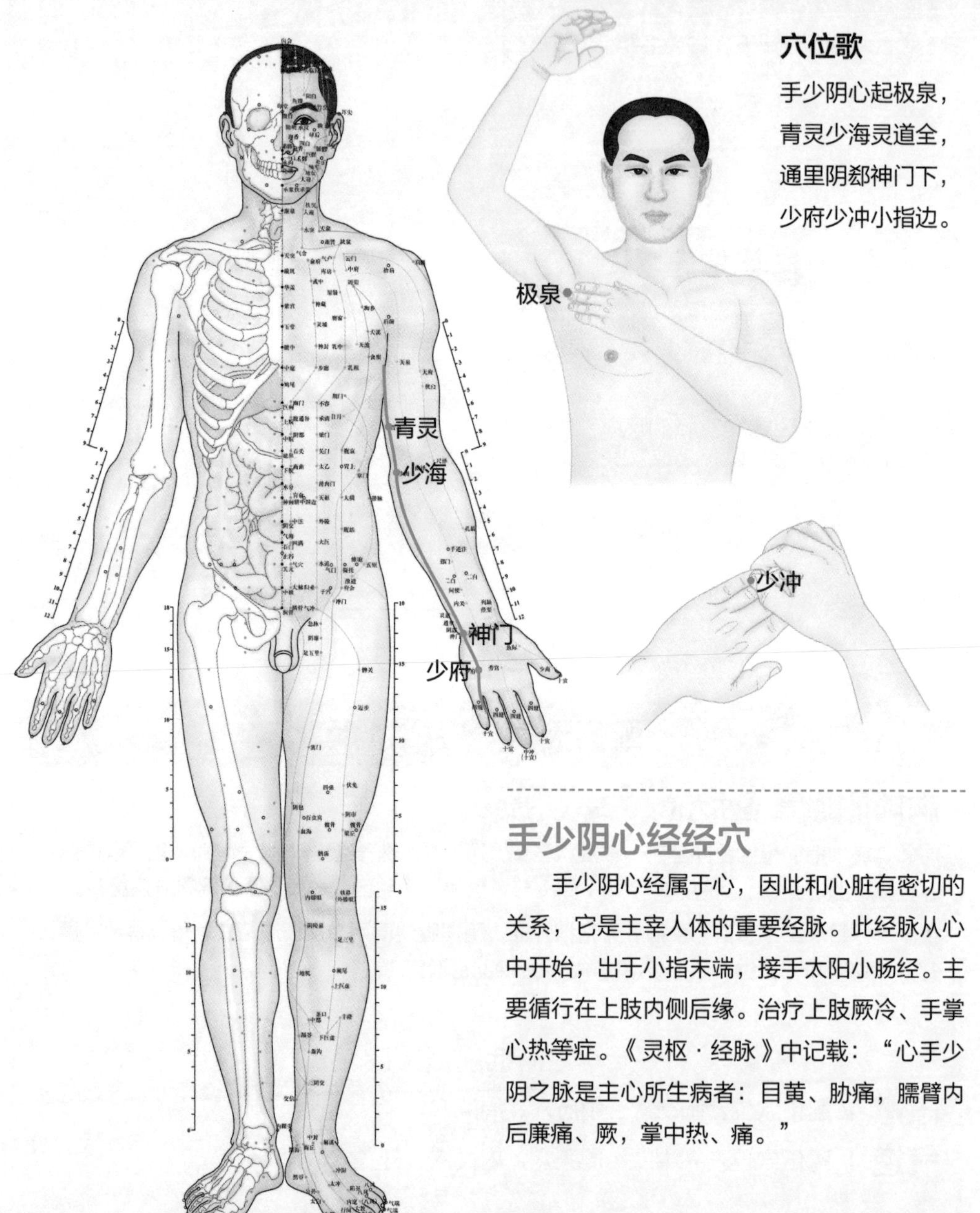

穴位歌

手少阴心起极泉，
青灵少海灵道全，
通里阴郄神门下，
少府少冲小指边。

手少阴心经经穴

手少阴心经属于心，因此和心脏有密切的关系，它是主宰人体的重要经脉。此经脉从心中开始，出于小指末端，接手太阳小肠经。主要循行在上肢内侧后缘。治疗上肢厥冷、手掌心热等症。《灵枢 · 经脉》中记载：“心手少阴之脉是主心所生病者：目黄、胁痛，臑臂内后廉痛、厥，掌中热、痛。”

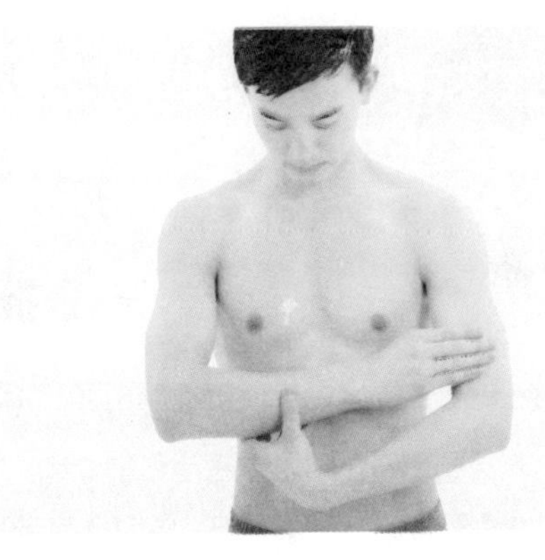

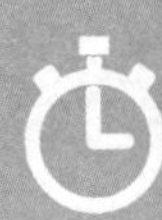

经络养生时间

午时（11:00~13:00）

此时心经最旺

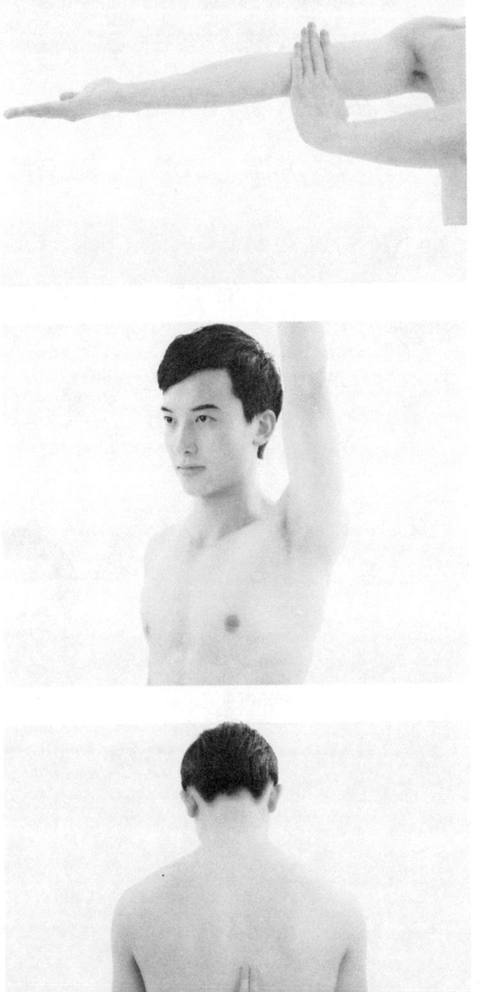

按摩养生方法

每天午时心经当令，午时和睡觉前，五指并拢微屈，叩打心经循行路线上的穴位，力度以感觉舒适为主，每次5分钟即可，可以缓解心烦多梦，促进睡眠。

日常养生指导

这个时候是一天中最容易困乏的时候。心推动血液运行，养神、养气、养筋，如果在午时能睡片刻，对于养心大有好处，甚至可以让下午乃至晚上精力充沛。但午睡不能超过1个小时，否则容易引起晚上失眠。午睡后适量运动，可以疏通周身气血，增强脏腑功能。

易潜伏的疾病

脏腑症：若心经出现问题，会出现掌中热痛、心烦、心痛、心悸、失眠、神志失常等病症。

经络症：心经不调，容易出现咽干，渴而欲饮，胁痛，多梦、健忘，心经所经过的地方出现疼痛、麻痹、厥冷、血压不稳等。

极泉 [jí quán] 强心健体有良效

主治→心痛—心悸—肩臂疼痛—胁肋疼痛

心包经上有一个非常重要的穴位——极泉穴。如果一个人经常郁闷，他的腋窝下，即极泉穴上，就会长出一个包，这是心气郁滞的现象。如果把极泉穴弹拔开了，把包块化解掉，就能够缓解心经郁滞的疾病。另外，适当地弹拔腋窝下面的极泉穴，还能够让心脏得到放松。

命名

极，高、极致的意思；泉，心主血脉，如水之流，故名泉。“极泉”的意思就是指最高处的水源，也就是说该处穴位在心经的最高点上，所以名叫“极泉穴”。

祛病疗疾

心肌炎、心绞痛、冠心病、心痛、臂肘冷痛、肩周炎、肋间神经痛、腋臭等。

部位

属于手心经经脉的穴道，位于人体的两腋窝正中，在腋窝下的两条筋脉之间，腋动脉的搏动之处。

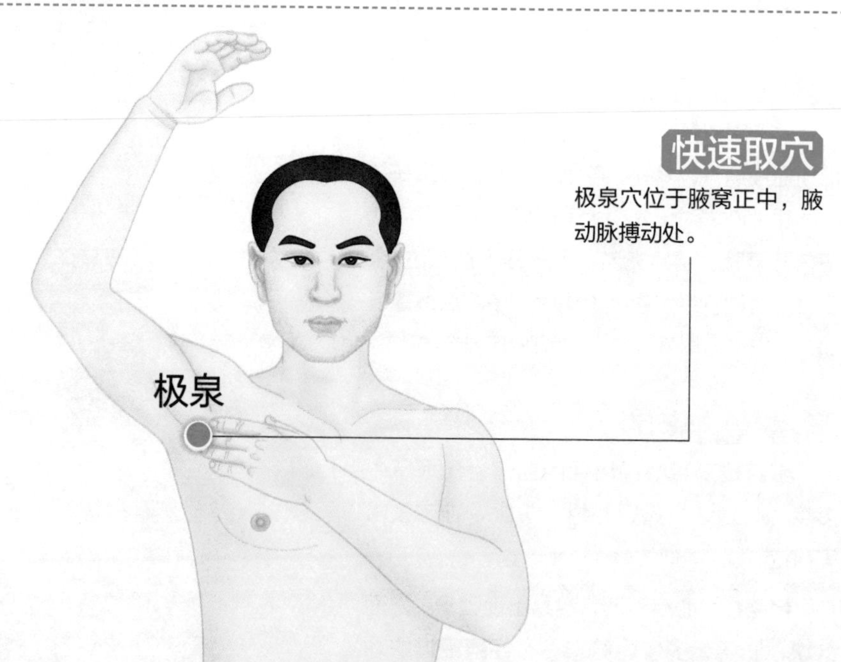

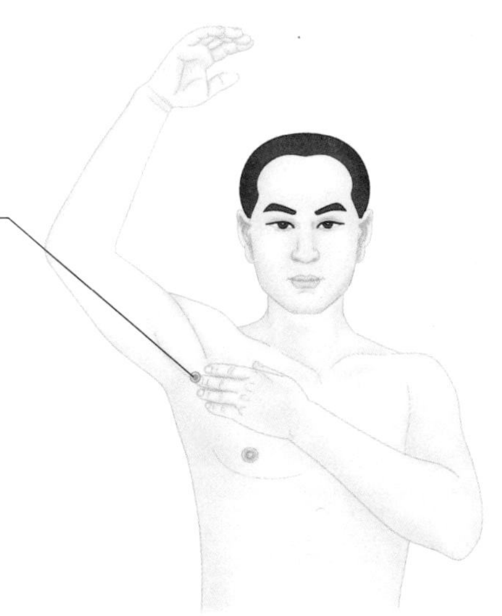

取穴技巧

正坐，手平伸，举掌向上，屈肘，掌心向着自己头部，以另一只手中指按腋窝正中陷凹处即是。

自我按摩

以中指指尖按压穴位，每天早晚各1次，左右各揉按1～3分钟，先左后右。

治疗功用： 宽胸宁神，解郁宽心。

程度	中指压法	时间/分钟
适度		1~3

配伍治病　轻松疗疾

冠心病 | 配伍穴位：极泉穴、神门穴、内关穴

疾病概述： 冠状动脉性心脏病，简称冠心病，是一种最常见的心脏病，是指因冠状动脉狭窄、供血不足而引起的冠心病。

按摩顺序与技法： 正坐，手平伸，举掌向上，屈肘，掌心向着自己的头部，用一只手的中指指尖按压另一侧腋窝正中陷凹处的极泉穴20次，接着按压手腕部的神门穴1分钟，最后按压内关穴2分钟。

其他病症配伍穴位

肘臂冷痛 | 配伍穴位：侠白穴、极泉穴

肩周炎 | 配伍穴位：合谷穴、经渠穴、中府穴、内关穴、后溪穴、极泉穴

少海

[shào hǎi]

神经衰弱找少海

主治→心痛—肘臂挛痛—牙痛—腋胁痛

“牙痛不是病，痛起来要老命”，我们对这句话都已经耳熟能详了。是的，不论是由于冷热症状，还是由于蛀牙引起的各种牙齿疼痛，甚至有时候还会由于牙痛引起手肘、手臂、肋部、腋下等部位也发生痉挛、疼痛。这个时候可以按压少海穴，能够很好地起到止痛和保健的作用。

命名

“少”的意思是“阴”“水”；“海”的意思是“大”，即百川所归之处。“少海”的意思就是指心经的地部经水汇合于此处穴位。

祛病疗疾

神经衰弱、头痛目眩、心痛、牙痛、前臂麻木、肘关节痛、臂麻手颤、肘臂挛痛、癔病、精神分裂症等。

部位

属于手心经经脉的穴道，位于肘横纹内侧端与肱骨内上髁连线的中点的凹陷处。

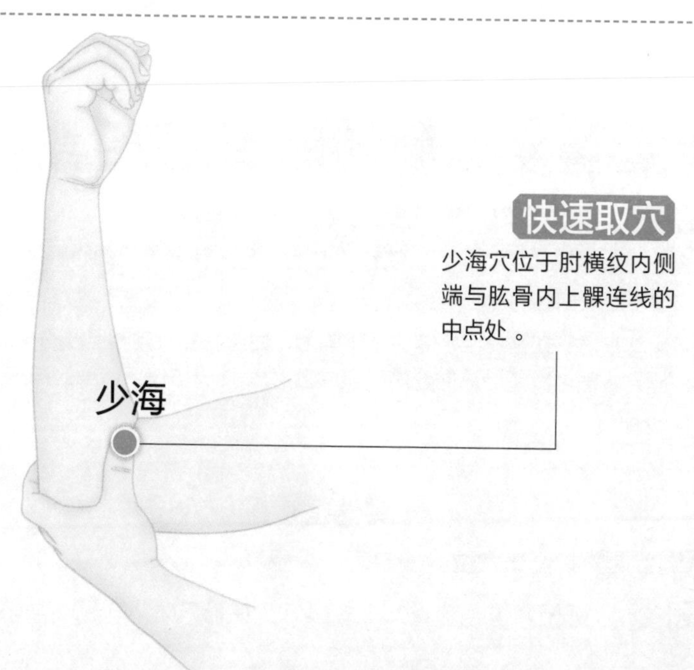

快速取穴

少海穴位于肘横纹内侧端与肱骨内上髁连线的中点处 。

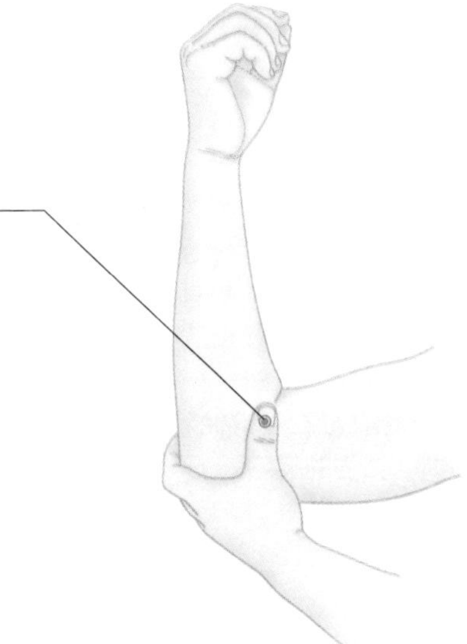

取穴技巧

正坐，抬手，手肘略屈，手掌向上，用另手轻握肘尖、四指在外，以拇指指腹所在的内肘尖内下侧、横纹内侧端陷凹处即是。

自我按摩

以拇指指腹按压穴位，每天早晚各按1次，每次左右各按1～3分钟。

治疗功用：理气通络，益心安神。

程度	拇指压法	时间/分钟
适度	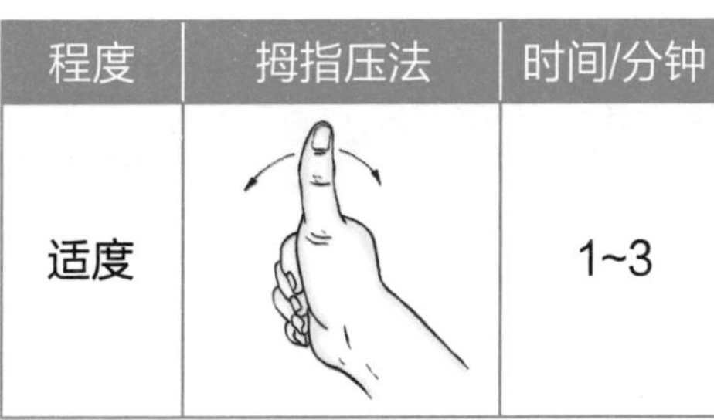	1~3

配伍治病　轻松疗疾

癔病 | 配伍穴位：风池穴、太阳穴、印堂穴、百会穴、少海穴

疾病概述：癔病又称歇斯底里，是一种常见的精神障碍，由明显的精神因素， 如生活事件、内心冲突或情绪激动、暗示或自我暗示等引起的一组疾病，表现为急起的、短暂的精神障碍、身体障碍，这些障碍没有器质性基础。

按摩顺序与技法：先用双手中指揉风池穴，同时双手拇指点揉推运两太阳穴，持续3～5分钟；再用双手拇指着力，自印堂穴反复交替向上滑动到百会穴，重复3～5遍；最后用拇指指腹着力按压少海穴，重复5～8遍。每日1次，每10日为一疗程。

其他病症配伍穴位

神经衰弱 | 配伍穴位：攒竹穴、神庭穴、印堂穴、百会穴、少海穴

肘臂挛痛 | 配伍穴位：少海穴、曲泽穴、尺泽穴

神门 [shén mén] 宁心提神疗效好

主治→心痛—心烦—食欲不振—健忘—失眠

俗话说："晚上睡不着，按按神门穴。"现代社会激烈的工作竞争、紧张的生活节奏，人们日夜辛苦，操劳奔波。尤其是很多在外企工作的白领，经常通宵熬夜，睡眠不足、精神疲累。对他们来说，经常按压神门穴，能够提神解乏，有助于改善精神状况。

命名

神，神魂、魂魄、精神的意思；门，指出入之处为门。此处穴位属于心经，心藏神，因此能够治疗神志方面的疾病。

祛病疗疾

心悸、心绞痛、多梦、健忘、失眠、痴呆、惊悸、怔忡、便秘、食欲不振、糖尿病、扁桃腺炎、高血压、无脉症等。

部位

属于手心经经脉的穴道。该处穴位在手腕关节的手掌一侧，尺侧腕屈肌腱的桡侧凹陷处。

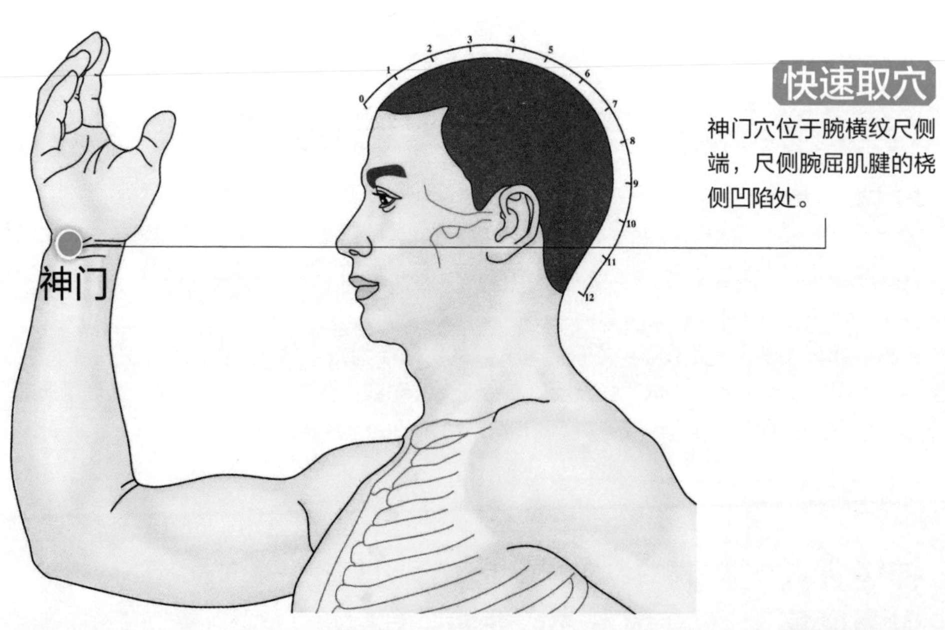

快速取穴

神门穴位于腕横纹尺侧端，尺侧腕屈肌腱的桡侧凹陷处。

3秒钟精确取穴　1分钟学会按摩

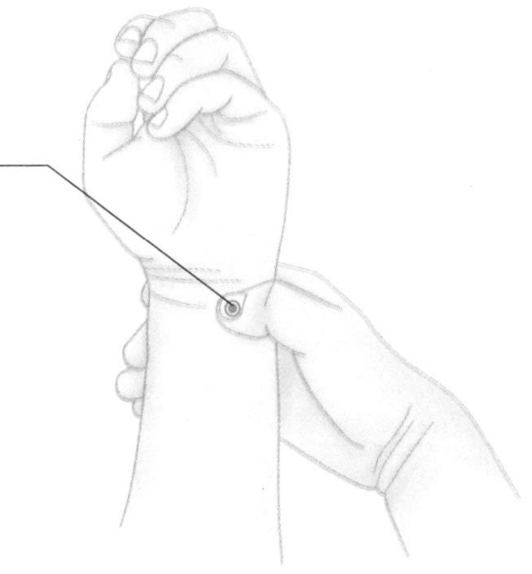

取穴技巧

正坐，伸手、仰掌，屈肘向上约45°，在无名指与小指掌侧向外方，用另一只手四指握住手腕，弯曲拇指，指甲尖所到的豆骨下、尺骨端凹陷处即是。

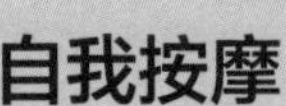

自我按摩

以中指指尖按压穴位，每天早晚各1次，左右各揉按1～3分钟，先左后右。

治疗功用：补益心气，通经活络。

程度	中指压法	时间/分钟
适度		3~5

配伍治病　轻松疗疾

健忘 | 配伍穴位：支正穴、神门穴

疾病概述：健忘是指记忆力差、遇事易忘的症状。多因心脾亏损，年老精气不足，或淤痰阻痹等所致。常见于神劳、脑萎、头部内伤、中毒等脑系为主的疾病之中。

按摩顺序与技法：首先按摩位于前臂背面尺侧，阳谷穴与小海穴的连线上，腕背横纹上5寸的支正穴3分钟，然后按压神门穴30次。

其他病症配伍穴位

癫狂 | 配伍穴位：水沟穴、百会穴、哑门穴、神门穴、丰隆穴

便秘 | 配伍穴位：足三里穴、大肠俞穴、神门穴、天枢穴

少府

[shào fǔ]

治疗心痛宁神志

主治→胸痛—心悸—小指拘挛—掌中热

现代生活中，人们对高蛋白、高脂肪、高营养物质的摄取过多，缺乏足够的运动，难以消耗体内多余的能量，于是就容易患上心肌缺氧、心肌梗死、心绞痛等疾病。如果能够坚持按压少府穴，可以缓解胸中的郁闷不通之气，使病情得到缓解，对各种心脏疾病的预防和保健都具有很好的效果。

命名

少，阴的意思；府，府宅的意思。“少府”的意思是指本穴为心经气血的聚集之处。

祛病疗疾

风湿性心脏病、心悸、心律不齐、心绞痛、胸痛、遗尿、尿闭、阴痒痛等。

部位

属于手心经经脉的穴道，位于第四、第五掌骨之间，屈指握拳时，小指尖处。

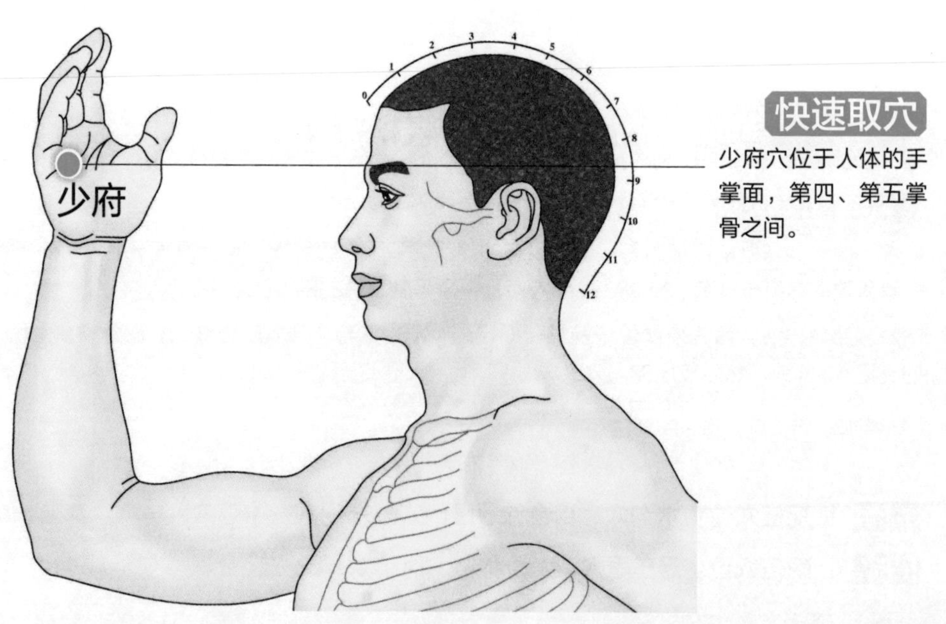

快速取穴

少府穴位于人体的手掌面，第四、第五掌骨之间。

3秒钟精确取穴　1分钟学会按摩

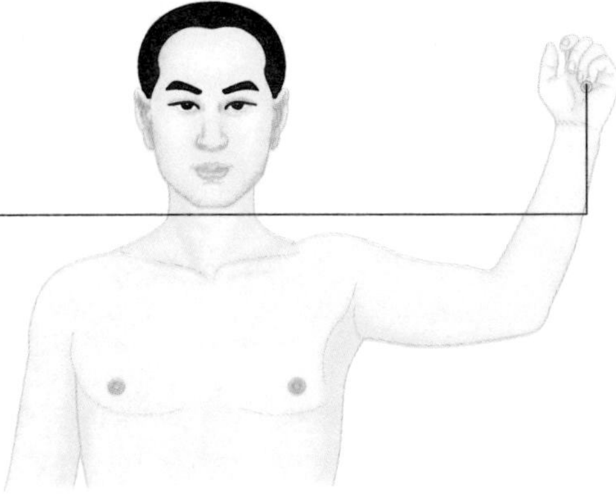

取穴技巧

正坐伸手、仰掌、屈肘向上约45°，拇指以外，其余四指屈向掌中，小指与无名指指尖中间与感情线交会处即是。

自我按摩

用一只手的四指轻握另一只手的手背，拇指弯曲，用指尖按压穴位，有酸胀的感觉。每日早晚左右穴位各按揉1次，每次揉按3～5分钟。

治疗功用：清心宁神，调气利湿。

程度	拇指压法	时间/分钟
适度		3~5

配伍治病　轻松疗疾

风湿性心脏病 | 配伍穴位：少府穴、内关穴、大陵穴、公孙穴、三阴交穴

疾病概述：中医学认为风湿性心脏病多属于“怔忡”“喘证”“水肿”“心痹”等范畴。其病机主要是风寒湿邪内侵，久而化热或风湿热邪直犯，内舍于心，乃致心脉痹阻，血脉不畅，血行失度，心失所养，心神为之不安，表现心悸、怔忡，甚而阳气衰微不布，无以温煦气化，而四肢逆冷，面色苍白，颧面暗红，唇舌青紫。水湿不化，内袭肺金，外则泛溢肌肤四肢或下走肠间，水肿，咳嗽气短，胸闷脘腹痞胀，不能平卧等症。

按摩顺序与技法：依次按压手部少府穴、内关穴、大陵穴，每穴按5分钟，接着按压公孙穴和三阴交穴，每穴按5分钟。

其他病症配伍穴位

心悸 | 配伍穴位：内关穴、少府穴

小儿遗尿 | 配伍穴位：气海穴、关元穴、少府穴、太溪穴、三阴交穴

少冲

[shào chōng]

急救中风掐少冲

主治→胸痛—心悸—小指拘挛—掌中热

少冲穴与心脏有密切的关系。当心脏病发作时，用力按压小指指尖处的少冲穴，可以使病情得到缓解。如果有人突然中风倒下，牙关紧闭，不省人事，或者突然心脏病发作，在这种紧急状况下，一边要将患者迅速送往医院急救，一边可以掐按患者的少冲穴，具有流通气血的作用。

命名

少，阴也；冲，突也。“少冲”的意思是指此穴中的气血物质从体内冲出。

祛病疗疾

中风、心悸、心痛、肋间神经痛、喉炎、结膜炎、黄疸、上肢肌肉痉挛等。

部位

属于手心经经脉的穴道，在小指末节桡侧、指甲角旁约0.1寸处。

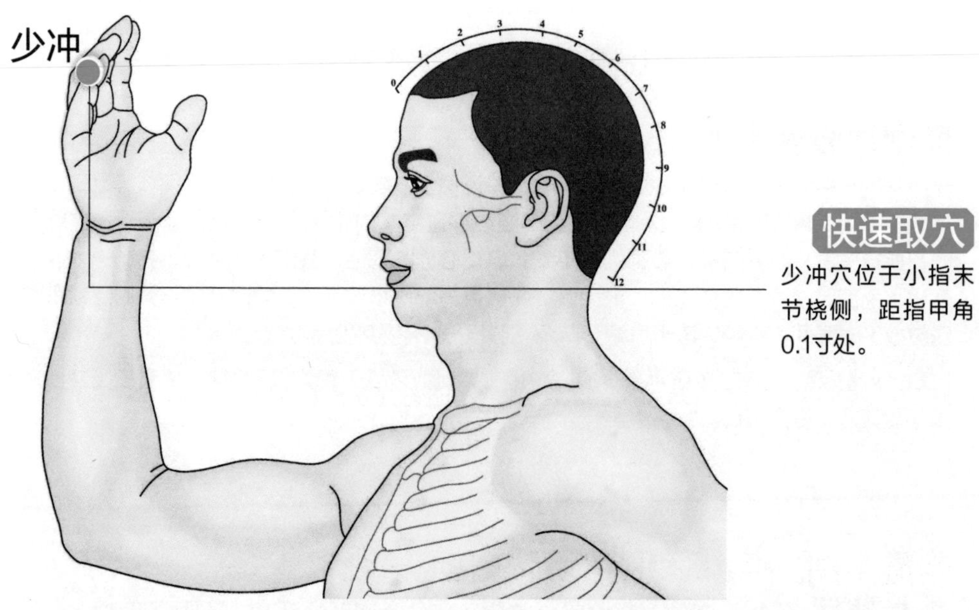

快速取穴

少冲穴位于小指末节桡侧，距指甲角0.1寸处。

取穴技巧

手平伸，掌心向下，用另一只手轻握小指，弯曲拇指，指尖到达的小指指甲下缘，靠无名指侧的边缘处即是该穴。

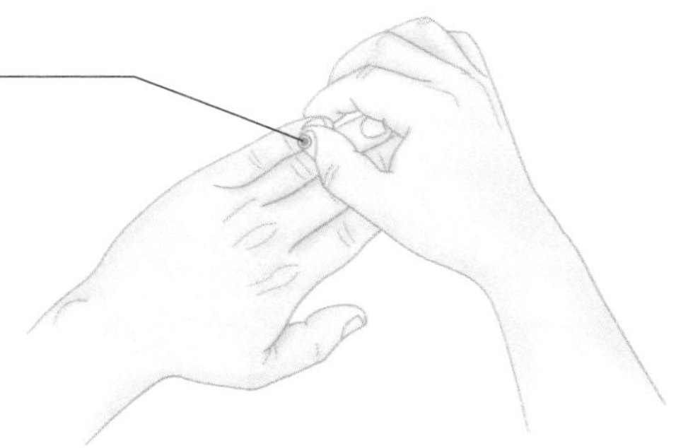

自我按摩

正坐，手平伸，掌心向下，屈肘向内收；用另一只手轻握这只手的小指，拇指弯曲，用指甲尖垂直掐按穴位，有刺痛的感觉；先左后右，每日早晚掐按左右穴位各1次，每次掐按3～5分钟。

治疗功用：生发心气，清热熄风，醒神开窍。

程度	拇指掐法	时间/分钟
适度		3~5

配伍治病　轻松疗疾

肋间神经痛 | 配伍穴位：大椎穴、肩井穴、乳根穴、少冲穴

疾病概述：肋间神经痛是指一个或几个肋间部位发生的经常性疼痛，并有发作性加剧。原发性肋间神经痛极少见，继发性者多与病毒感染、毒素刺激及异物压迫等有关。其疼痛性质多为刺痛或灼痛，并沿肋间神经分布。

按摩顺序与技法：取坐位，腰微挺直，双脚平放与肩同宽，左手掌心与右手背重叠，轻轻放在小腹部，双目平视微闭，呼吸调匀，全身放松，静坐1～2分钟。首先将右手四指并拢，紧贴在大椎穴上，适当用力反复推擦0.5～1分钟，至局部发热为佳；再将一手中指指腹放在对侧肩部肩井穴上，适当用力揉按1分钟；接着掐合谷穴20次；然后将一手掌掌根紧贴乳根穴，适当用力做顺时针摩揉0.5～1分钟，以局部发热为佳；最后拿捏少冲穴30次。

其他病症配伍穴位

中风 | 配伍穴位：水沟穴、百会穴、风池穴、十宣穴、少冲穴

黄疸 | 配伍穴位：阳陵泉穴、中封穴、期门穴、少冲穴

第六章 手太阳小肠经经穴

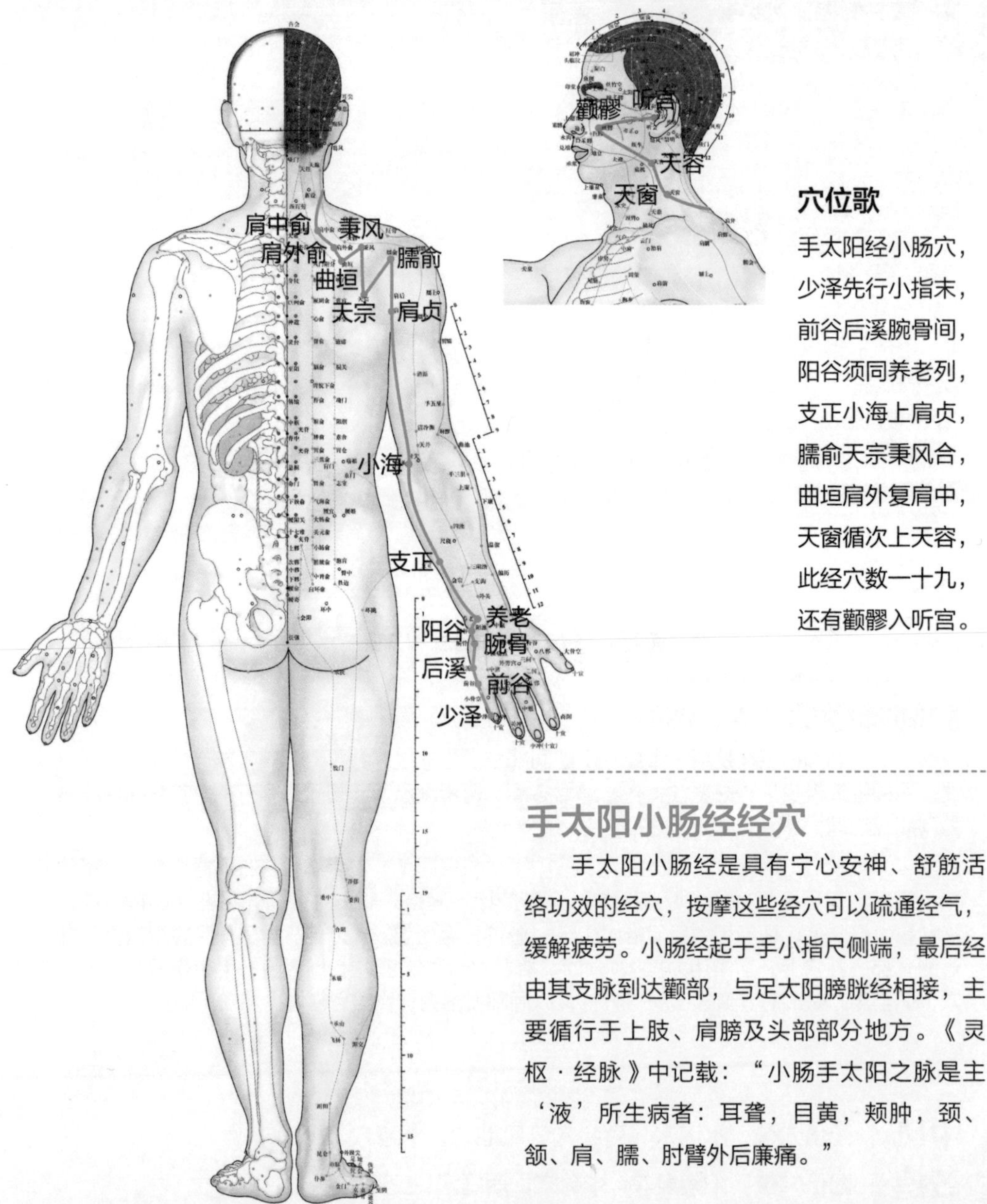

穴位歌

手太阳经小肠穴，
少泽先行小指末，
前谷后溪腕骨间，
阳谷须同养老列，
支正小海上肩贞，
臑俞天宗秉风合，
曲垣肩外复肩中，
天窗循次上天容，
此经穴数一十九，
还有颧髎入听宫。

手太阳小肠经经穴

手太阳小肠经是具有宁心安神、舒筋活络功效的经穴，按摩这些经穴可以疏通经气，缓解疲劳。小肠经起于手小指尺侧端，最后经由其支脉到达颧部，与足太阳膀胱经相接，主要循行于上肢、肩膀及头部部分地方。《灵枢·经脉》中记载："小肠手太阳之脉是主'液'所生病者：耳聋，目黄，颊肿，颈、颔、肩、臑、肘臂外后廉痛。"

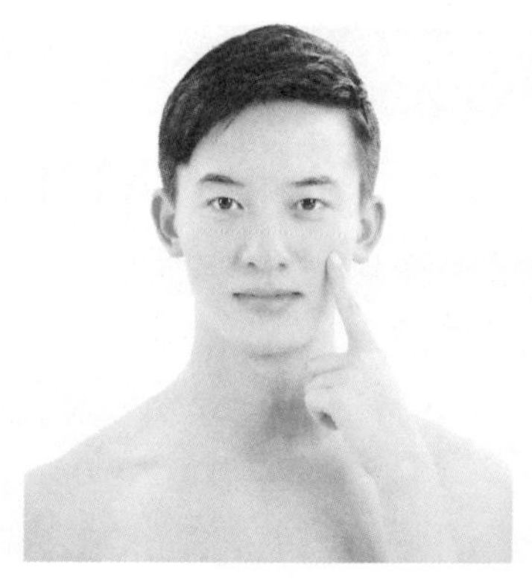

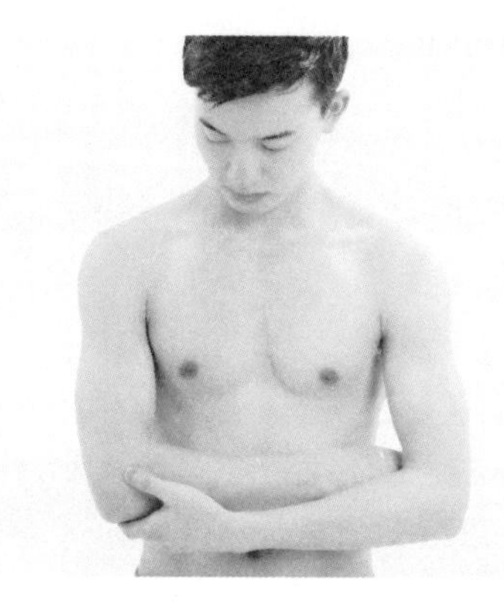

经络养生时间

未时（13:00~15:00）

此时小肠经最旺

按摩养生方法

午餐后的未时正是小肠经当令的时候，用适当的力度，按经脉循行路线按摩小肠经穴位能起到最佳的效果，肩部可以请别人帮忙按摩，每次按摩10分钟左右即可。

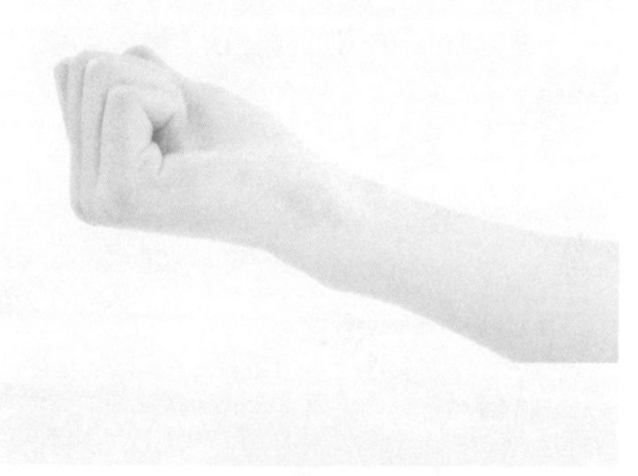

日常养生指导

小肠分清浊，把水液归于膀胱，糟粕送入大肠，精华输送进脾，并在未时对一天的营养进行调整。因此午餐一定要在13：00之前吃完，才能在小肠精力最旺盛的时候把营养物质都吸收进身体，否则会造成浪费。

易潜伏的疾病

脏腑症：小肠经不畅时，会出现心烦、心闷，头顶坠痛，尿闭、小便赤黄，疝气，腰背痛，盗汗不止等。

经络症：本经发生病变，可见咽痛、耳聋、中耳炎、眼痛、下颌肿、落枕、头痛、扁桃体炎、失眠、肩痛、腰扭伤，本经脉过处的肩部、上肢后边内侧疼痛等。

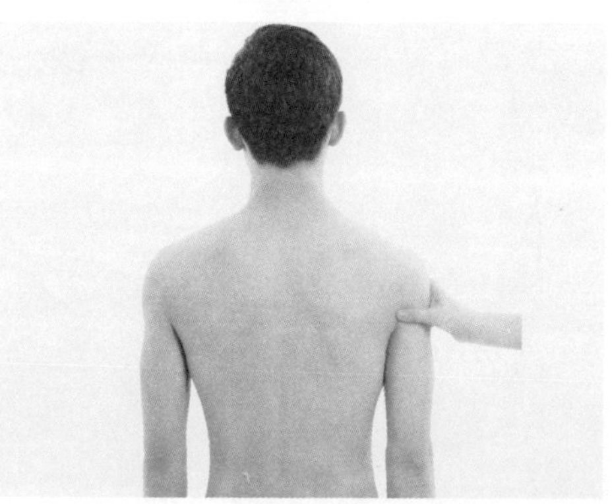

后溪

[hòu xī]

闪腰腰痛按后溪

主治→头项强痛—腰背痛—手指及肘臂挛痛

《金鉴》中说："盗汗后，溪穴先砭。"后溪穴是一个很重要的人体穴位，它位于小肠经上，是人体奇经八脉的交会穴，与督脉相通，能泻心火、壮阳气、调颈椎、利眼目、正脊柱。中医临床上，不管是人体颈椎出了问题，还是腰椎出了问题，或者眼睛出了问题，在治疗的时候都会用到这个穴位。

命名

后与前相对，指穴内气血运行的人体部位为后背督脉之部；溪，穴内气血运行的道路。"后溪"的意思是穴内气血外行于腰背的督脉之部。

祛病疗疾

急性腰扭伤、目赤、耳聋、咽喉肿痛、手指及臂肘痉挛、精神分裂、癔病、肋间神经痛、盗汗、落枕等。

部位

属小肠经脉的穴道，在人体的手掌尺侧，微微握拳，第五指掌关节后远侧，掌横纹头赤白肉际。

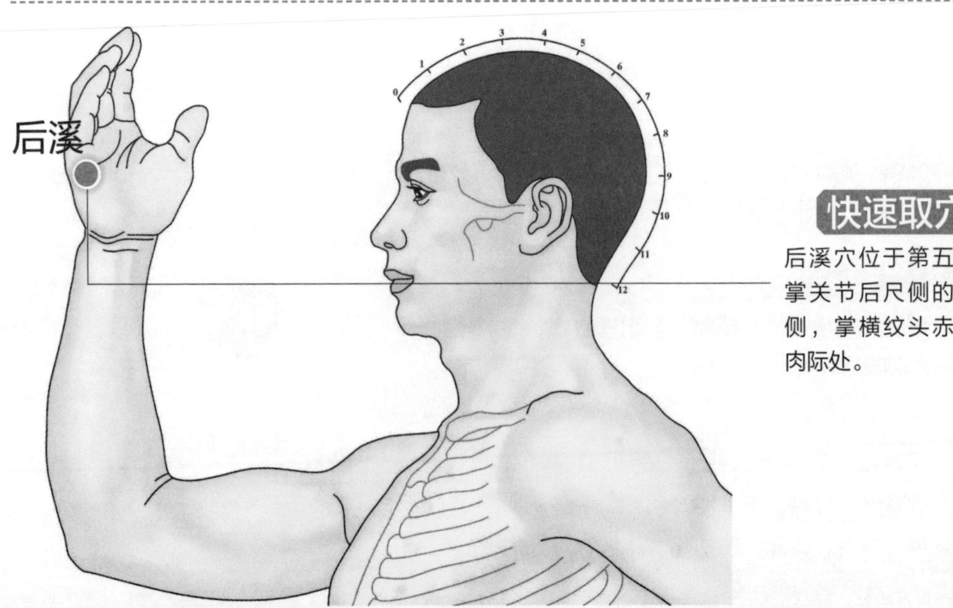

快速取穴

后溪穴位于第五指掌关节后尺侧的远侧，掌横纹头赤白肉际处。

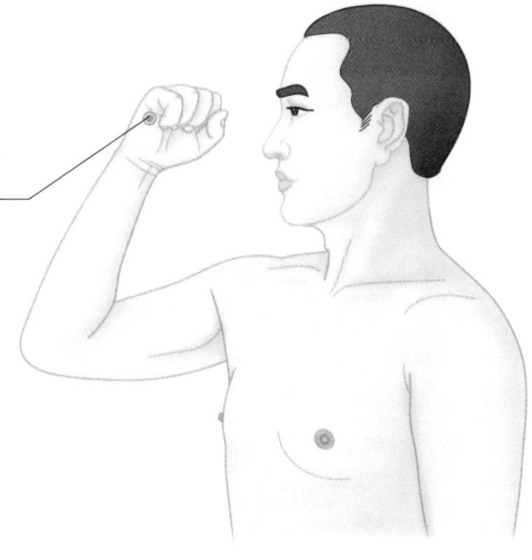

取穴技巧

伸臂曲肘向头，上臂与下臂约呈45°角，轻握拳，手掌感情线之尾端在小指下侧边凸起如一火山口状处即是该穴。

自我按摩

用拇指指甲掐按穴位，有胀酸感。每次掐按1～3分钟。

治疗功用：清心安神，通经活络。

程度	拇指掐法	时间/分钟
适度		1~3

配伍治病　轻松疗疾

落枕 | 配伍穴位：肩井穴、肩穴、后溪穴

疾病概述：落枕也称失枕，是一种常见病，好发于青壮年，以冬春季多见。落枕的常见发病经过是入睡前并无任何症状，晨起后却感到项背部明显酸痛，颈部活动受限。这说明病起于睡眠之后，与睡枕及睡眠姿势有密切关系。

按摩顺序与技法：施术者立于落枕者身后，用一指轻按颈部，找出最痛点，然后用一拇指从该侧颈上方开始，直到肩背部为止，依次按摩，对最痛点用力按摩，直至感觉明显酸胀即表示力量已够，如此反复按摩2～4遍，再以空心拳轻叩按摩过的部位，重复2～4遍，然后按压手部的后溪穴3分钟。重复上述按摩与轻叩，可迅速使痉挛的颈肌松弛而止痛。

其他病症配伍穴位

急性腰扭伤 | 配伍穴位：人中穴、后溪穴

耳聋 | 配伍穴位：听宫穴、下关穴、太冲穴、后溪穴

阳谷 [yáng gǔ] 耳鸣耳聋不担忧

主治→头痛—目眩—耳鸣—热病—癫病

衰老是人体的自然生理规律，通过科学调养可以延缓衰老，延年益寿，其中一个方法就是按摩阳谷穴。按摩阳谷穴可疏通经络，调和营卫，使气血得以顺畅运行，促进人体的新陈代谢，协调脏腑功能，有效增强机体的抗病能力。长时间伏案看书、看文件的人，如果感到头晕眼花的话，可以按摩该穴位，能够明目安神。

命名

阳，阳气的意思；谷，指两山所夹空虚之处。“阳谷”的意思是指小肠经气血在此吸热后，化为天部的阳热之气。

祛病疗疾

耳聋、耳鸣、口腔炎、齿龈炎、腮腺炎、精神病、癫痫、肋间神经痛等。

部位

该穴位在人体的手腕尺侧，尺骨茎突与三角骨之间的凹陷处。

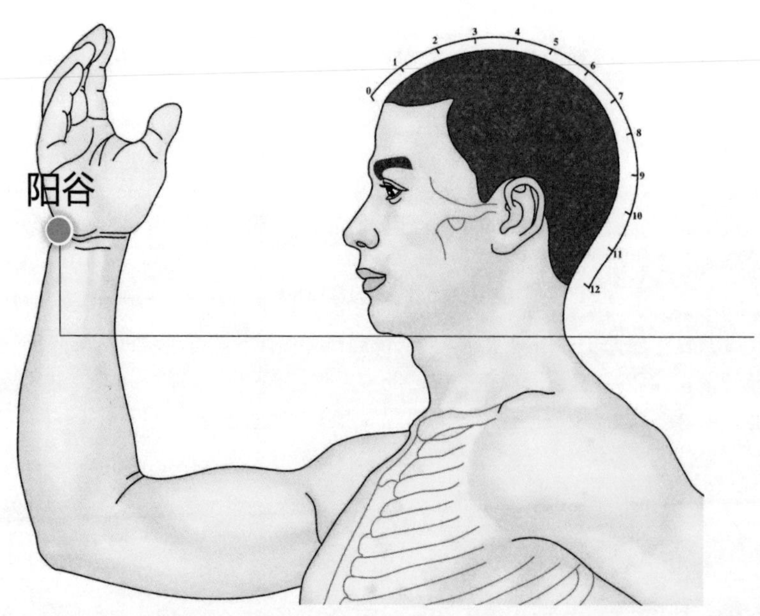

快速取穴

阳谷穴位于手腕尺侧，尺骨茎突与三角骨之间的凹陷中即是。

3秒钟精确取穴　1分钟学会按摩

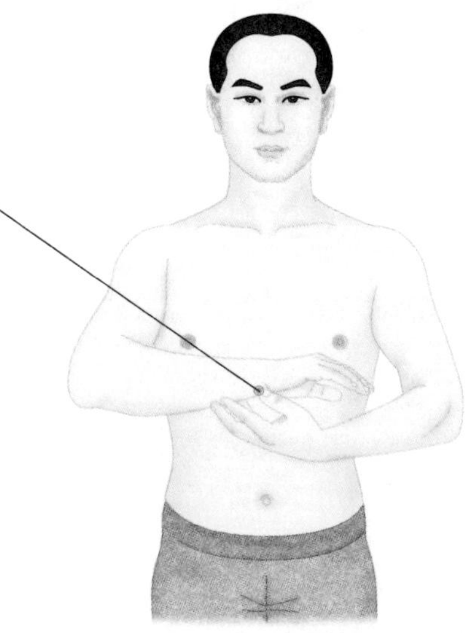

取穴技巧

屈肘，手背朝上，另一只手四指轻托手臂，拇指置于小指侧手腕附近的骨头凸出处的前方凹陷处，则拇指所在的穴位即是。

自我按摩

用拇指按压所在之处，有酸胀感，屈肘侧腕，用拇指的指腹按压穴位，做圈状按摩。每次按1～3分钟。

治疗功用：明目安神，通经活络。

程度	拇指压法	时间/分钟
适度		1~3

配伍治病　轻松疗疾

癫痫 | 配伍穴位：足通谷穴、太冲穴、丝竹空穴、阳谷穴

疾病概述：癫痫是多种原因引起脑部神经元群阵发性异常放电所致的发作性运动、感觉、意识、精神、植物神经功能异常的一种疾病。现代医学认为，发生癫痫的原因可以分为两类：原发性癫痫和继发性癫痫。

按摩顺序与技法：癫痫发作时，在送去医院前，可先由家人帮助按摩。首先按摩患者小脚趾头上的足通谷穴3分钟，再按压脚上的太冲穴3分钟，接着按压眉尾附近的丝竹空穴，最后按摩阳谷穴。

其他病症配伍穴位

耳聋 | 配伍穴位：听宫穴、下关穴、太冲穴、阳谷穴

口腔炎 | 配伍穴位：中冲穴、角孙穴、阳谷穴

小海 [xiǎo hǎi] 脸色红润气色佳

主治 → 齿龈炎—下腹痛—癫痫

中国古代医典中，对小海穴有不少描述，如《甲乙经》中说“风眩头痛，小海主之。主疟，背膂振寒”；《铜人》中说它“治寒热，齿龈肿”。经常气色不佳，贫血，在下蹲后站立时容易感到眼前昏黑、有眩晕感的人，长期按压此处穴位，可促进气血循环，有很好的改善作用。

命名

小，与大相对；海，指穴内气血场覆盖的范围广阔如海。因为小肠与胃相连，胃为水谷之海，又以六经为川，肠胃为海。

祛病疗疾

齿龈肿、齿龈炎、肘臂痛、尺神经痛、颌肿颈痛、癫痫、头痛、听觉麻痹、下腹痛等。

部位

属于小肠经经脉的穴道，在肘内侧，尺骨鹰嘴与肱骨内上髁之间的凹陷处。

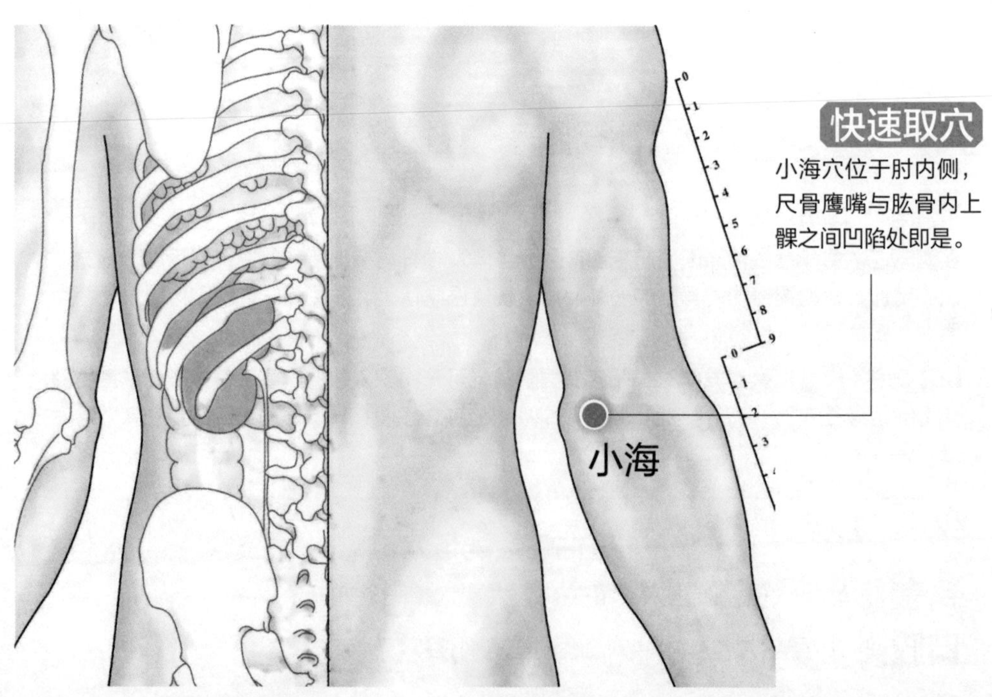

快速取穴

小海穴位于肘内侧，尺骨鹰嘴与肱骨内上髁之间凹陷处即是。

3秒钟精确取穴　1分钟学会按摩

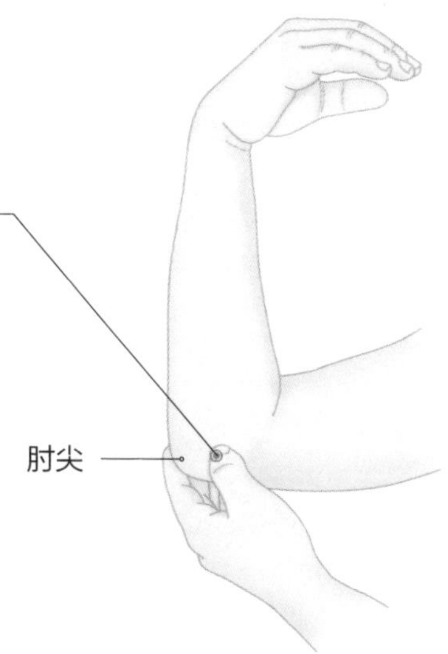

取穴技巧

伸臂屈肘向头，上臂与前臂约成90°。另一只手轻握肘尖，拇指指腹所在的两骨间即是该穴。

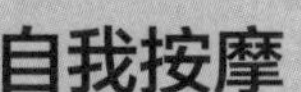

自我按摩

一只手的掌背向上、掌面向下；用另一只手轻握，拇指弯曲，用指甲尖端垂直下压，轻轻掐按此处穴位，有强烈的刺痛感。每次掐按1～3分钟。

治疗功用： 清热通络，安神定志。

程度	拇指掐法	时间/分钟
适度		1~3

配伍治病　轻松疗疾

牙龈炎 | 配伍穴位：颊车穴、合谷穴、小海穴

疾病概述： 牙龈炎是由细菌的入侵造成的，表现为牙龈出血、红肿、胀痛，继续发展可产生牙周炎症。

按摩顺序与技法： 首先按压位于头部侧面下颌骨边角上，向鼻子斜方向约1厘米处的凹陷中的颊车穴3分钟，接着按压手部合谷穴30次，最后以拇指指腹垂直触压揉按小海穴3分钟。

其他病症配伍穴位

癫痫 | 配伍穴位：足通谷穴、太冲穴、小海穴

头痛 | 配伍穴位：太阳穴、眉冲穴、小海穴

听宫

[tīng gōng]

耳朵聪灵听力佳

主治→耳鸣—耳聋—中耳炎—牙痛—癫狂病

据《甲乙经》和《医学入门》，此穴位“在耳前珠子旁”。据《图考》，载于“耳门之前”。黄学龙曰：“听宫在听会、颊车之间。余思过去经验，似以开口取听宫为宜，刺三分，灸三壮。”耳朵产生的耳鸣、重听、听力障碍等，只要长期坚持按压听宫穴，就能够得到有效的改善。

命名

听，闻声；宫，宫殿。“听宫”的意思是指小肠经体表经脉的气血由本穴内走体内经脉，所以名“听宫”。

祛病疗疾

耳鸣、耳聋、中耳炎、失声、牙齿疼痛、三叉神经疼痛、头痛等。

部位

属于手小肠经经脉的穴道，在耳屏正中前，张口后的凹陷处。

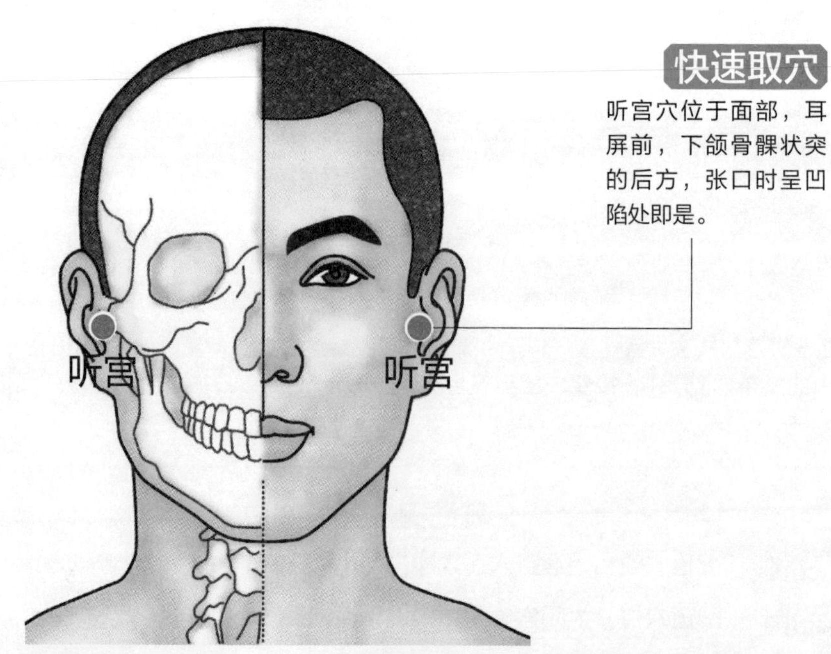

快速取穴

听宫穴位于面部，耳屏前，下颌骨髁状突的后方，张口时呈凹陷处即是。

取穴技巧

正坐目视前方，口微张开。举双手，指尖朝上，掌心向前。将拇指指尖置于耳屏前凹陷正中处，则拇指指尖所在的位置即是该穴。

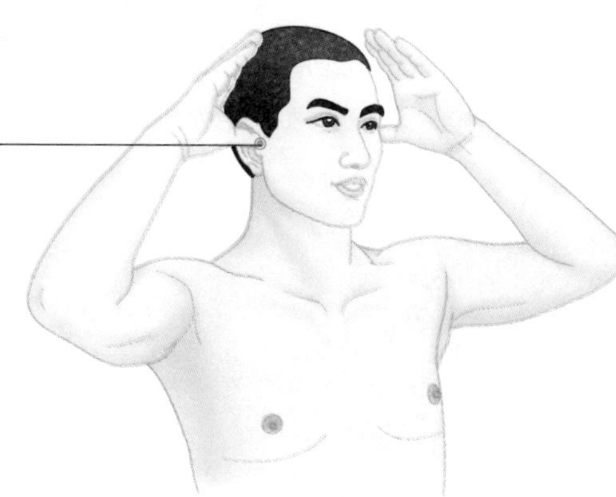

自我按摩

以拇指指尖轻轻揉按，每次左右各(或双侧同时)按揉1～3分钟。

治疗功用：聪耳开窍。

程度	拇指按法	时间/分钟
适度		1~3

配伍治病　轻松疗疾

中耳炎 | 配伍穴位：耳门穴、听宫穴、翳风穴

疾病概述：中耳炎以耳内有闷胀感或堵塞感、听力减退及耳鸣为最常见症状。常发生于感冒后，或不知不觉中。有时头位变动可觉听力改善。部分患者有轻度耳痛，儿童常表现为听话迟钝或注意力不集中。

按摩顺序与技法：正坐，举起双手，指尖朝上，掌心向内，用拇指指尖放置在耳门穴处轻压10秒钟，进而按压耳门穴附近的听宫穴1分钟，最后按压翳风穴3分钟即可。

其他病症配伍穴位

牙龈红肿 | 配伍穴位：颊车穴、下关穴、听宫穴

耳鸣 | 配伍穴位：翳风穴、中渚穴 听宫穴

第七章
足太阳膀胱经经穴

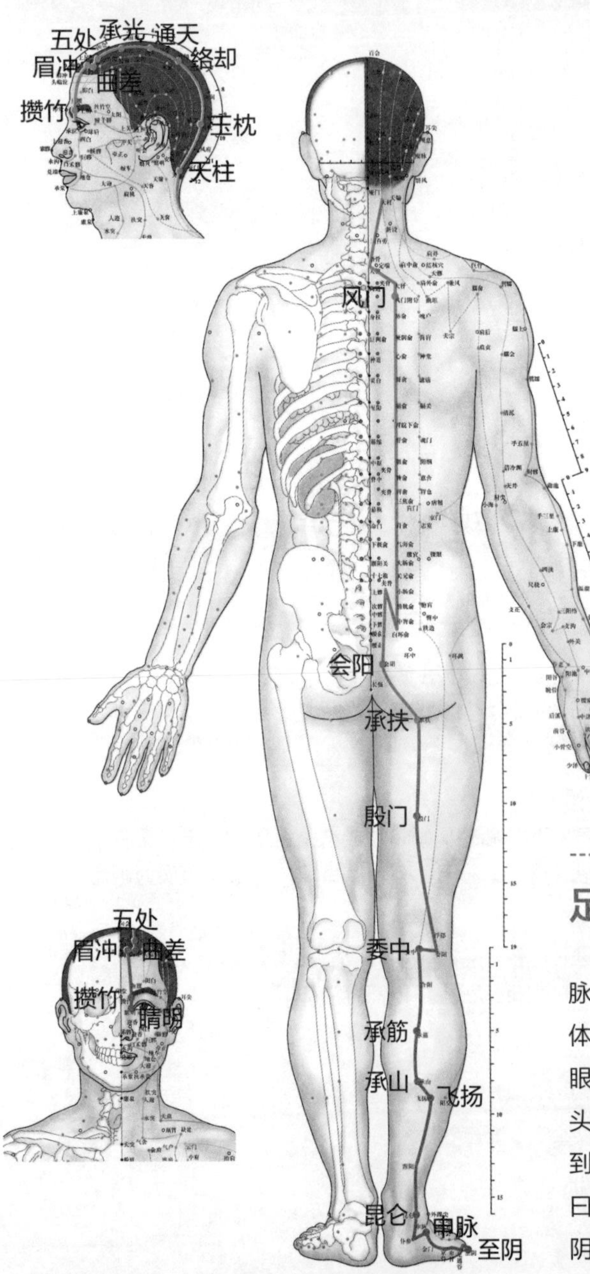

穴位歌

足太阳经六十七，睛明攒竹曲差参，
眉头直上眉冲位，五处承光接通天，
络却玉枕天柱边，大杼风门引肺俞，
厥阴心督膈肝胆，脾胃三焦肾俞次，
气大关小膀中白，上髎次髎中后下，
会阳须下尻旁取，还有附分在三行，
魄户膏肓与神堂，阳纲意舍及胃仓，
肓门志室连胞肓，秩边承扶殷门穴，
浮郄相临是委阳，委中在下合阳去，
承筋承山相次长，飞扬跗阳达昆仑，
仆参申脉过金门，京骨束骨近通谷，
小趾外侧寻至阴。

足太阳膀胱经经穴

足太阳膀胱经是十四经络中最长的一条经脉，几乎贯穿整个身体。它运行人体中宝贵的体液，因此关系到全身的健康。此经脉起于内眼角睛明穴，止于足小趾端至阴穴，循行经过头、颈、背部、腿足部。《灵枢 · 寒热病》提到：“足太阳有通项入于脑者，正属目本，名曰眼系……在项中两筋间，入脑乃别阴、阳，阴阳相交，阳入阴，阴入阳，交于目锐。”

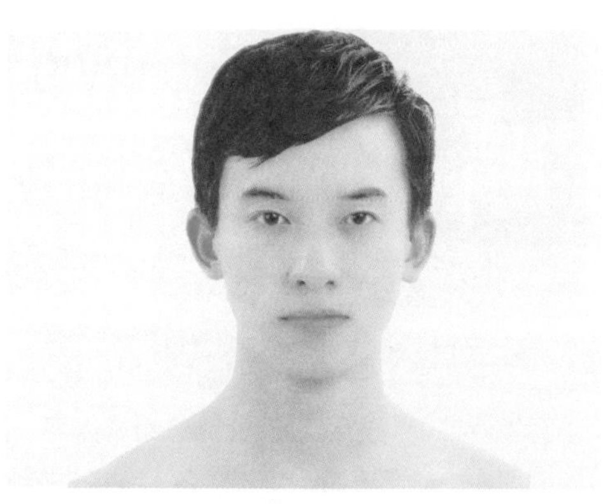

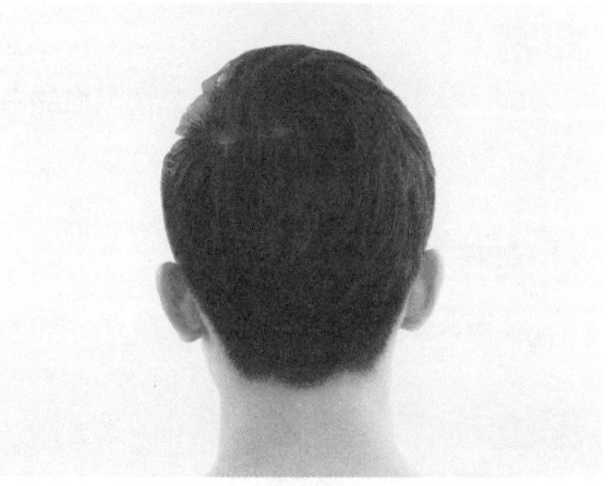

经络养生时间

申时（15:00~17:00）

此时膀胱经最旺

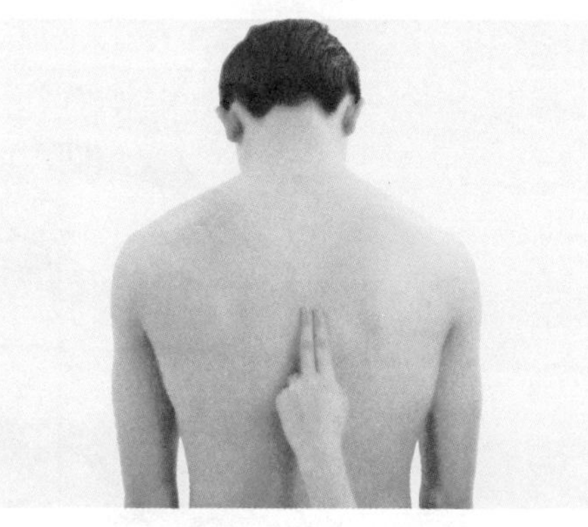

按摩养生方法

膀胱经从头到脚有67处穴位，申时可以用双手拇指和食指捏按脊柱两边肌肉，从上向下，然后十指并拢再从下向上点揉敲打，充分刺激穴位，每日一次。

日常养生指导

膀胱贮藏水液、津液，水液排出外，津液循环在体内，如果膀胱有热可致膀胱咳。另外，膀胱此时最活跃，适合多喝水，最好喝250毫升白开水。要想尿尿，一定不要总是憋着，长期憋尿会发生“尿潴留”。

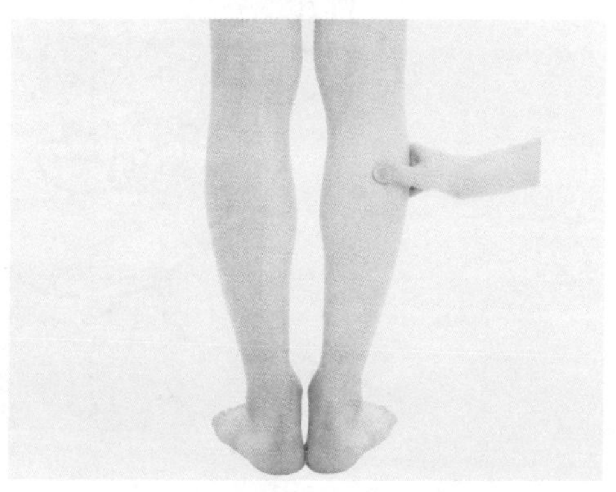

易潜伏的疾病

脏腑症：小便淋沥、短赤、尿血、尿失禁、痔疮。膀胱气绝则遗尿。

经络症：足太阳膀胱经不畅时，会出现癫痫、多泪、鼻塞、流涕、鼻病、头痛、遗尿、小便不利及下肢后侧部位的疼痛等症。

睛明

[jīng míng]

常按睛明眼睛明

主治→急慢性结膜炎—散光—假性近视

《腧穴学》中记载，清明穴可以治疗多种眼病。该穴位对老年人的老花眼有疗效，还能治疗轻度近视，对中高度近视也有缓解作用。当你发现自己的眼睛有视力不佳、眼前如有薄雾、双眼畏光、迎风流泪、眼睛酸涩、双眼红肿等不适症状，经常按摩此穴就可以有所改善。

命名

睛，指穴位所在的部位及穴内气血的主要作用对象为眼睛；明，光明的意思。“睛明”的意思是指眼睛接受膀胱经的气血而变得光明。

祛病疗疾

急慢性眼结膜炎、眼睛充血红肿、假性近视、轻度近视、散光、老花眼、夜盲症等。

部位

属于足膀胱经经脉的穴道，在目内眼角外一分处，鼻梁旁的凹陷处。

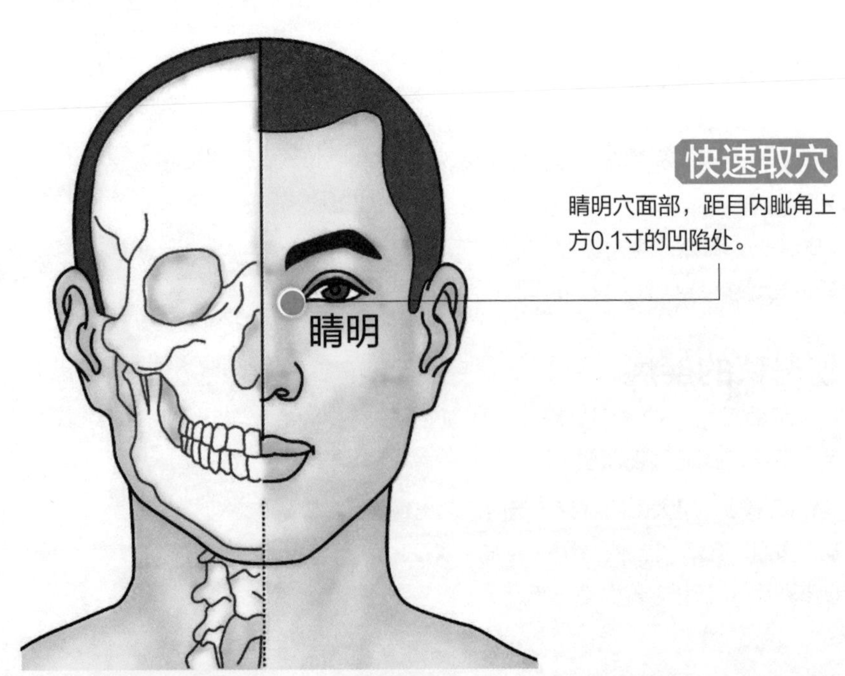

3秒钟精确取穴　1分钟学会按摩

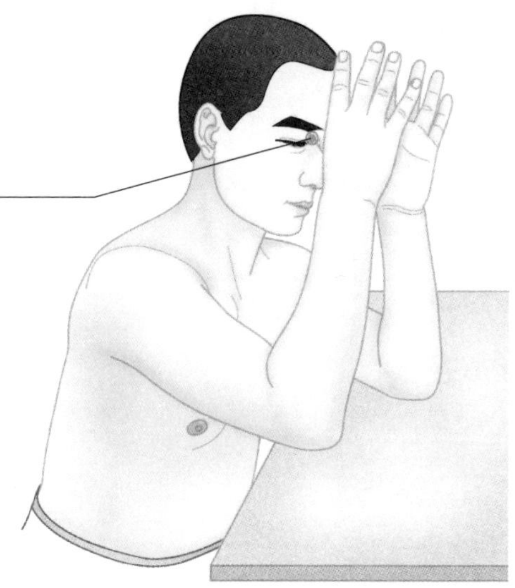

取穴技巧

正坐轻闭双眼，双手手指交叉，八指指尖朝上，将拇指置于鼻梁旁与内眼角的中点，则拇指指尖所在的位置即是。

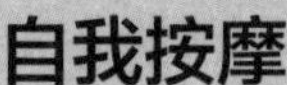

自我按摩

用拇指指甲尖轻掐穴位，在骨上轻轻前后刮揉，每次左右各(或双侧同时)刮揉1～3分钟。

治疗功用：清热明目，祛风通络。

程度	拇指揉法	时间/分钟
轻		1~3

配伍治病　轻松疗疾

轻度白内障 | 配伍穴位：印堂穴、太阳穴、四白穴、睛明穴、风池穴

疾病概述：视物模糊，可有怕光、看物体颜色较暗或呈黄色，甚至复视（双影）及看物体变形等症状。

按摩顺序与技法：操作者用双手中指分抹眉弓5～8次；两手快速搓热，迅速抚于眼部，重复4～5次，使眼部感到温热舒适；两拇指弯曲，用拇指背关节处轻擦两上眼睑10～20次。用拇指和食指捏揪两眉之间印堂穴。最后按摩太阳穴、四白穴、睛明穴、风池穴各1分钟。

其他病症配伍穴位

眼睛充血红肿 | 配伍穴位：太阳穴、承泣穴、睛明穴

近视 | 配伍穴位：承泣穴、睛明穴

眉冲

[méi chōng]

头痛眩晕找眉冲

主治→头痛—眩晕—鼻塞—癫痫

据《针灸资生经》中记载：“眉冲二穴，一名小竹，当两眉头直上入发际是。”《针灸资生经》中还说此穴位能够治疗头痛、鼻塞等疾患。如果你在日常生活中，偶感风寒，出现头痛、鼻塞等不适，或者在你感到眩晕的时候，可以轻轻按揉一下自己的眉冲穴，能使病情得以缓解。

命名

眉，就是眼眶上面的毛发，也就是我们说的眉毛；冲，冲射的意思。“眉冲”的意思就是说来自膀胱经的气血在此穴位处吸热向上冲行。

祛病疗疾

头痛、眩晕、鼻塞、癫痫等。

部位

该处穴位在人体的头部，攒竹穴直上入发际0.5寸处，神庭穴与曲差穴连线之间。

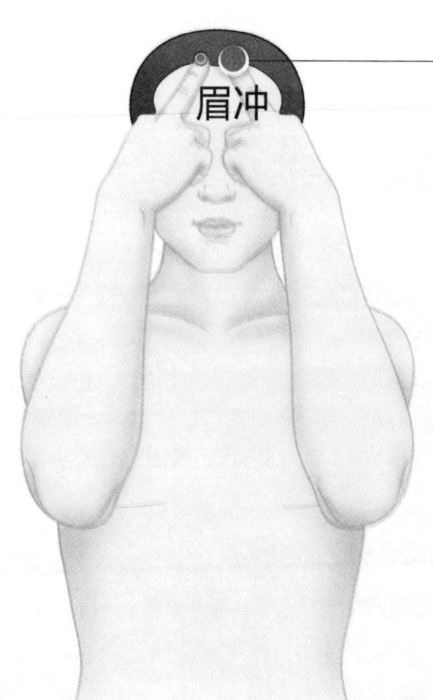

快速取穴

眉冲穴位于头部，攒竹穴直上入发际0.5寸，神庭穴与曲差穴连线之间。

取穴技巧

双手中指伸直，其他手指弯曲，将中指指腹放于眉毛内侧边缘处，沿直线向上推，指腹入发际，则指尖所在的位置即是该穴。

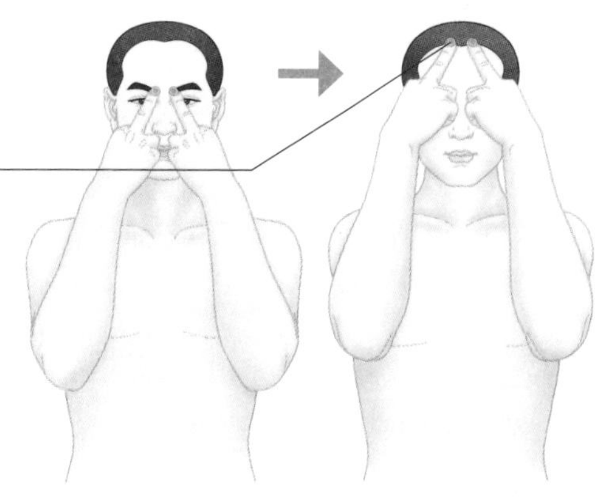

自我按摩

以中指指腹揉按穴位，每次左右各揉按1～3分钟。

治疗功用：吸热生气，镇痉宁神。

程度	中指按法	时间/分钟
适度		1~3

配伍治病　轻松疗疾

鼻塞 | 配伍穴位：迎香穴、眉冲穴

疾病概述：凡是影响鼻腔呼吸通道宽狭的病变都能引起鼻塞。常见的病变有：鼻腔肿瘤及息肉阻塞鼻腔的呼吸通道；鼻咽部肿瘤以及增殖体肥大；外伤后致鼻中隔偏曲；鼻腔的特异性感染的分泌物阻塞，如鼻梅毒、鼻白喉、鼻结核、鼻硬结症等。

按摩顺序与技法：指压“迎香”，对去除鼻塞很有效果。“迎香”位于鼻翼左右1厘米处，指压时左右同时进行，先深吸一口气，将食指置于其上，一面缓缓吐气，一面压6秒钟。一面吸气，一面卸除指力，如此重复10次，接着再按摩眉冲穴2分钟，对缓解鼻塞有很好的效果。

其他病症配伍穴位

头痛 | 配伍穴位：太阳穴、眉冲穴

癫痫 | 配伍穴位：足通谷穴、太冲穴、眉冲穴

曲差

[qū chā]

鼻窍通透有曲差

主治→头痛—鼻塞—鼽衄—目视不明

和眉冲穴一样，曲差穴对鼻塞、头痛、目视不明也具有良好的治疗作用。这个穴位对治疗鼻疾也有一定的特殊疗效，如鼻塞、流鼻涕、鼻炎等。如果你感到鼻子不舒服，或者不小心感冒之后，出现鼻塞不通，或者不断地流鼻涕，只需要按一按、揉一揉曲差穴，就能够让病情得到减轻，感到舒适不少。

命名

曲，隐秘的意思；差，派遣的意思。“曲差”的意思是说膀胱经气血由此穴位输送到头上的各个部位。

祛病疗疾

头痛、鼻塞、鼽衄、目视不明等。

部位

这处穴位在人体头部，当前发际正中直上0.5寸，旁开1.5寸，即神庭穴与头维穴连线的内1/3与中1/3的交点处。

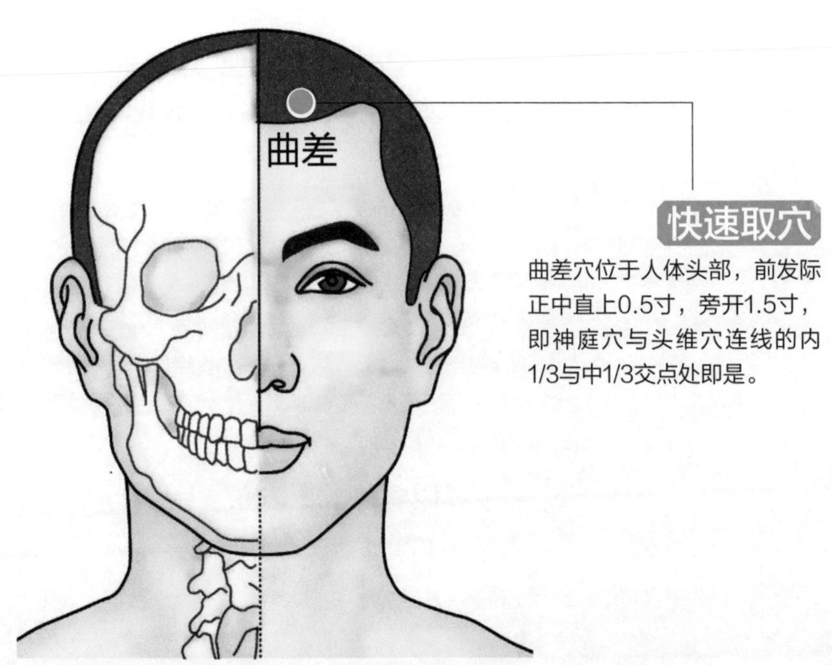

快速取穴

曲差穴位于人体头部，前发际正中直上0.5寸，旁开1.5寸，即神庭穴与头维穴连线的内1/3与中1/3交点处即是。

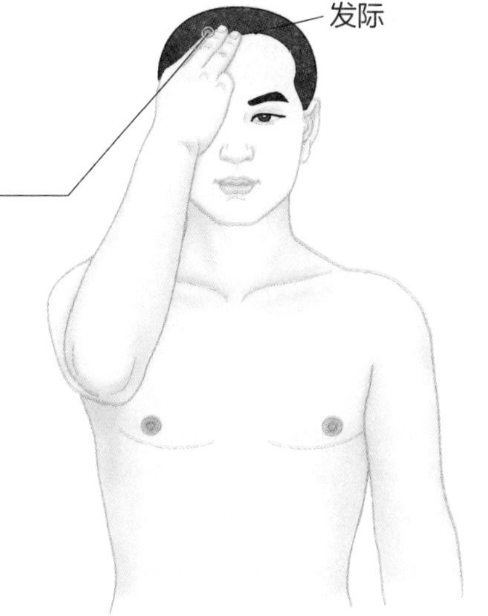

取穴技巧

一手掌心向颜面，中间三指并拢，其他两指弯曲，无名指指腹入前发际，放于发际正中处，则食指指尖所在的位置即是该穴。

自我按摩

以食指指腹按压穴位，每次左右各1～3分钟。

治疗功用：升清降浊。

程度	食指压法	时间/分钟
适度		1~3

配伍治病　轻松疗疾

衄衄 | 配伍穴位：曲差穴、合谷穴

疾病概述：多由于“肺燥血热”，引起鼻腔干燥，毛细血管韧度不够，破裂所致。如不及时治疗，迁延发展，将会产生严重的后果，如鼻黏膜萎缩、贫血、记忆力减退、视力不佳、免疫力下降，甚至会引起缺血性休克，危及生命。

按摩顺序与技法：将一只手的手掌心朝向面部，中间三指并拢，其他两指弯曲，用食指指腹以适当的力度按压曲差穴3分钟，接着按压手部的合谷穴3分钟。

其他病症配伍穴位

头痛 | 配伍穴位：太阳穴、眉冲穴、曲差穴、合谷穴

目视不明 | 配伍穴位：风池穴、曲差穴

通天

[tōng tiān]

常按通天鼻内通

主治→头痛—眩晕—鼻塞—鼻出血

《甲乙经》曰：“头顶痛重，通天主之。”《铜人》曰：“治偏风口渴。”这些说的都是关于这个穴位的作用。在人体穴位中，这是一个重要的穴位，它能够治疗多种疾病，如鼻塞、鼻疮、虚脱、眩晕等。如果你在生活中遇到了上述情况，不妨按摩通天穴试一试效果。

命名

通，通达的意思；天，指天部；“通天”的意思是指膀胱经气血由此上行天部。

祛病疗疾

头痛、眩晕、虚脱、鼻窦炎、鼻出血、鼻渊等。

部位

这个穴位在人体的头部，前发际正中直上4寸，旁开1.5寸处。

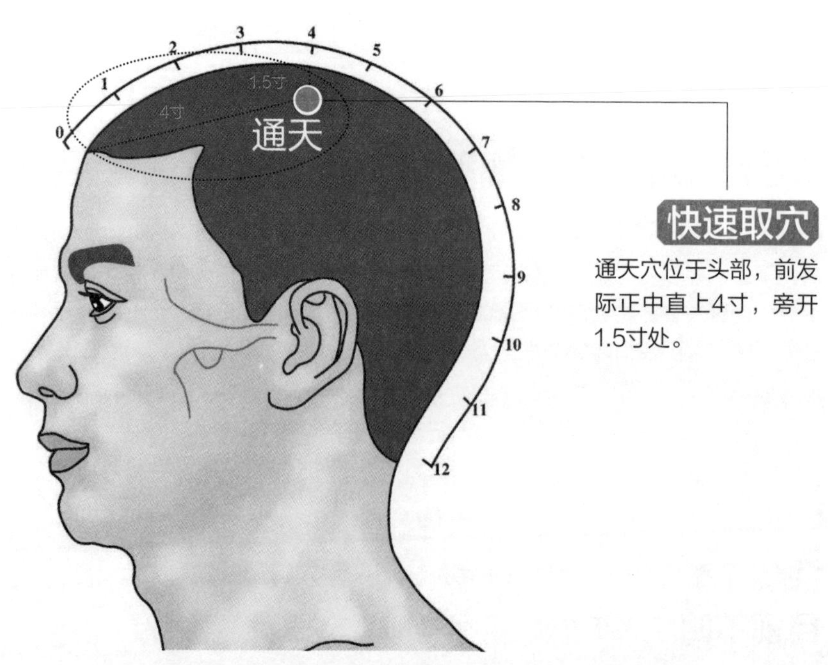

快速取穴

通天穴位于头部，前发际正中直上4寸，旁开1.5寸处。

取穴技巧

左手五指并拢，将小指放于前发际正中处，找出拇指指尖所在位置，以此为基点；再把左手中指与食指并拢，中指指腹放于基点处，则食指指尖所在的位置即是该穴。依此法找出另一穴位。

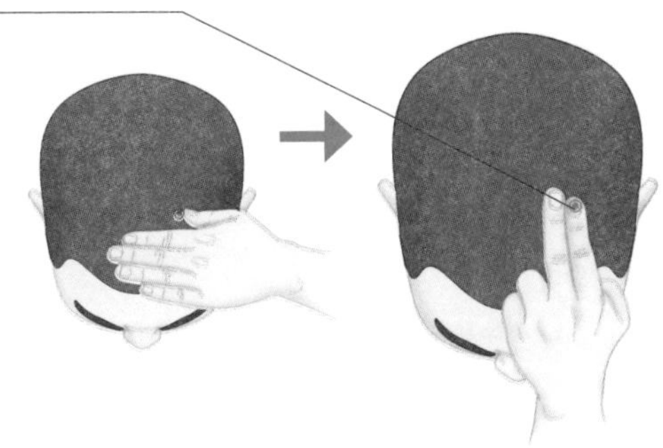

自我按摩

以食指指腹按压穴位，每次左右各揉按1~3分钟。

治疗功用： 清热除湿，通利鼻窍。

程度	食指压法	时间/分钟
适度		1~3

配伍治病　轻松疗疾

鼻窦炎 | 配伍穴位：合谷穴、迎香穴、上星穴、通天穴

疾病概述： 鼻窦炎是鼻窦黏膜的非特异性炎症，为一种鼻科常见多发病。所谓鼻窦是鼻腔周围面颅骨的含气空腔，左右共有4对：额窦、上颌窦、筛窦、蝶窦。本病一般分为急性和慢性两类，其原因很多，较复杂。急性鼻窦炎多由急性鼻炎导致。慢性鼻窦炎常因急性鼻窦炎未能彻底治愈或反复发作而形成。

按摩顺序与技法： 首先按压手部的合谷穴1分钟，再用食指指腹按压脸部的迎香穴3分钟，最后按压头部的上星穴和通天穴各3分钟，每天早晚各1次，长期坚持，效果明显。

其他病症配伍穴位

虚脱 | 配伍穴位：人中穴、内关穴、通天穴

眩晕 | 配伍穴位：昆仑穴、风池穴、通天穴

攒竹

[zǎn zhú]

眼部疾病早治疗

主治→急慢性结膜炎—泪液过多—眼睑震颤

现代社会，大多数人的工作都很紧张繁忙、疲惫不堪。整天在办公室里工作，眼睛长时间地盯着电脑屏幕的白领，以及经常通宵达旦地熬夜加班一族，非常容易遇到眼睛胀痛、眉棱骨痛的情况。对这些人士来说，可以经常按压攒竹穴，有助于改善以上症状。

命名

攒，聚集的意思；竹，指山林之竹。“攒竹”的意思是指膀胱经湿冷水气由此吸热上升。

祛病疗疾

急慢性结膜炎、泪液过多、眼睑下垂、眼睛疼痛、脑昏头痛、眉棱骨痛等。

部位

属足膀胱经经脉的穴道，在眉毛内侧端，眼眶骨上凹陷处。

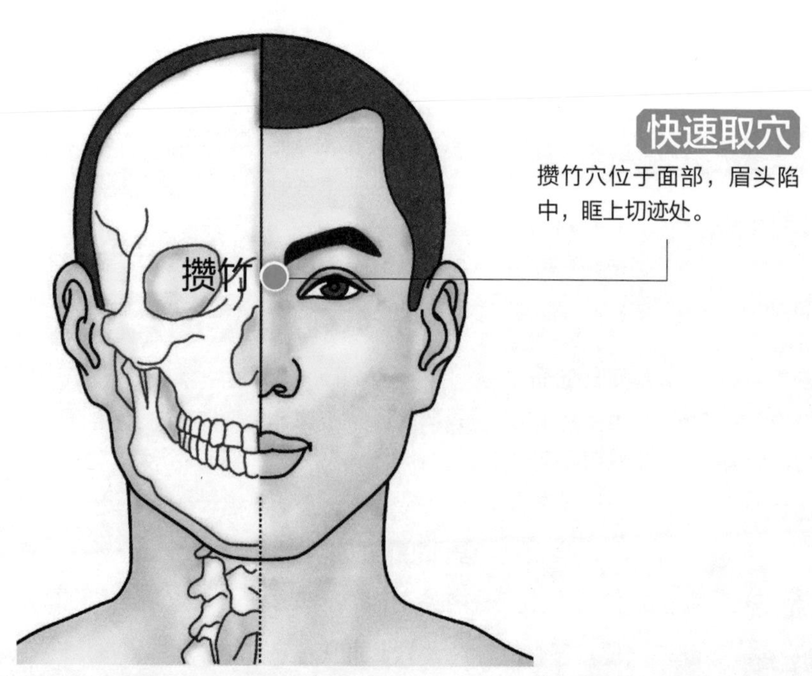

3秒钟精确取穴　1分钟学会按摩

取穴技巧

正坐轻闭双眼，两手肘撑在桌面，双手手指交叉，指尖向上，将两拇指指腹由下往上置于眉棱骨凹陷处，则拇指指腹所在的位置即是该穴。

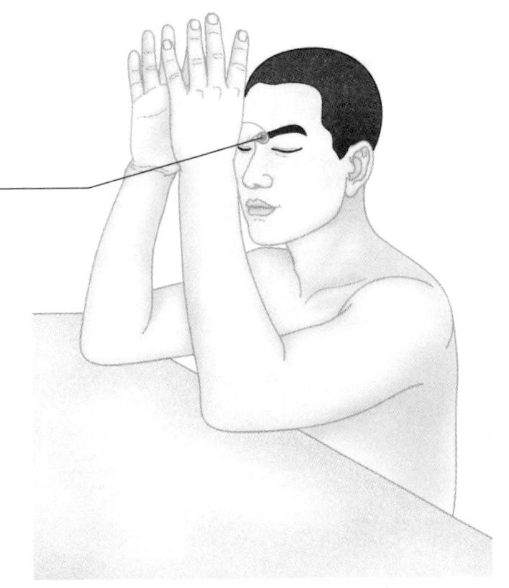

自我按摩

两手拇指指腹由下往上按压穴位，每次左右各(或双侧同时)揉按1～3分钟。

治疗功用：清热明目，祛风通络。

程度	拇指压法	时间/分钟
适度		1~3

配伍治病　轻松疗疾

眠睑下垂 | 配伍穴位：攒竹穴、阳白穴

疾病概述：眼睑下垂通常指的是上眼睑下垂，表现为上眼睑部分或完全不能抬起，致上眼睑下缘遮盖角膜上缘过多，从而使病眼的眼裂显得较正常眼裂小。

按摩顺序与技法：上下眼睑要有意识做闭合运动，每日坚持在100次以上，使眼睑肌有收缩与放松的感觉，其目的是改善和消除症状。坚持做眼睑上拉按摩，由攒竹穴向太阳穴方向向上提拉，最后别忘记按压阳白穴，效果会更好。

其他病症配伍穴位

结膜炎 | 配伍穴位：睛明穴、攒竹穴、太阳穴、合谷穴

脑昏头痛 | 配伍穴位：睛明穴、攒竹穴、太阳穴、合谷穴

天柱 [tiān zhù] 颈项僵硬按天柱

主治→后头痛—颈项僵硬—视力衰弱

老年人经常按摩这个穴位，不但能够很好地预防中暑，还能够改善头晕、耳鸣等症状。经常头痛、昏昏沉沉、视力模糊、头脑不清的人，每天坚持按压天柱穴，或者每天早晚各按压一次，每次连扣九下或者九的倍数，可以改善以上症状。

命名

天有两个意思，一是指穴位内的物质为天部阳气；二是指穴位内的气血作用于人的头颈；柱，支柱的意思，比喻穴位内气血饱满坚实。"天柱"的意思是指膀胱经的气血在此穴位呈坚实饱满之状。

祛病疗疾

颈项僵硬、肩背疼痛、脑溢血、鼻塞、视力衰弱等。

部位

属足膀胱经经脉的穴道，位于后头骨正下方凹陷处，后脖颈处一凸起的肌肉(斜方肌)外侧凹处，后发际正中旁开1.3寸左右。

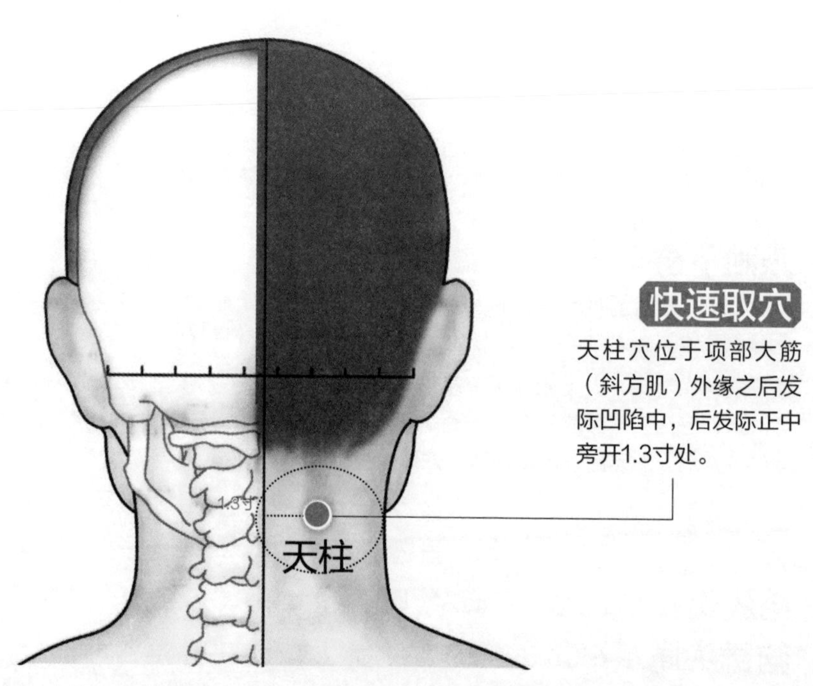

3秒钟精确取穴　1分钟学会按摩

取穴技巧

正坐双手举起，抬肘，掌心朝前，向着后头部，指尖朝上，将拇指指腹置于后头骨正下方凹处，即大筋外两侧凹陷处，则拇指指腹所在的位置即是该穴。

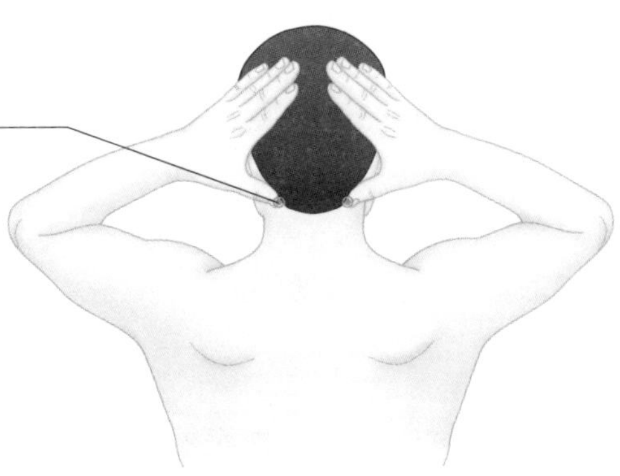

自我按摩

以拇指指腹由下往上轻出力揉按，每次左右各(或双侧同时)1～3分钟。

治疗功用：清热明目，强健筋骨。

程度	拇指压法	时间/分钟
适度		1~3

配伍治病　轻松疗疾

鼻塞 | 配伍穴位：迎香穴、眉冲穴、天柱穴

疾病概述：凡是影响鼻腔的呼吸通道的宽狭的病变都能引起鼻塞。常见于感冒，引起鼻塞的病症还有：鼻腔肿瘤及息肉阻塞鼻腔的呼吸通道，鼻咽部肿瘤以及增殖体肥大，外伤后致鼻中隔偏曲，鼻腔的特异性感染的分泌物阻塞等。

按摩顺序与技法：指压迎香穴，对去除鼻塞很有效果。迎香穴位于鼻翼左右1厘米处，指压时左右同时进行，先深吸一口气，将食指置于其上，一面缓缓吐气，一面压6秒钟。一面吸气，一面卸除指力，如此重复10次，接着再按摩眉冲穴和天柱穴各2分钟。

其他病症配伍穴位

肩膀僵硬、酸痛 | 配伍穴位：天柱穴、肩井穴、膏肓穴

脑溢血 | 配伍穴位：商阳穴、少冲穴、关冲穴、天柱穴

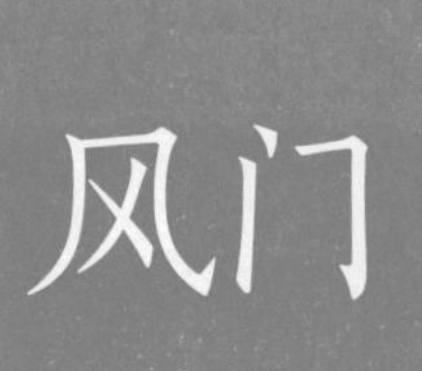

[fēng mén]

风门可预防感冒

主治→风寒感冒发热-恶寒-咳嗽-运气管炎

《针灸甲乙经》："风眩头痛，鼻不利，时嚏，清涕自出，风门主之。"《会元针灸学》中说："风门者，风所出入之门也。""穴在第二椎下两旁，为风邪出入之门户，主治风疾，故名风门。"冬季容易受风寒感冒，咳嗽不断、颈项僵硬、肩背酸痛。遇到这种情况后，如果每天按摩风门穴，会有意想不到的保健作用。

命名

风，指穴位内的气血物质主要为风气；门，指出入的门户。"风门"的意思是指膀胱经气血在此化风上行。

祛病疗疾

风寒感冒、发热、咳嗽、支气管炎、头颈痛、胸背痛、荨麻疹、呕逆上气、青春痘等。

部位

在第二胸椎棘突下，旁开1.5寸处，属于足膀胱经经脉的穴道。

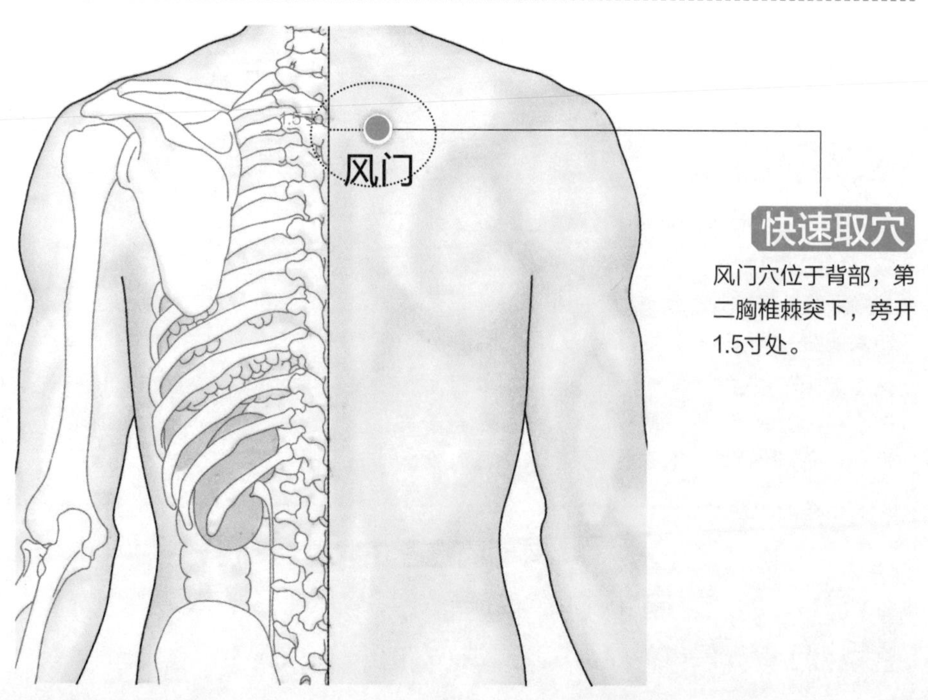

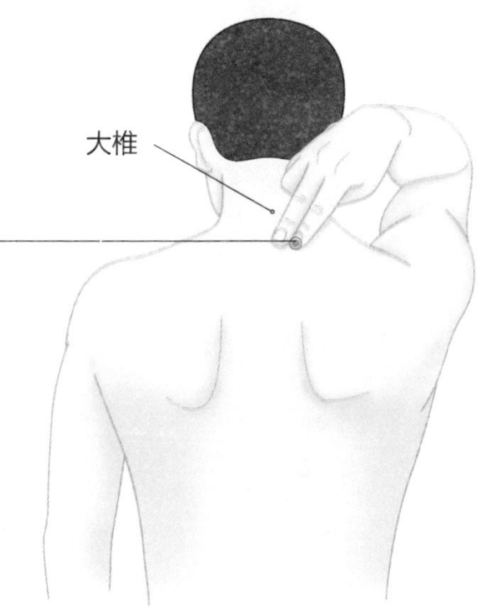

取穴技巧

正坐，头微向前俯，双手举起，掌心向后，并拢食中两指，其他手指弯曲，越过肩伸向背部，将中指指腹置于大椎下第二个凹洼（第二胸椎与第三胸椎间）的中心，则食指指尖所在的位置即是该穴。

自我按摩

举手抬肘，用食指指腹揉按穴位，每次左右各（或双侧同时）1~3分钟。

治疗功用：宣肺解表，益气固表。

程度	食指压法	时间/分钟
适度		1~3

配伍治病　轻松疗疾

风寒感冒 | 配伍穴位：中冲穴、风门穴、印堂穴

疾病概述：风寒感冒是风寒之邪外袭、肺气失宣所致。症状可见：恶寒重、发热轻、无汗、头痛身痛、鼻塞流清涕、咳嗽吐稀白痰、口不渴或渴喜热饮、苔薄白。治法应以辛温解表为主。常选用麻黄、荆芥、防风、苏叶等解表散寒药。

按摩顺序与技法：首先用拇指和食指拿捏中冲穴50次，接着推压风门穴30次，最后按摩印堂穴3分钟。

其他病症配伍穴位

荨麻疹 | 配伍穴位：章门穴、风门穴、足三里穴

青春痘 | 配伍穴位：足三里穴、肺俞穴、胃俞穴、小肠俞穴、三焦俞穴、风门穴

会阳

[huì yáng]

痔疮便血找会阳

主治→泄泻—便血—痔疮—阳痿

便血可能是一种常见的消化道疾病的症状，如痔疮、肛裂、结肠息肉等，也有可能是大肠癌等癌变的信号。如果发现便血，除了要马上前往医院检查，也可通过按压会阳穴，使便血的症状暂时得到缓解。关于这个穴位的作用，《甲乙经》记载："肠澼便血。"《铜人》曰："久痔阳气虚乏。"《图翼》云："腹中寒气。"

命名

会，会合、交会的意思；阳，阳气的意思。"会阳"的意思是指膀胱经的经气在这处穴位与督脉阳气会合。

祛病疗疾

泄泻、便血、痔疮、阳痿、前列腺炎、带下等。

部位

这个穴位在人体的骶部，尾骨端旁开0.5寸处。

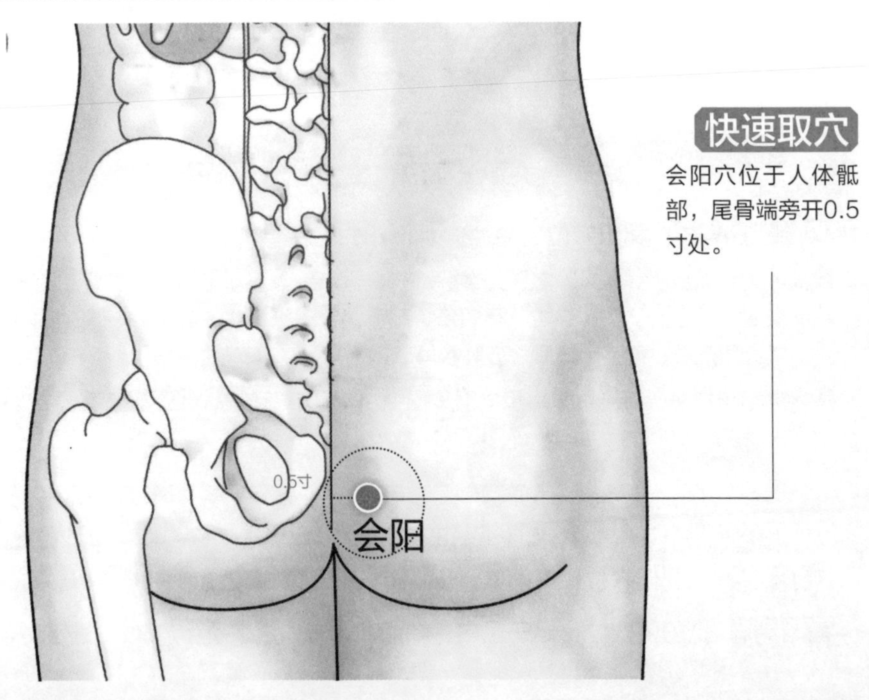

3秒钟精确取穴　1分钟学会按摩

取穴技巧

正坐，双手向后，手心朝向背部，中指伸直，其他手指弯曲，将中指指腹置于尾骨端两旁，则中指指腹所在位置即是该穴。

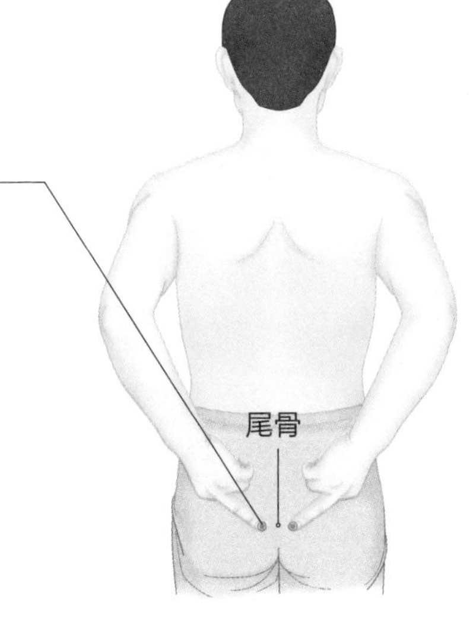

自我按摩

双手向后，手掌心朝向背部，中指伸直，其他手指弯曲，将中指的指腹放在尾骨端两旁，用中指指腹按压所在之处，有酸痛感，每次各按揉1～3分钟。

治疗功用： 散发水湿，补阳益气。

程度	中指压法	时间/分钟
适度		1~3

配伍治病　轻松疗疾

脱肛 | 配伍穴位：百会穴、长强穴、会阳穴

疾病概述： 脱肛，或称直肠脱垂，指肛管直肠外翻而脱垂于肛门外。多见于3岁以下小儿，随着年龄增长，多可自愈，近年来发病率有所下降。

按摩顺序与技法： 首先用手掌掌心按摩头顶的百会穴3分钟，接着按摩位于尾骨端下，当尾骨端与肛门连线的中点处的长强穴2分钟，最后按摩会阳穴3分钟。

其他病症配伍穴位

阴部瘙痒 | 配伍穴位：曲池穴、血海穴、会阳穴

痔疮 | 配伍穴位：承山穴、会阳穴

委中

[wěi zhōng]

腰痛背痛求委中

主治→腰腿无力—腰痛—坐骨神经痛

委中穴是中医针灸经络中的四大总穴之一，因此，在古代的经诀歌中就有“腰背委中求”之类的描述。《幼科铁镜》一书中也云：“惊时若身往前扑，即将委中穴向下掐住，身便直。”腰腿无力，腰酸背痛，几乎成了每一个现代文明人的通病，经常按摩委中穴，有助于强化腰腿力量、祛除腰酸背痛。

命名

委，堆积的意思；中，穴内气血所在为天、人、地三部的中部。“委中”的意思是指膀胱经的湿热水汽在这里聚集。

祛病疗疾

腰痛、四肢发热、热病汗不出、小便难、中暑、急性胃肠炎、坐骨神经痛、小腿疲劳、颈部疼痛、下肢痹痛、腰骶疼痛、膝关节疼痛、疮毒等。

部位

属足膀胱经经脉的穴道，在膝盖里侧中央。

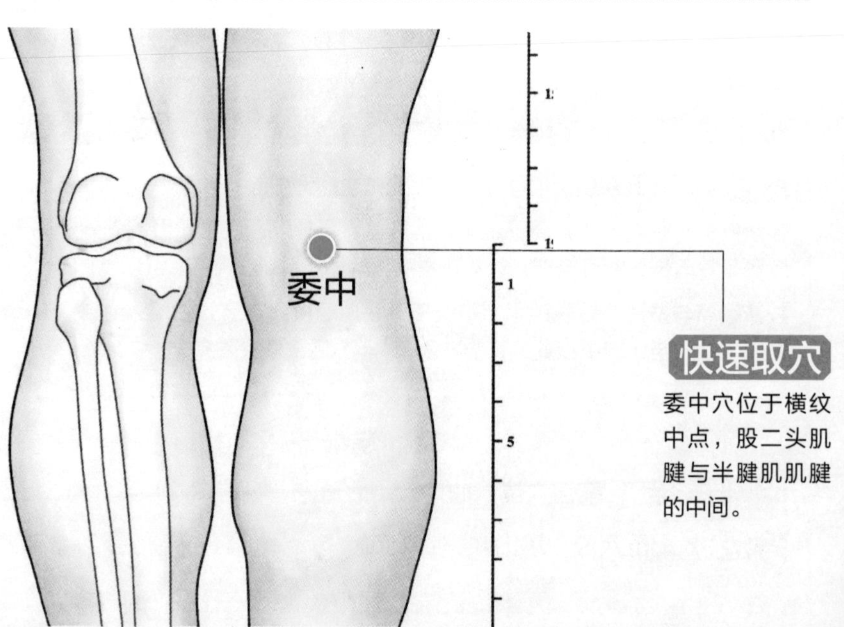

快速取穴

委中穴位于横纹中点，股二头肌腱与半腱肌肌腱的中间。

取穴技巧

端坐垂足，双手轻握大腿两侧，拇指在上，其余四指在下，食指放于膝盖里侧，即腿弯的中央，则食指所在的位置即是该穴。

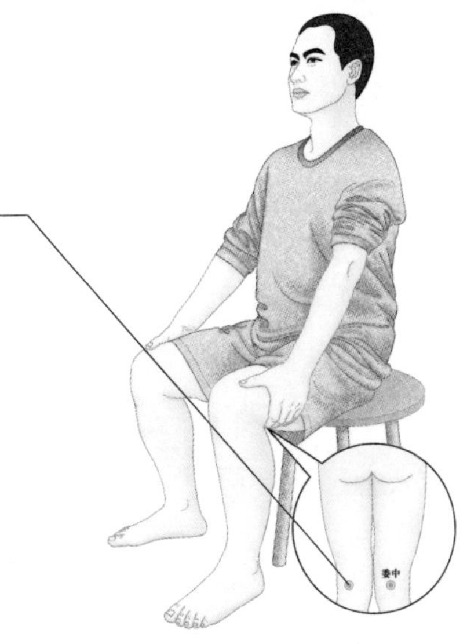

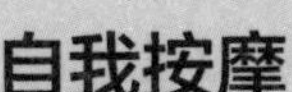

自我按摩

用食指的指腹，向内用力按揉，每次左右两侧穴位各按揉1~3分钟，也可以双侧同时按揉。

治疗功用： 舒筋通络，散淤活血，清热解毒。

程度	食指压法	时间/分钟
适度		1~3

配伍治病　轻松疗疾

腰骶疼痛 | 配伍穴位：委中穴、承扶穴

疾病概述： 腰骶疼痛是指腰部的一侧或两侧发生的疼痛。妇女由于有月经、孕育、分娩、哺乳等生理特点，同时又有月经病、带下病、妊娠病、妇科杂病等病理特点，所以腰骶疼痛是常见的症状。经产妇女80%以上都可出现腰痛，特别是经期、孕期和产后的腰痛，常被认为是生理性疼痛，不需要特别治疗。

按摩顺序与技法： 首先用中指指腹按压位于大腿后面，臀下横纹中点处的承扶穴，臀下的脂肪较厚，按摩的时候要施加更大的力气，才能达到更好按摩效果，然后按揉委中穴3分钟。

其他病症配伍穴位

疮毒 | 配伍穴位：合谷穴、委中穴、身柱穴

下肢痹痛 | 配伍穴位：环跳穴、殷门穴、委中穴、阳陵泉穴、昆仑穴

承筋

[chéng jīn]

小腿痉挛揉承筋

主治→小腿痛—腓肠肌痉挛—腰背疼—痔疮

《针灸甲乙经》中云："在肠中央陷者中。"《素问·刺禁论》中说："刺肠内陷为肿。"《灵枢·本输》中说："太阳之别也，上踝五寸，别入贯肠，出于委阳。"在这里，"贯肠"二字指的就是承筋穴。关于它的疗效，《甲乙经》中还说："痹寒转筋。"这是一个很有用的穴位，可以治疗痔疮和腰背疼痛、小腿疼痛等。

命名

承，承受的意思；筋，肝所主的风。"承筋"的意思是指膀胱经的上行阳气在此穴位化风而行。

祛病疗疾

小腿痛、下肢麻痹、坐骨神经痛、腓肠肌痉挛、腰背疼痛、急性腰扭伤、痔疮、脱肛、便秘等。

部位

承筋穴位于小腿后面，委中穴与承山穴的连线上，腓肠肌的肌腹中央，委中穴下5寸处。

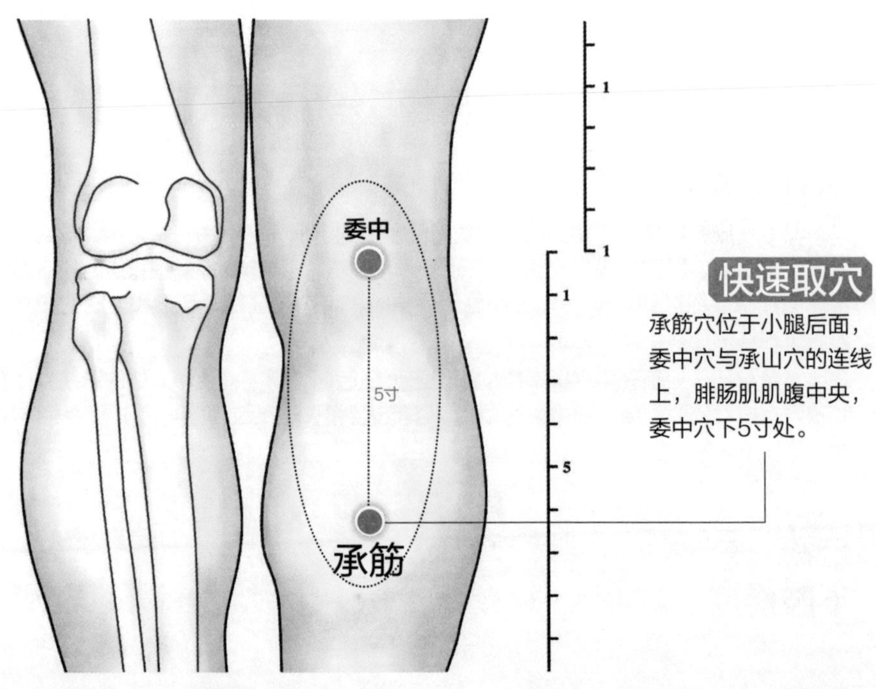

快速取穴

承筋穴位于小腿后面，委中穴与承山穴的连线上，腓肠肌肌腹中央，委中穴下5寸处。

取穴技巧

正坐垂足，一手五指并拢，手背贴小腿肚，将拇指放于同侧腿的膝盖后腿弯处，则小指所在的小腿正中央处，小腿后部肌肉的最高点处即是该穴。

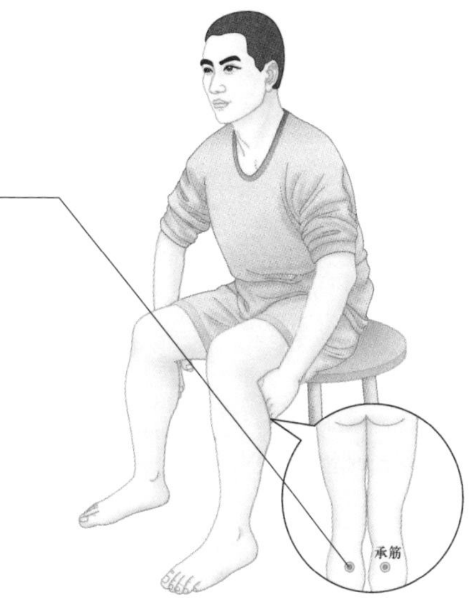

自我按摩

用手轻轻握住小腿侧部，拇指在小腿后，四指在腿侧，用拇指的指腹按揉穴位。左右两穴位，每次按揉1～3分钟。

治疗功用： 舒筋活络，强健腰膝，清泻肠热。

程度	拇指压法	时间/分钟
适度		1~3

配伍治病 轻松疗疾

下肢痹痛 | **配伍穴位：** 环跳穴、殷门穴、委中穴、承筋穴、阳陵泉穴、昆仑穴

疾病概述： 有的以下肢末端剧痛而致活动受限，有的以肌肉（主要为腓肠肌）疼痛，久之导致肌肉萎缩而行动不便等。

按摩顺序与技法： 按压从臀部到脚部的环跳穴、殷门穴、委中穴、承筋穴、阳陵泉穴和昆仑穴各3分钟。每天早晚各2次。

其他病症配伍穴位

痔疮 | 配伍穴位：环跳穴、殷门穴、委中穴、承筋穴、阳陵泉穴、昆仑穴

坐骨神经痛 | 配伍穴位：命门穴、承扶穴、殷门穴、承山穴、承筋穴、昆仑穴、京门穴、悬钟穴、环跳穴

至阴 [zhì yīn] 有助于矫正胎位

主治→胎位不正—月经不调—鼻衄—目痛

在妇科疾病中，至阴穴是一个重要的穴位。中国古代医家们发现，在女性怀孕第29周到40周之间，对至阴穴进行针灸，持续治疗四周以上时间，能够有效纠正胎位，使异常的胎位转变为正常胎位。经常按摩或者灸治至阴穴，对女性月经不调、崩漏、带下、痛经、更年期综合征、乳痈、乳癖等症状，也有治疗和改善作用。

命名

至，极的意思；阴，寒、水的意思。“至阴”的意思是指人体内膀胱经的寒湿水气由此外输体表。

祛病疗疾

胎位不正、月经不调、更年期综合征、头痛、目痛、鼻塞、鼻衄、半身不遂、足关节炎等。

部位

属足膀胱经经脉的穴道，在足小趾末节外侧，距趾甲角约0.1寸。

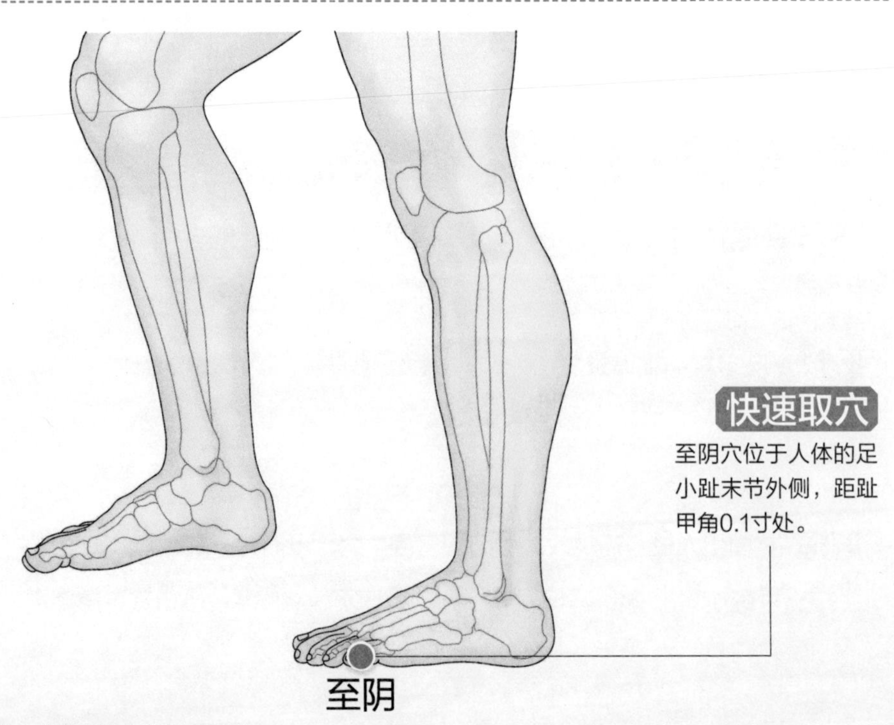

3秒钟精确取穴　1分钟学会按摩

取穴技巧

正坐垂足，将要按摩的脚稍向斜后方移至身体侧边。脚跟着地，脚趾斜向外侧翘起。俯身弯腰，同侧手四指握脚底，掌心朝上，拇指弯曲，置于足小趾端外侧，趾甲角旁，则拇指指尖所在的位置即是。

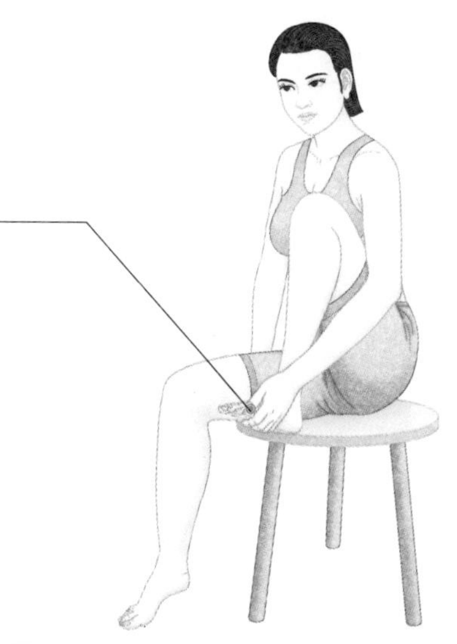

自我按摩

拇指弯曲，以指甲垂直下压，掐按穴位，每次左右各(或双侧同时)掐按1～3分钟。

治疗功用：理气活血，清头明目。

程度	拇指掐法	时间/分钟
轻		1~3

配伍治病　轻松疗疾

更年期综合征 | 配伍穴位：至阴穴、肾俞穴、三阴交穴、神门穴、足三里穴

疾病概述：更年期综合征是由雌激素水平下降而引起的一系列症状。更年期妇女由于卵巢功能减退，垂体功能亢进，分泌过多的促性腺激素，引起自主神经功能紊乱，从而出现一系列程度不同的症状，如月经变化、面色潮红、心悸、失眠、乏力、抑郁、多虑、情绪不稳定、易激动、注意力难以集中等。

按摩顺序与技法：烦躁易怒者加太冲穴；精神疲乏者加关元穴；心悸失眠者加内关穴；头晕耳鸣者加风池穴、听会穴；五心烦热者加太溪穴；汗出者加合谷穴、复溜穴。每天早晚各1次，每次每个穴位各揉按3～5分钟。

其他病症配伍穴位

胎位不正 | 配伍穴位：至阴穴、隐白穴、三阴交穴、京门穴

头痛 | 配伍穴位：太冲穴、百会穴、至阴穴

第八章 足少阴肾经经穴

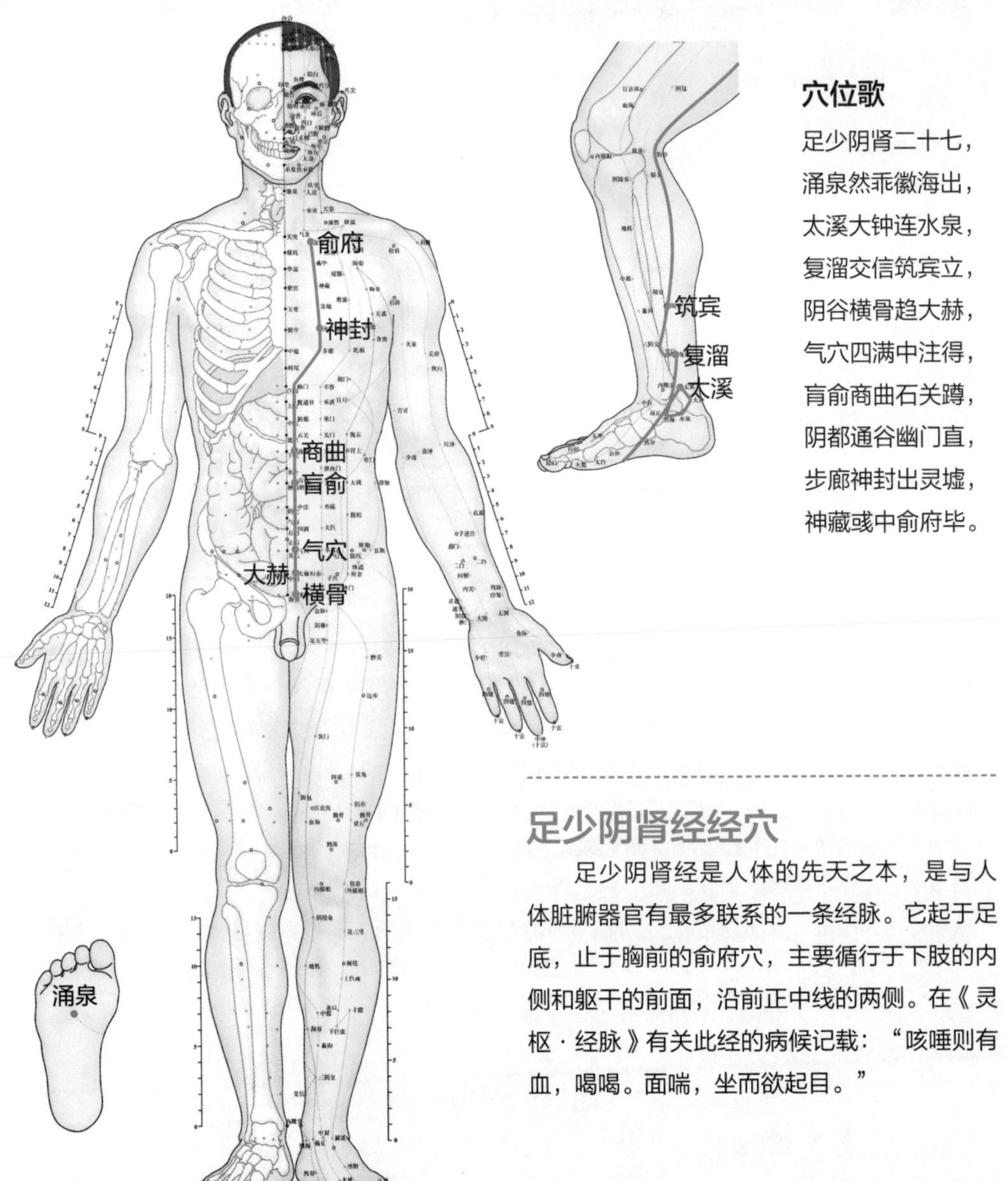

穴位歌

足少阴肾二十七，
涌泉然乖徽海出，
太溪大钟连水泉，
复溜交信筑宾立，
阴谷横骨趋大赫，
气穴四满中注得，
肓俞商曲石关蹲，
阴都通谷幽门直，
步廊神封出灵墟，
神藏彧中俞府毕。

足少阴肾经经穴

足少阴肾经是人体的先天之本，是与人体脏腑器官有最多联系的一条经脉。它起于足底，止于胸前的俞府穴，主要循行于下肢的内侧和躯干的前面，沿前正中线的两侧。在《灵枢·经脉》有关此经的病候记载：“咳唾则有血，喝喝。面喘，坐而欲起目。”

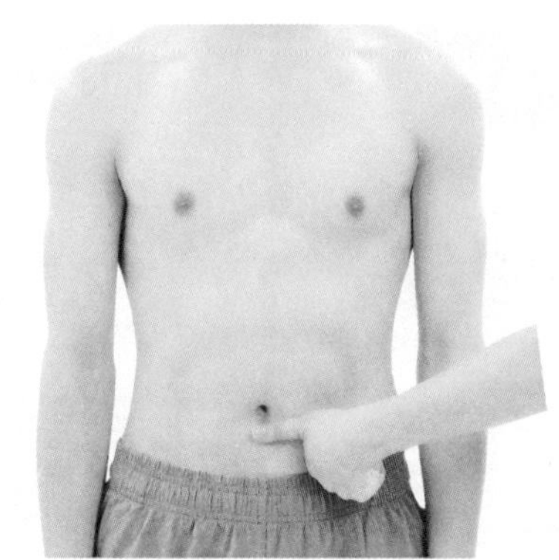

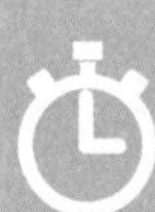

经络养生时间

酉时（17:00~19:00）

此时肾经最旺

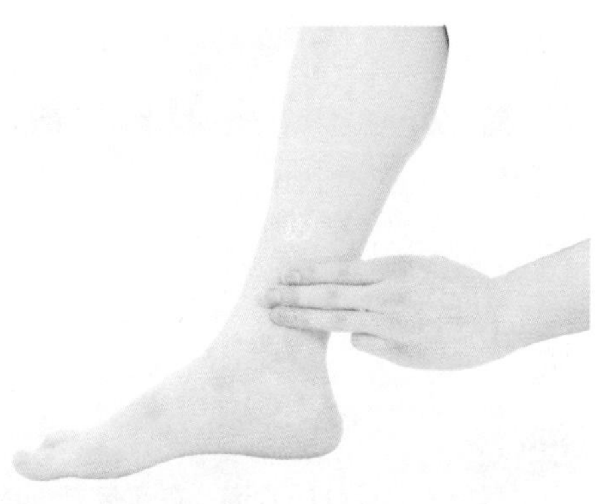

按摩养生方法

傍晚休息时，用手掌或者按摩工具，对肾经循行上的穴位进行怕打刺激，每次拍打10分钟左右即可，对于重点穴位，如涌泉穴、太溪穴，可以单独按摩或者艾灸。

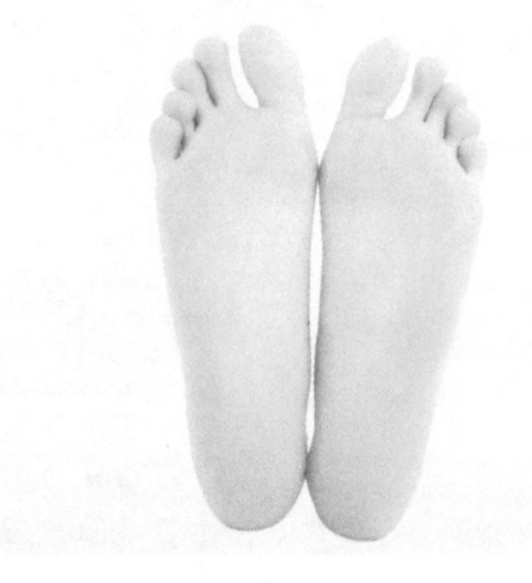

日常养生指导

肾为先天之本。“肾藏生殖之精和五脏六腑之精”，肾在酉时进入贮藏精华的时辰。此时进行房事，可是最佳时刻，无后顾之忧。对于肾功能有问题的人而言，比如阳痿、早泄等，在此时按摩肾经的穴位，效果最为明显。

易潜伏的疾病

脏腑症：肾主水藏精，失调后会出现水肿、遗精、阳痿、月经不调、心悸、易恐、耳聋眼花、牙齿松动、脱发等症状。

经络症：肾经发生病变时，容易出现心烦心痛、失眠多梦、五心烦热、手足冰冷、腰膝酸软、头晕目眩等。

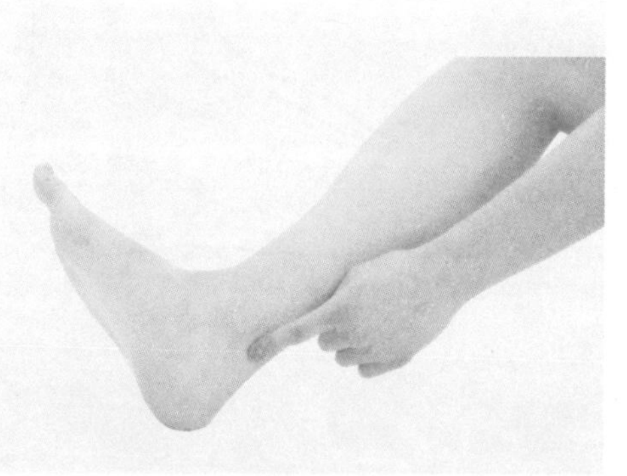

涌泉

[yǒng quán]

按摩足心好处多

主治→小便不利—气喘—目眩—中暑

《寿视养老新书》中指出：“旦夕之间擦涌泉，使脚力强健，无痿弱酸痛之疾矣。”经常按摩还能够提高身体的抵抗力。苏东坡曾经讲过一个故事：有一名武官在广东、广西地区做了十多年的官，从来没有染上过疟疾，始终面色红润、健步如飞，从不吃药。问他有何方法，他说每天天不亮就起床，然后坐着，两足相对，按摩足底直到出汗。

命名

涌，溢出的意思；泉，泉水。“涌泉”是指体内肾经的经水从此处穴位溢出体表，所以称“涌泉”。

祛病疗疾

精神分裂症、阳痿、失眠、多眠症、高血压、晕眩、焦躁、糖尿病、更年期综合征、怕冷症、肾脏病等。

部位

属足肾经经脉的穴道。在足底前部的凹陷处，第二、第三趾的趾缝纹头端和足跟连线的前1/3处。

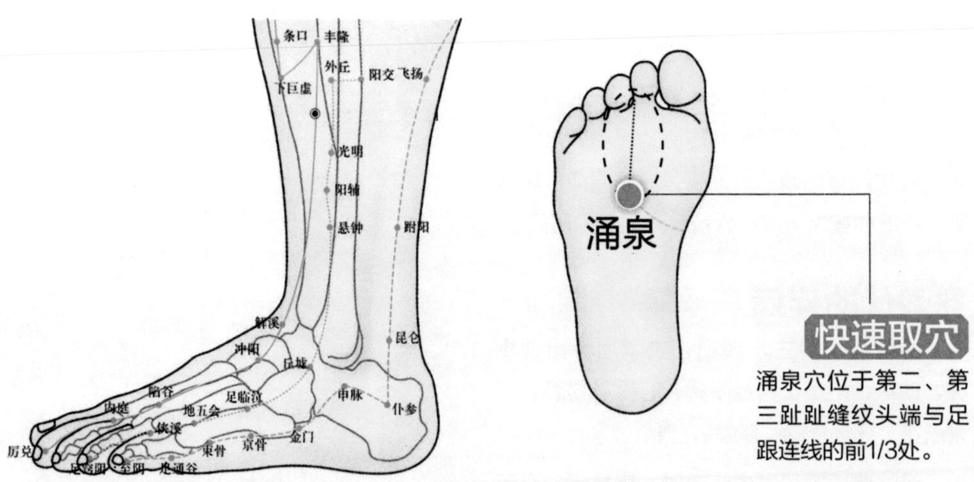

快速取穴

涌泉穴位于第二、第三趾趾缝纹头端与足跟连线的前1/3处。

3秒钟精确取穴　1分钟学会按摩

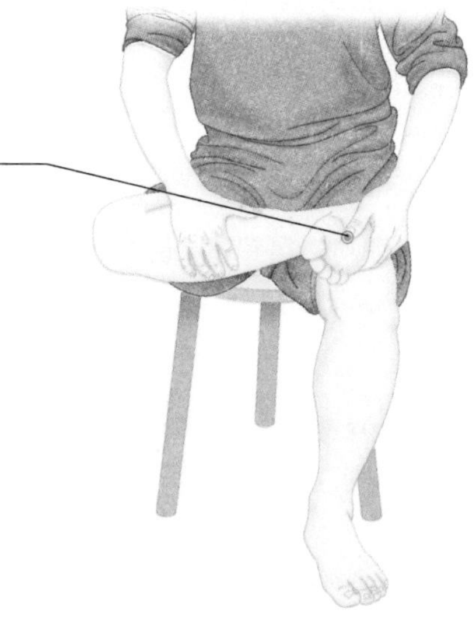

取穴技巧

正坐，翘一足于另一膝上，足掌朝上，用另一手轻握，四指置于足背，弯曲拇指按压处即是。

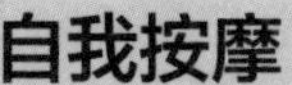

自我按摩

用一侧的手轻握住另一侧的脚，四指放在脚背，用拇指的指腹从下往上推按穴位，有痛感。左右脚心每日早晚各推按1～3分钟。

治疗功用：滋阴益肾，平肝熄风。

程度	拇指压法	时间/分钟
重		1~3

配伍治病　轻松疗疾

阳痿｜配伍穴位：涌泉穴、归来穴

疾病概述：阳痿是指在有性欲要求时，阴茎不能勃起或勃起不坚，或者虽然有勃起且有一定程度的硬度，但不能保持性交的足够时间，因而妨碍性交或不能完成性交。

按摩顺序与技法：以左手按摩右足心涌泉穴100次，以右手按摩左足心涌泉穴100次，然后按摩归来穴3分钟。若每晚热水足浴后按摩，疗效更为理想。

其他病症配伍穴位

精神分裂症｜配伍穴位：后溪穴、太冲穴、涌泉穴、头维穴

咳嗽｜配伍穴位：中府穴、大杼穴、劳宫穴、涌泉穴、肾俞穴

太溪 [tài xī]

尿道疾病按太溪

主治→月经不调—肾炎—膀胱炎

太溪是一个重要的穴位，具有“决生死，处百病”的作用。《经穴解》中也说：“穴名太溪者，肾为人身之水，自涌泉发源；尚未见动之形，溜于然谷，亦未见动之形，至此而有动脉可见。溪乃水流之处，有动脉则水之形见，故曰太溪。”

命名

太，大的意思；溪，溪流的意思。“太溪”的意思是指肾经水液在此形成较大的溪水。

祛病疗疾

肾炎、尿道炎、月经不调、小儿遗尿、遗精、神经衰弱、腰痛、脚踝疼痛、咽喉肿痛、耳鸣、失眠、咯血等。

部位

属足肾经经脉的穴道，在足内侧，内踝后方和脚跟骨筋腱之间的凹陷处。

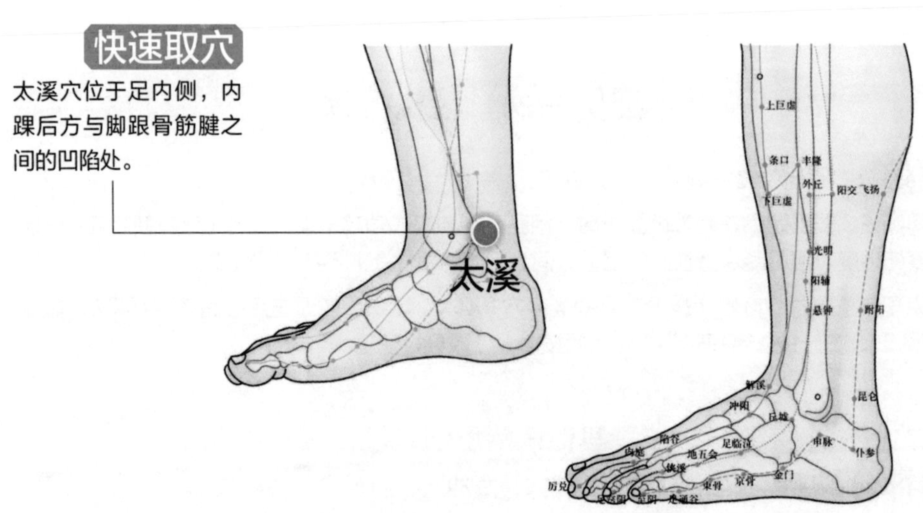

3秒钟精确取穴　1分钟学会按摩

取穴技巧

抬一足置于另一条腿膝盖上。用另一只手轻握，四指置放脚背，弯曲拇指按压足内侧内踝后方与足跟骨筋腿之间的凹陷处。

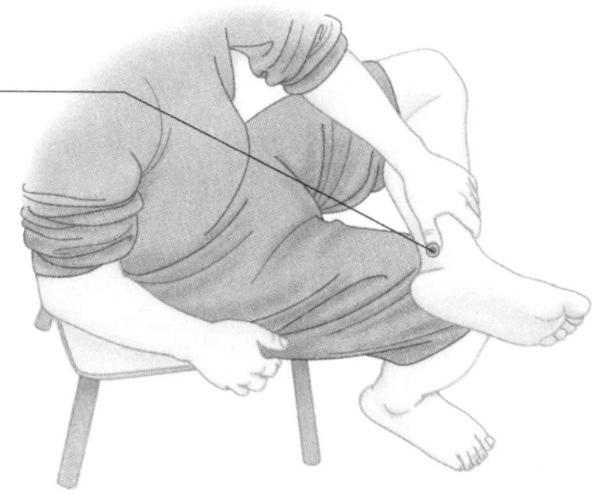

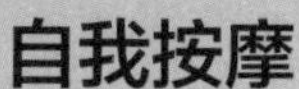

自我按摩

四指放在脚背上，拇指弯曲，从上往下刮按。左右脚上的穴位，每天早晚各刮按1~3分钟。

治疗功用：清热滋阴，益肾强腰。

程度	拇指按法	时间/分钟
轻		1~3

配伍治病　轻松疗疾

尿道炎 | 配伍穴位：肓俞穴、复溜穴、太溪穴

疾病概述：尿道炎是一种常见病，多见于女性，临床上分为急性和慢性、非特异性尿道炎和淋菌性尿道炎，后两种临床表现类似，必须根据病史和细菌学检查加以鉴别。

按摩顺序与技法：首先按摩肓俞穴3分钟，接着按摩复溜穴和太溪穴各3分钟。

其他病症配伍穴位

小儿遗尿 | 配伍穴位：气海穴、关元穴、少府穴、太溪穴、三阴交穴

脚踝疼痛 | 配伍穴位：解溪穴、昆仑穴、太溪穴

[fù liū]

复溜 更年期的调理师

主治 → 尿道炎 — 尿路感染 — 更年期综合征

人体腰部不舒适的感觉很难受，有时候会感觉酸胀，并且隐隐作痛；既不能久坐，又不能久久站立；稍微活动就会感觉酸胀和疼痛加剧，把人折磨得烦恼痛苦，几乎无法忍受。复溜穴是滋阴补肾的重要穴位，经常按压复溜穴，可以获得不错的治疗效果。

命名

复，再的意思；溜，悄悄地散失。“复溜”的意思是指肾经的水湿之气在此穴再次吸热蒸发上行。

祛病疗疾

肾炎、尿道炎、更年期综合征、泄泻、肠鸣、水肿、腹胀、腿肿、足痿、盗汗、身热无汗、精力衰退、肺痨等。

部位

属足肾经经脉的穴道，在小腿里侧，脚踝内侧中央上二指宽处，胫骨和跟腱之间。

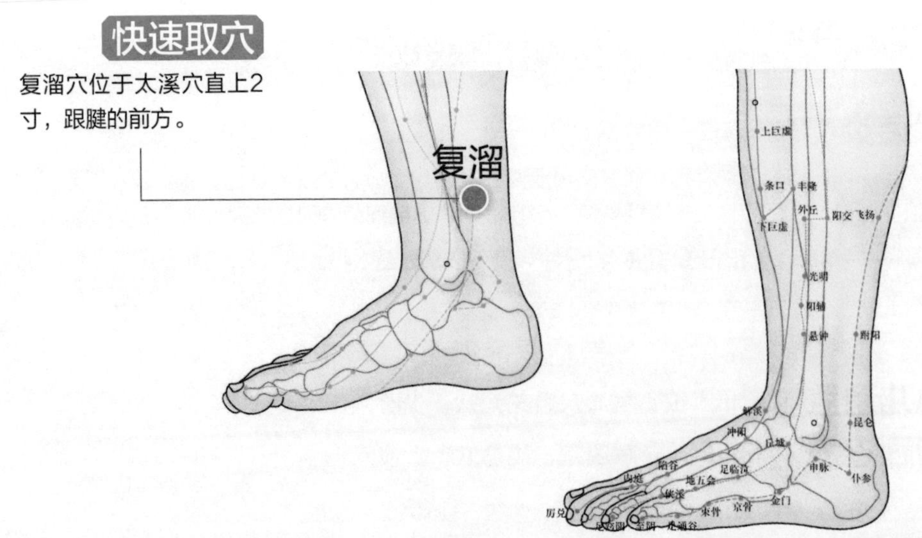

3秒钟精确取穴　1分钟学会按摩

取穴技巧

垂足，将一足抬起，翘放于另一足膝盖上。再以另一手轻握，四指放脚背，拇指指腹所压之处即是。

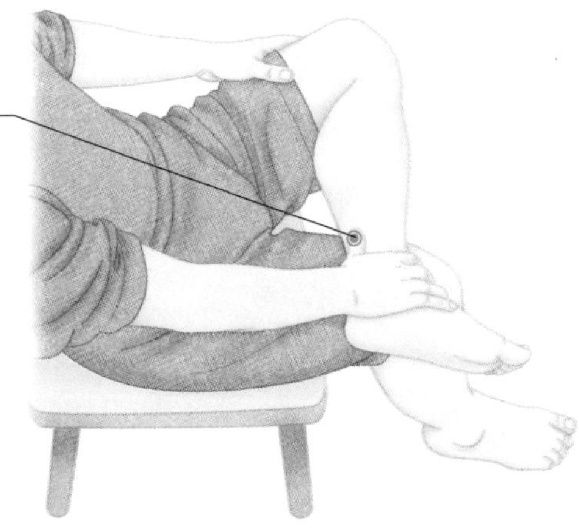

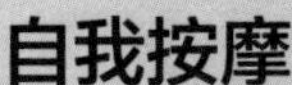

自我按摩

用拇指的指腹从下往上推揉穴位，有酸痛感；左右两脚上的穴位，每天早晚各推揉1~3分钟。

治疗功用：补肾益阴，温阳利水。

程度	拇指压法	时间/分钟
轻		1~3

配伍治病　轻松疗疾

肺痨　|　配伍穴位：复溜穴、中府穴

疾病概述：中医指以咳嗽、咯血、潮热、盗汗、身体消瘦为主要特征的传染性、慢性、消耗性疾患，相当于西医的肺结核，多因体质虚弱、气血不足、痨虫传染所致。

按摩顺序与技法：复溜穴位于小腿内侧，脚踝内侧中央上二指宽处，胫骨与跟腱间，可采取推拿按摩3分钟，然后按摩中府穴3分钟。每天早晚各1次。

其他病症配伍穴位

尿道炎　|　配伍穴位：肓俞穴、复溜穴、太溪穴

更年期综合征　|　配伍穴位：至阴穴、肾俞穴、三阴交穴、神门穴、足三里穴、复溜穴

横骨

[héng gǔ]

摆脱男人难言之隐

主治→遗精—阳痿—遗尿—小便不通

王冰说："按今中诰孔穴图经云，腰俞穴一名髓空，在脊中第二十一椎节下，主汗不出，足清不仁，督脉气所发也。"《甲乙经》中也记载道："横骨一名下极，在大赫下一寸，冲脉、足少阴之会，刺入一寸，灸五壮。"古代医家们都将此穴视为肾经主穴之一，经常按摩此穴，能够治疗阳痿等疾病。

命名

横，指此处穴位内的物质为横向移动的风气；骨，指穴位内的物质富含骨所主的水液。"横骨"的意思指肾经的水湿云气在此处横向外传。

祛病疗疾

阴部疼痛、癃闭、小腹疼痛、遗精、崩漏、阳痿、遗尿、小便不通、疝气等。

部位

在下腹部，当脐中下5寸，前正中线旁开0.5寸处。

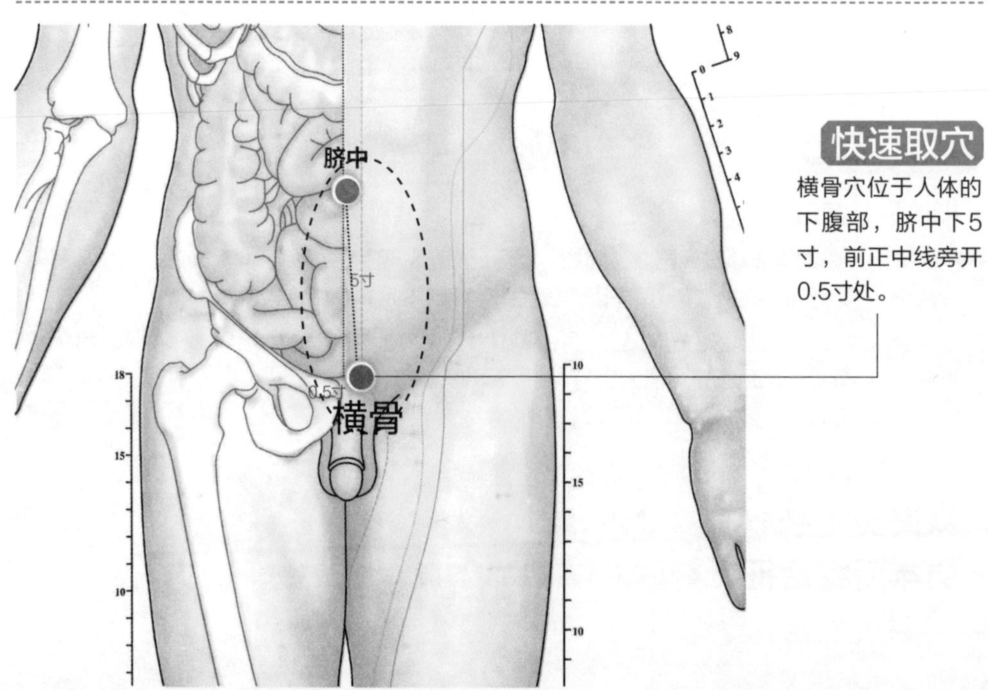

快速取穴

横骨穴位于人体的下腹部，脐中下5寸，前正中线旁开0.5寸处。

3秒钟精确取穴　1分钟学会按摩

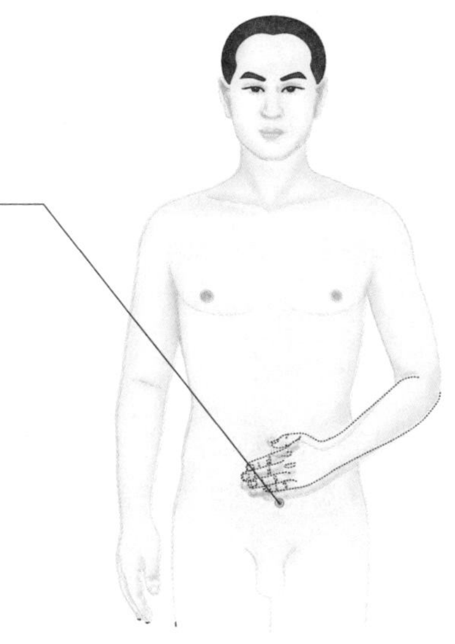

取穴技巧

站立，将一手掌放于腹部，掌心朝内，拇指刚好位于肚脐眼，再以小指头为起点向下一个拇指的位置即是。

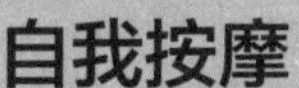

自我按摩

用双手的四指头轻压揉摸该穴，每日早晚各按1～3分钟。

治疗功用： 益肾助阳，清热除燥。

程度	四指压法	时间/分钟
适度		1~3

配伍治病　轻松疗疾

遗精 | 配伍穴位：关元穴、大赫穴、横骨穴

疾病概述： 是指不因性交而精液自行泄出的现象，有生理性与病理性的不同。中医将精液自遗现象称遗精或失精。有梦而遗者名为“梦遗”，无梦而遗，甚至清醒时精液自行滑出者为“滑精”。多由肾虚精关不固，或心肾不交，或湿热下注所致。

按摩顺序与技法： 依次按摩关元穴、大赫穴和横骨穴。首先用食指指腹按压位于脐下3寸处的关元穴2分钟，接着按压大赫穴2分钟，最后按摩横骨穴3分钟即可。

其他病症配伍穴位

癃闭 | 配伍穴位：横骨穴、中极穴、三阴交穴

疝气 | 配伍穴位：曲泉穴、太冲穴、横骨穴

气穴 [qì xué] 妇科疾病关键穴

主治→月经不调—白带—小便不通

此穴位名出自《针灸甲乙经》，因为它的穴位与人体的脏腑经络之气相通，所以称“气穴”。《素问·气穴论》中说：“气穴之处，游针之居。”这是一个很有用处的穴位，经常按摩这个穴位，能够调理各种妇科疾病。

命名

“气穴”指穴内物质为气态物。因为本穴物质是从大赫穴传来的高温高压水气，到达本穴后，快速强劲的高温高压水气开始势弱缓行，并扩散为温热之性的气态物，因此名“气穴”。

祛病疗疾

月经不调、白带、小便不利、泄泻、痢疾、腰背痛、阳痿、月经不调、腰部疼痛、冷感症等。

部位

该穴位在人体的下腹部，关元穴左右一指宽处。

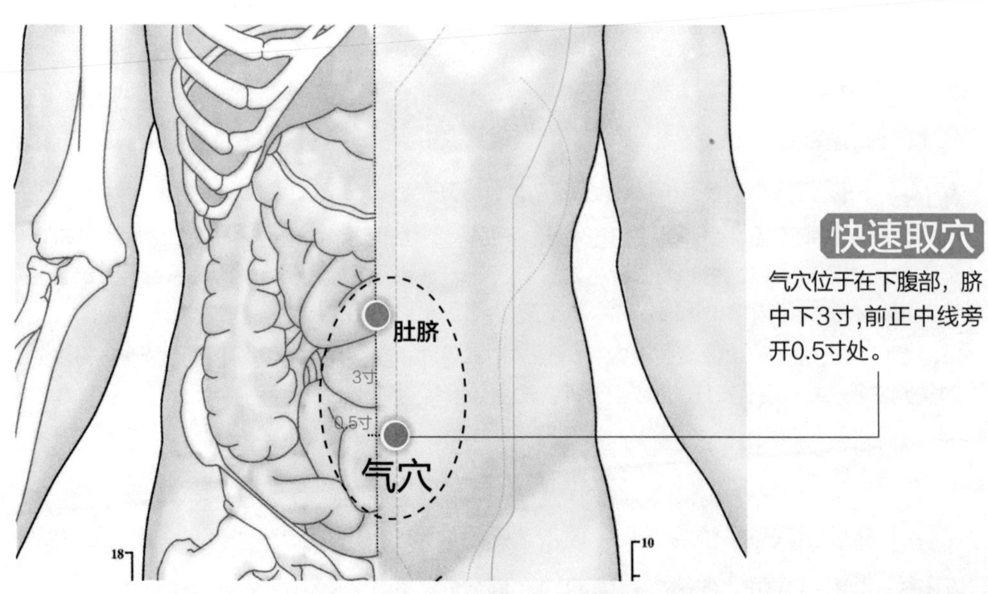

快速取穴

气穴位于在下腹部，脐中下3寸，前正中线旁开0.5寸处。

3秒钟精确取穴 1分钟学会按摩

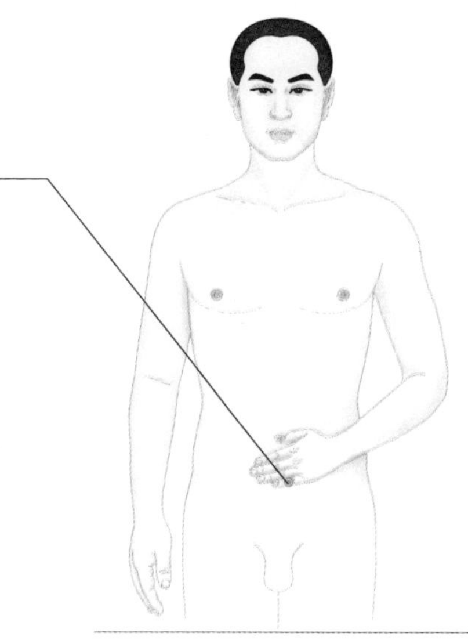

取穴技巧

站立，将一手掌的四指并拢，拇指收起，放于腹部，掌心朝内，食指刚好位于肚脐眼，小指所处的位置即是。

自我按摩

用双手的四指轻压揉摸该穴，每日早晚各1次，每次按揉1~3分钟。

治疗功用：补益冲任，益肾暖胞。

程度	四指压法	时间/分钟
轻		1~3

配伍治病 轻松疗疾

消化不良 | 配伍穴位：气穴、天枢穴、大肠俞穴

疾病概述：消化不良是一种由胃动力障碍所引起的疾病，也包括胃蠕动不好的胃轻瘫和食道反流病。症状表现为断断续续地有上腹部不适或疼痛、饱胀、烧心、嗳气等。常因胸闷、早饱感、腹胀等不适而不愿进食或尽量少进食，夜里也不易安睡，睡后常有恶梦。

按摩顺序与技法：首先用双手的四指头轻轻压揉气穴3分钟，接着按摩天枢穴3分钟，最后按摩大肠俞穴3分钟。

其他病症配伍穴位

月经不调 | 配伍穴位：归来穴、三阴交穴、命门穴、气穴、肾俞穴

小便不利 | 配伍穴位：中极穴、阴陵泉穴、膀胱俞穴、气穴

商曲 [shāng qū] 解决腹痛的烦恼

主治→腹痛—泄泻—便秘

不知你是否体验过便秘的痛苦？便秘是指大便次数减少以及大便干结，不易排出体外，久而久之，有可能引起腹胀、腹痛、食欲不振、睡眠不安，严重的还有可能引起痔疮、便血、肛裂等。遇到这种情况，可以试着按揉商曲穴，能使身体的不适症状得到缓解。

命名

商，漏刻的意思；曲，隐秘的意思。“商曲”的意思是指肾经冲脉气血在这个穴位处吸热后缓慢上行。

祛病疗疾

腹胀、细菌性痢疾、便秘、肠炎等。

部位

该穴位在人体的上腹部，脐中上2寸，前正中线旁开0.5寸处。

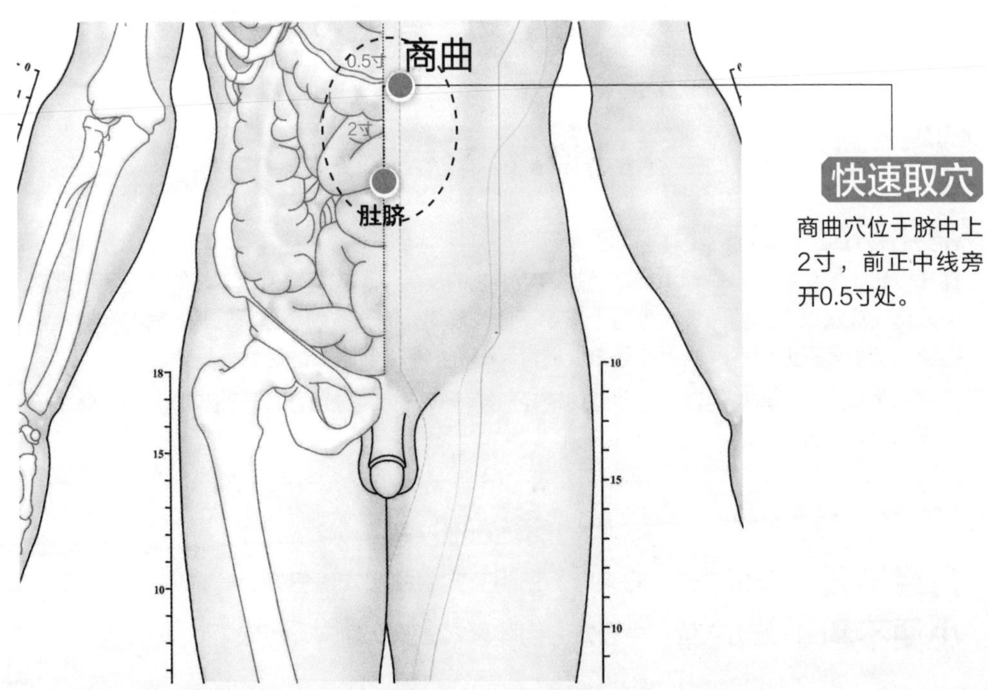

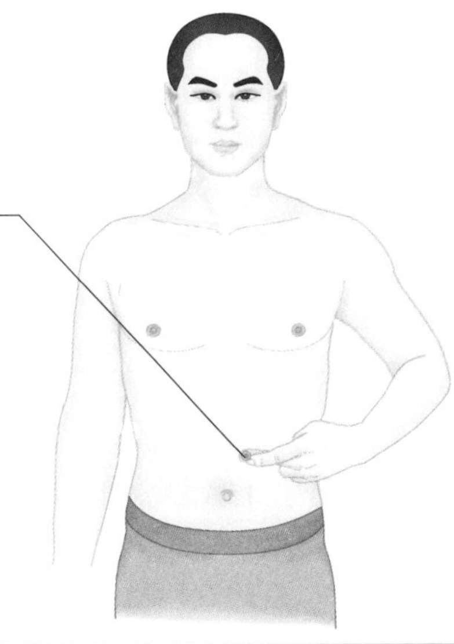

取穴技巧

将食指、中指和无名指并拢，掌心朝内，置于腹部，无名指位于肚脐眼处，食指所在的位置即是。

自我按摩

将双手食指分别扣压在各自中指上，轻按于商曲穴上，顺时针轻轻揉按，每天早晚各1次，每次1～3分钟。

治疗功用：健脾和胃，消积止痛。

程度	中指折叠法	时间/分钟
轻		1~3

配伍治病　轻松疗疾

细菌性痢疾 | 配伍穴位：巨虚穴、曲池穴、商曲穴

疾病概述：细菌性痢疾简称菌痢，是痢疾杆菌引起的肠道传染病。临床表现主要有发冷、发热、腹痛、腹泻、里急后重、排黏液脓血样大便。中毒型菌痢起病急骤、突然高热、反复惊厥、嗜睡、昏迷、迅速发生循环衰竭和呼吸衰竭，而肠道症状轻或缺如，病情凶险。

按摩顺序与技法：巨虚穴位于人体的小腿前外侧，当犊鼻穴下9寸，距胫骨前缘一横指（中指）处，可用推法按摩20次，接着按摩曲池穴3分钟，最后按摩商曲穴3分钟。

其他病症配伍穴位

便秘 | 配伍穴位：支沟穴、大横穴、商曲穴

腹胀 | 配伍穴位：中脘穴、商曲穴、大横穴

神封

[shén fēng]

咳嗽气喘点神封

主治→咳嗽—气喘—胸胁支满—呕吐

神封穴这个名称出自《针灸甲乙经》。咳嗽的时候，可以按压神封穴，这个穴位具有很好的止咳效果。除了止咳，神封穴还具有缓解和治疗气喘的作用。例如，跑步跑得气喘吁吁后，或者因为搬重物气喘，或者因为身体疾病引发的气喘，只要多按按这个穴位，就能使情况好转。

命名

神，与鬼相对，指穴内物质为天部之气；封，封堵的意思。“神封”的意思是指肾经吸热上行的经气在这里散热冷缩。

祛病疗疾

咳嗽、气喘、胸胁胀满、呕吐、不嗜饮食、乳痈等。

部位

该穴位在人体的胸部，第四肋间隙，前正中线旁开 2 寸处。

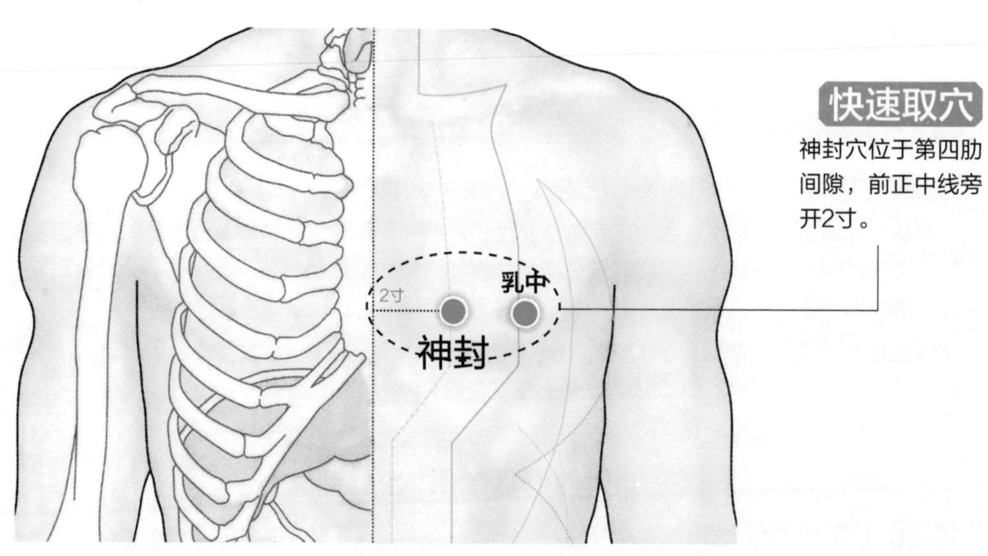

取穴技巧

将四指并拢，掌心朝内，放置于胸部边沿位置，中指所在的位置即是。

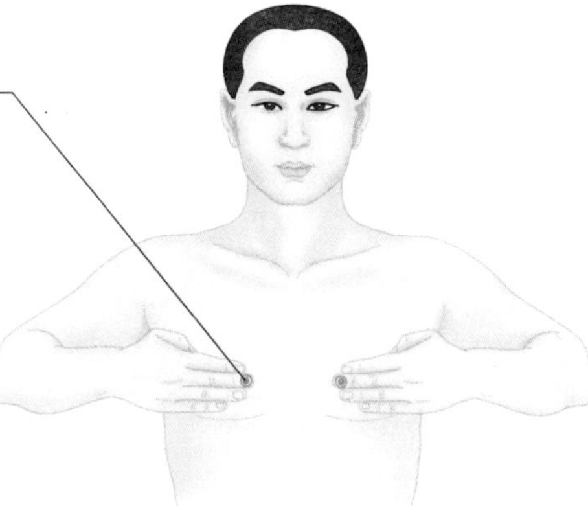

自我按摩

双手的四指并拢，中指轻按胸部边沿的神封穴，一按一放，持续1~3分钟。

治疗功用：降浊升清，宽胸理肺。

程度	中指压法	时间/分钟
轻		1~3

配伍治病　轻松疗疾

乳痈 | 配伍穴位：少泽穴、神封穴、乳根穴

疾病概述：发于乳房部的痈，统称乳痈，即急性乳腺炎。多见于妇女产后，其病因有因肝气郁结，胃热壅滞，或因乳汁积滞，或乳儿吸乳时损伤乳头，感染热毒，或产后血虚，感受外邪，以致湿热蕴结，气血凝滞而成。

按摩顺序与技法：首先以拿捏法拿捏小指的少泽穴20次，接着揉按神封穴2分钟，最后用中指和无名指的指腹稍微用力按压乳根穴3分钟。每天坚持，直至完全康复。

其他病症配伍穴位

咳嗽 | 配伍穴位：肺俞穴、中府穴、神封穴

胸胁胀满 | 配伍穴位：神封穴、膻中穴、阳陵泉穴、支沟穴

俞府 [shù fǔ] 止咳化痰疗效好

主治→久喘—肺充血—支气管炎

俞府穴是人体足肾经和手心包经的交会处，是肾气传输聚合之处。《针灸铜人》记载，此穴位“主治咳逆上喘、呕吐、胸满不得饮食，有特效”。如果有患者久咳不止，而且咳得非常厉害，就连吃东西也无法正常下咽，甚至吃了就想吐，感到胸满气喘时，按压此穴可获得很好的疗效。

命名

俞，通“输”；府，体内的脏腑。“俞府”的意思是指肾经气血由此处穴位回归体内。

祛病疗疾

咽炎、支气管炎、肋间神经痛、胸膜炎、咳嗽、打嗝、胸中痛、久喘、呕吐、不嗜食、呼吸困难等。

部位

属足肾经经脉的穴道，在人体的上胸部位，人体正面中线左右三指宽处，锁骨正下方。

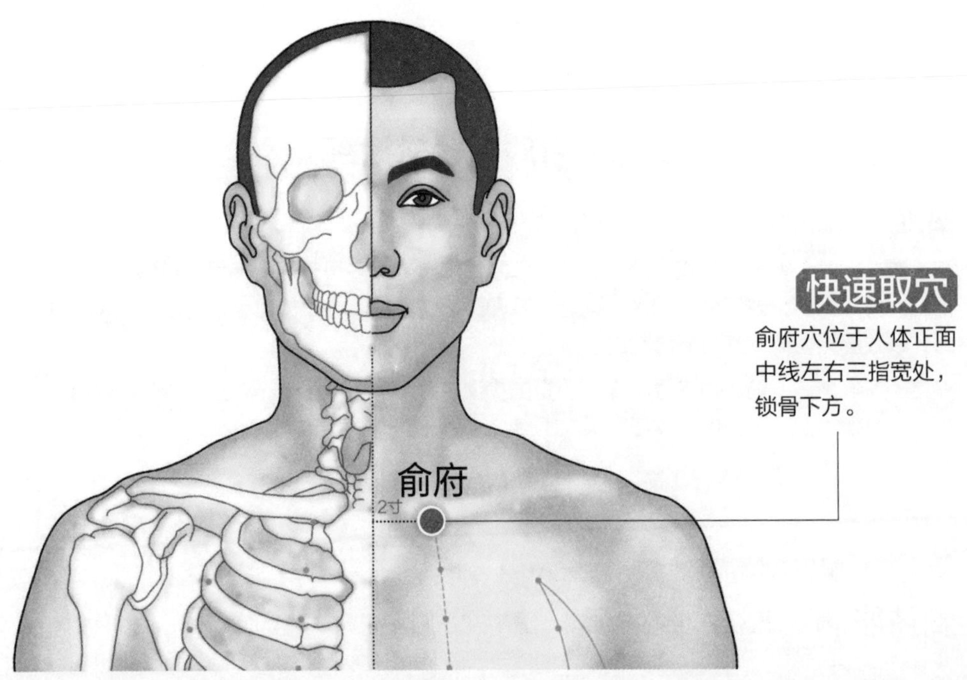

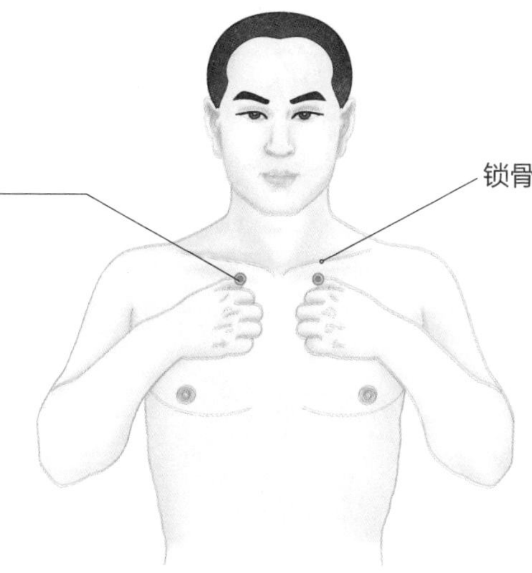

取穴技巧

正坐或仰卧，举双手，用拇指指尖垂直揉按胸前两侧、锁骨下穴位即是。

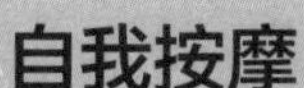

自我按摩

举双手，用拇指指尖垂直揉按胸前两侧、锁骨下穴位。每天早晚左右各(或双侧同时)揉按3～5分钟。

治疗功用： 止咳平喘，和胃降逆。

程度	拇指压法	时间/分钟
重		1~3

配伍治病　轻松疗疾

咽炎 | 配伍穴位：天突穴、俞府穴、肺俞穴、鱼际穴

疾病概述： 咽炎是咽部常见的疾病，是咽黏膜及其淋巴组织的炎症。急性咽炎常为上呼吸道感染的一部分，多由病毒感染引起。病变可表现为急性单纯性咽炎和急性化脓性咽炎。急性咽炎反复发作可转为慢性，长期烟酒过度或受有害气体刺激也可引起慢性咽炎。慢性咽炎可分为：慢性单纯性咽炎、慢性肥厚性咽炎、慢性萎缩性咽炎。

按摩顺序与技法： 首先用中指指腹按压天突穴1分钟，接着按压俞府穴3分钟，然后轻敲背部第三胸椎棘突下，左右旁开二指宽处的肺俞穴20次，最后按压手部第一掌骨中点桡侧，赤白肉际处的鱼际穴1分钟。

其他病症配伍穴位

打嗝 | 配伍穴位：横隔膜反射区、内关穴、天突穴、俞府穴

呕吐 | 配伍穴位：俞府穴、天突穴、内关穴、足三里穴

第九章
手厥阴心包经经穴

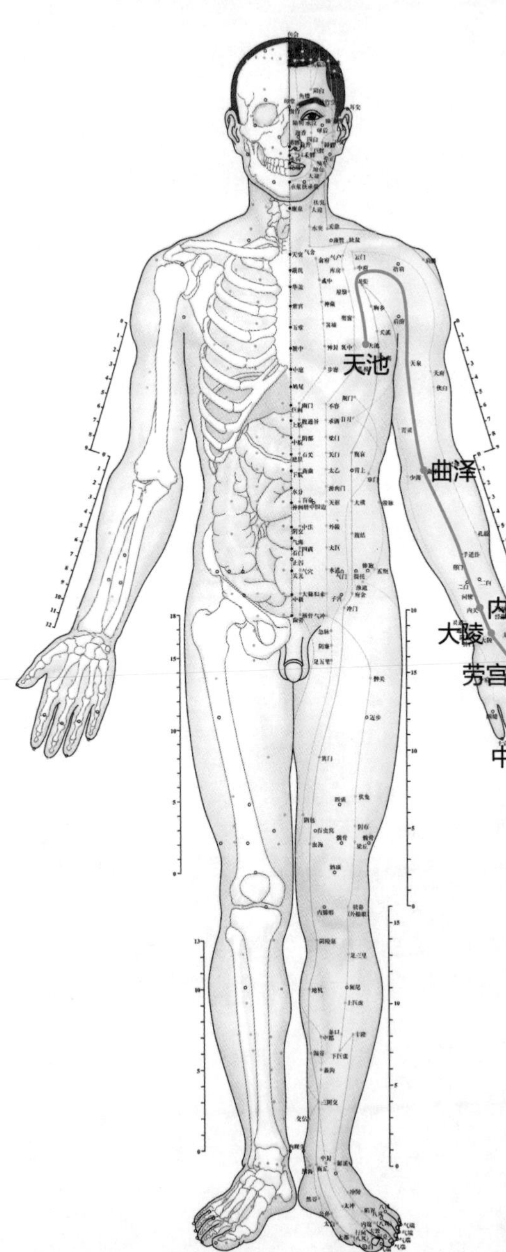

穴位歌

心包九穴天池近，
天泉曲泽郄门认，
间使内关输大陵，
劳宫中冲中指尽。

手厥阴心包经经穴

手厥阴心包经是心脏的保护神，能够代心受过，替心承受侵袭，它起始于胸腔，浅出属于心包，通过膈肌，经历胸部、上腹和下腹，散络上、中、下三焦。在《灵枢 · 经脉》有关此经的病候记载："手心热，臂、肘挛急，腋肿；甚则胸胁支满，心中澹澹大动，面赤，目黄，嬉笑不休。"

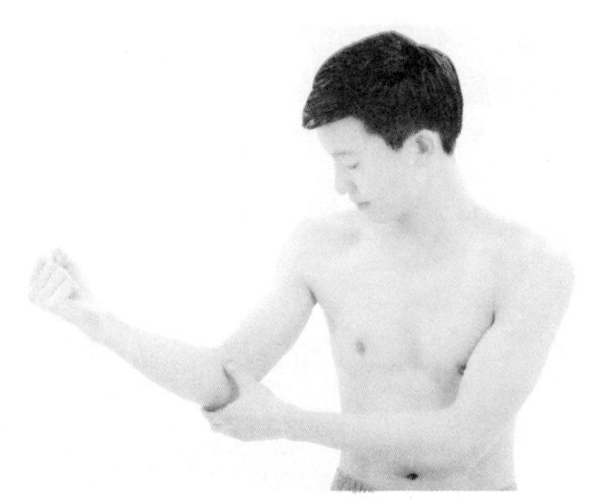

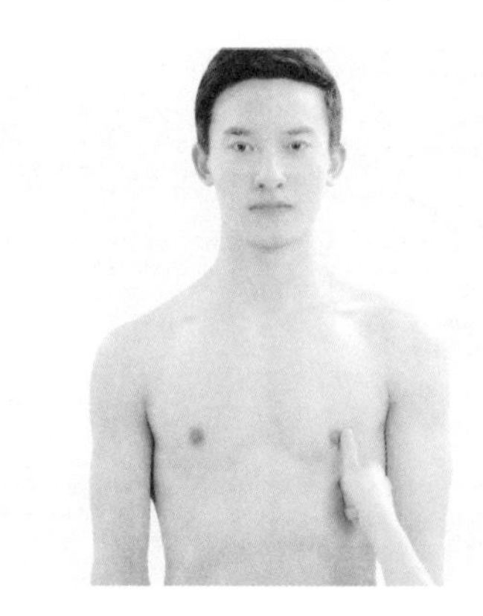

经络养生时间

戌时（19:00~21:00）

此时心包经最旺

按摩养生方法

心包是心脏的保护组织，晚饭后散散步，散步之时可以用手轻轻拍打心包经，至潮红为宜，力度适宜，每次5分钟左右。可以缓解压力，促进睡眠。

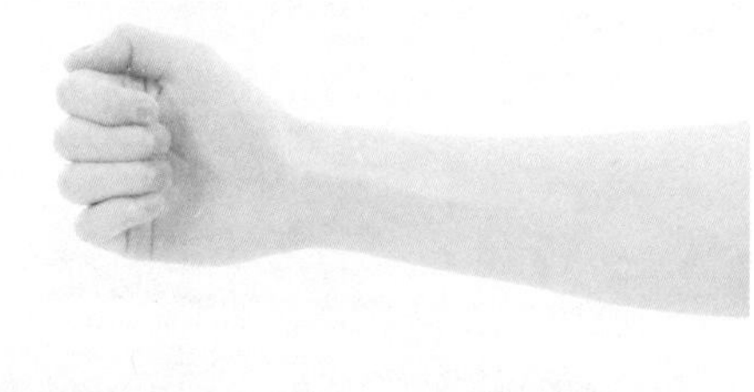

日常养生指导

心包经的主要作用是保护心脏、保存精力，戌时心包兴旺，可清除心脏周围外邪，使心脏处于完好状态。心脏不好的人最好在这个时候敲心包经，效果最好，并为安然入眠创造条件。切记不可剧烈运动，否则会失眠。

易潜伏的疾病

脏腑症：心烦、心悸、心闷、心痛、神志异常等。

经络症：手厥阴心包经发生病变，会出现手心热、心烦、面红、腋下肿、胸胁胀闷、心痛、目黄、肘臂曲伸困难、喜笑无常等。

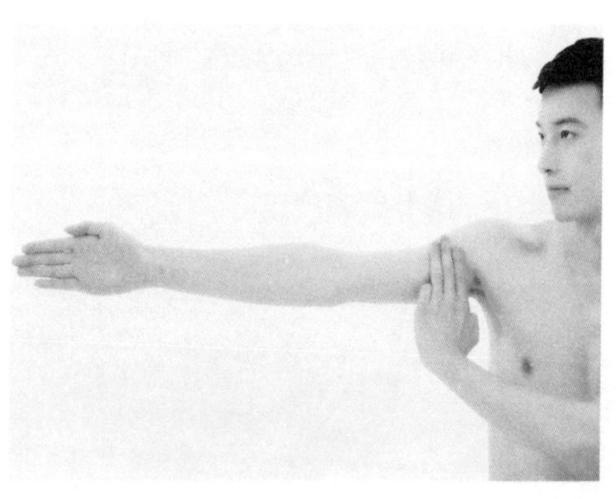

天池 [tiān chí] 焕发活力舒头疼

主治→胸膈烦满—头痛—四肢不举—腋下肿

遇到四肢无力、头痛时，不妨试着按压天池穴，或许能够使情况得到好转。天池穴是心包经上的重要穴位之一，据中国古典医籍《针灸铜人》中记载，此处穴位能够治疗“胸膈烦满、头痛、四肢不举、腋下肿、上气、胸中有声、喉中鸣”等疾病。

命名

天，天部的意思；池，储液之池。“天池”的意思是指心包外输的高温水气在此处穴位冷凝为地部经水。

祛病疗疾

心脏外膜炎、脑充血、腋腺炎、乳房炎、肋间神经痛、目视不明、咳嗽、热病汗不出、胸闷、心烦、气喘、胸痛、腋下肿痛、疟疾等。

部位

属手心包经经脉的穴道，在人体的胸部，腋下3寸，乳中穴外侧1寸处。

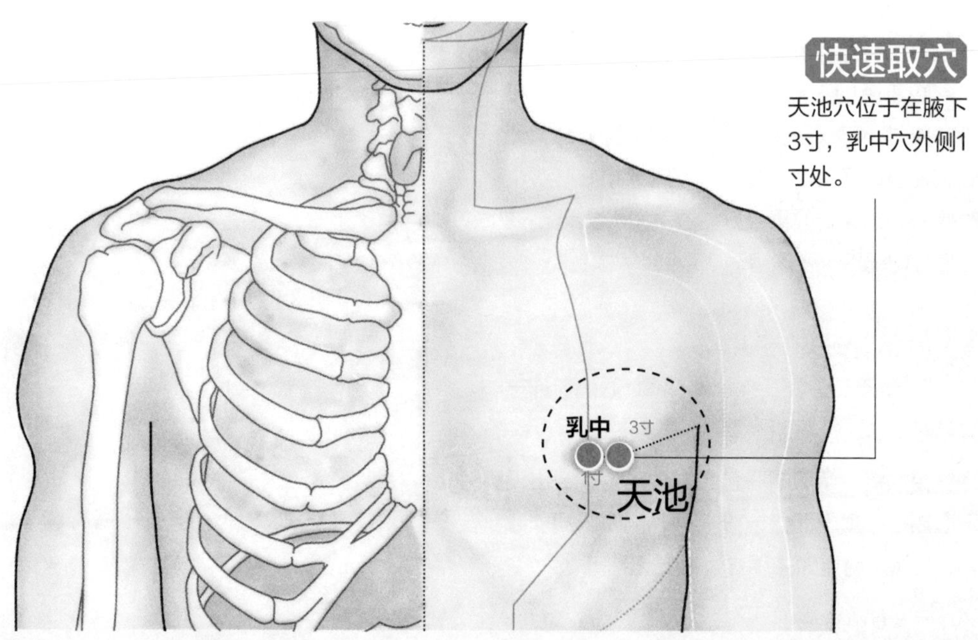

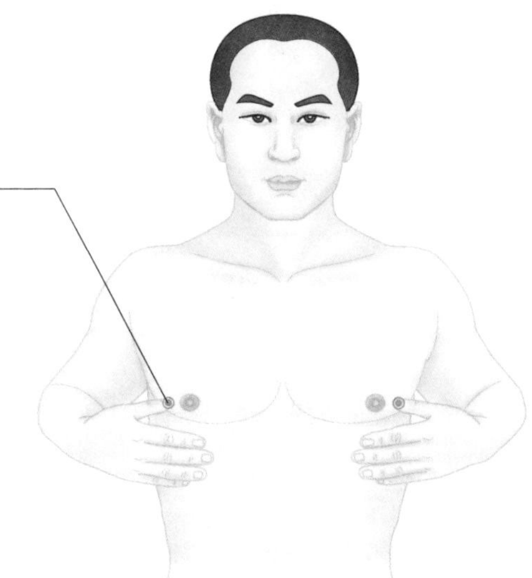

取穴技巧

正坐，举双手，掌心朝向自己胸前，四指相对，用拇指指腹向下垂直按压乳头外1寸穴位即是。

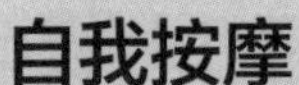

自我按摩

用拇指指腹向下垂直按压乳头外1寸穴位处，有酸痛的感觉。每天早晚左右各（或双侧同时）按压1次，每次1～3分钟。

治疗功用：活血化淤，宽胸理气。

程度	拇指压法	时间/分钟
重		1~3

配伍治病　轻松疗疾

腋腺炎 | 配伍穴位：天池穴、极泉穴

疾病概述：腋腺炎又称狐臭、臭汗症等，是由于患者腋窝、外阴、口角等部位的大汗腺(又叫顶浆腺)排泄的汗液中脂肪酸比普通人高，呈淡黄色，较浓稠；脂肪酸达到一定浓度，经皮肤表面的细菌（主要是葡萄球菌）的分解，产生不饱和脂肪酸而发出臭味。因其和狐狸肛门排出的气味相似，所以常称为狐臭。

按摩顺序与技法：正坐或仰卧，举起双手，掌心朝向自己的胸前，四指相对，用拇指的指腹向下垂直按压乳头外1寸的天池穴1分钟，然后按压腋窝上的极泉穴3分钟。

其他病症配伍穴位

咳嗽 | 配伍穴位：列缺穴、丰隆穴、天池穴

心痛 | 配伍穴位：内关穴、天池穴

胸胁肋痛 | 配伍穴位：天池穴、支沟穴

曲泽 [qū zé] 心病需要曲泽医

主治→心痛—善惊—心神昏乱—心悸

据《针灸甲乙经》："心痛卒咳逆，曲泽主之，出血则已。"这个穴位具有护肝的功效，对于痉挛性肌肉收缩、手足抽搐、心胸烦热、头晕脑胀等病状非常有效。曲泽穴还能治疗呕吐，对曲泽穴按摩刺络放血，则具有开窍祛邪、活血化淤、疏经通络的作用。

命名

曲，隐秘的意思；泽，沼泽的意思。"曲泽"的意思是指心包经气血在此汇合。

祛病疗疾

心痛、善惊、身热、烦渴口干、风疹、心神昏乱、心悸、心肌炎、中暑、胃痛、呕吐、腹泻、急性肠胃炎等。

部位

属手心包经经脉的穴道，在人体的肘横纹中，肱二头肌腱的尺侧缘。

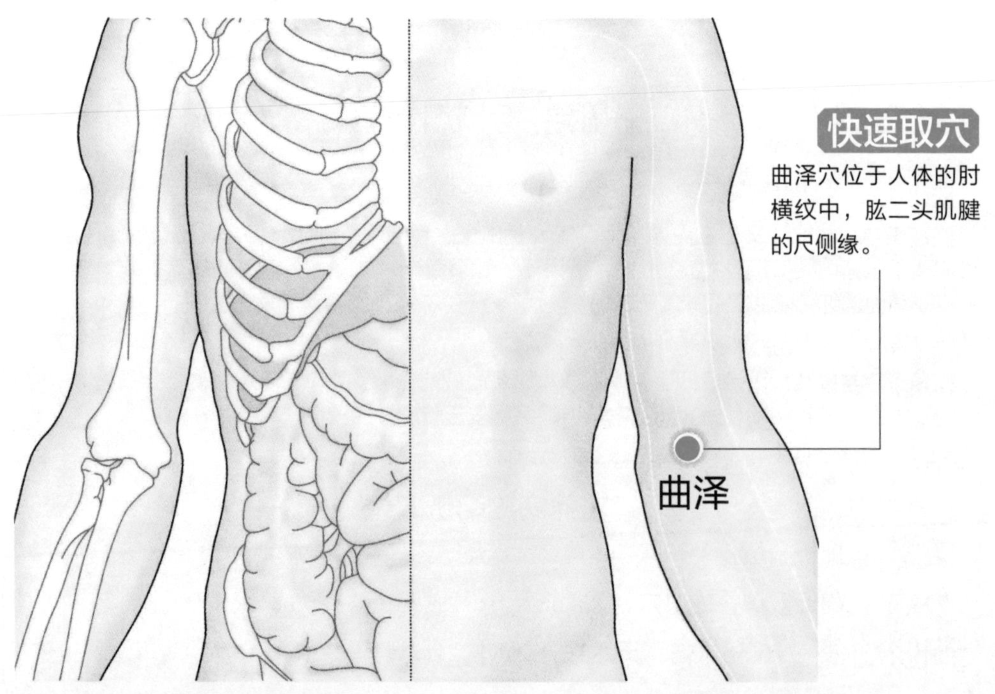

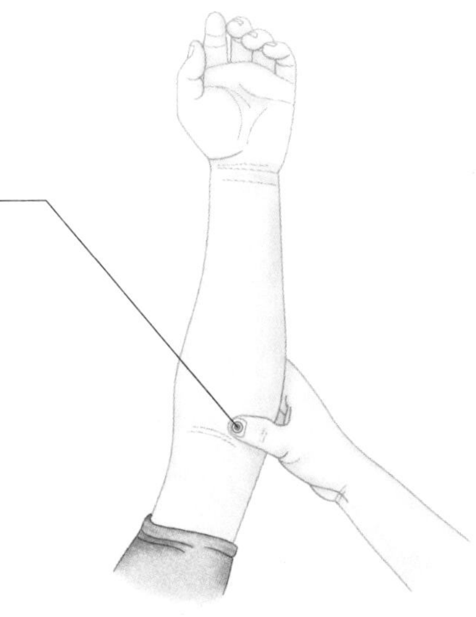

取穴技巧

正坐伸肘、掌心向上，微曲约45度，以另一只手轻握肘尖，四指在外，弯曲拇指，用指尖垂直按压穴位即是。

自我按摩

用拇指指尖垂直按压穴位，有酸、胀、痛的感觉。每天早晚左右各按压1次，每次1~3分钟。

治疗功用： 清热除烦，舒筋活血。

程度	拇指压法	时间/分钟
重		1~3

配伍治病　轻松疗疾

心悸 | 配伍穴位：内关穴、少府穴、曲泽穴

疾病概述： 本病症可见于多种疾病过程中，多与失眠、健忘、眩晕、耳鸣等并存，凡各种原因引起心脏搏动频率、节律发生异常，均可导致心悸。

按摩顺序与技法： 首先用拇指指腹按压手部的内关穴5分钟，接着按压手掌中的少府穴5分钟，最后按压曲泽穴3分钟。

其他病症配伍穴位

腹泻 | 配伍穴位：神阙穴、阴交穴、石门穴、关元穴、曲泽穴

呕吐 | 配伍穴位：中脘穴、缺盆穴、天突穴、内关穴、足三里穴、阳白穴、太冲穴、曲泽穴

内关 [nèi guān] 预防呕吐的灵穴

主治→ 呕吐 心脏衰弱 胃痛 膈肌痉挛 晕车

《针灸大成》中记载："主手中风热，失志，心痛，目赤，支满肘挛。实则心暴痛泻之，虚则头强补子。"这个穴位，对于由于饮食不洁、饮酒过度、呕吐不止或者想吐又吐不出来等原因导致的身体不适，具有良好的疗效。经常按摩内关穴，还可以治疗心脑血管和消化系统方面的疾病。

命名

内，内部；关，关卡。"内关"是指心包经的体表经水由此穴位注入体内。

祛病疗疾

呕吐、晕车、头痛、眼睛充血、胸肋痛、胃痛、腹泻、痛经、心绞痛、精神异常、手臂疼痛、风湿疼痛、上腹痛、落枕等。

部位

属手心包经经脉的穴道，在人体的前臂掌侧，腕横纹中央向上2寸。

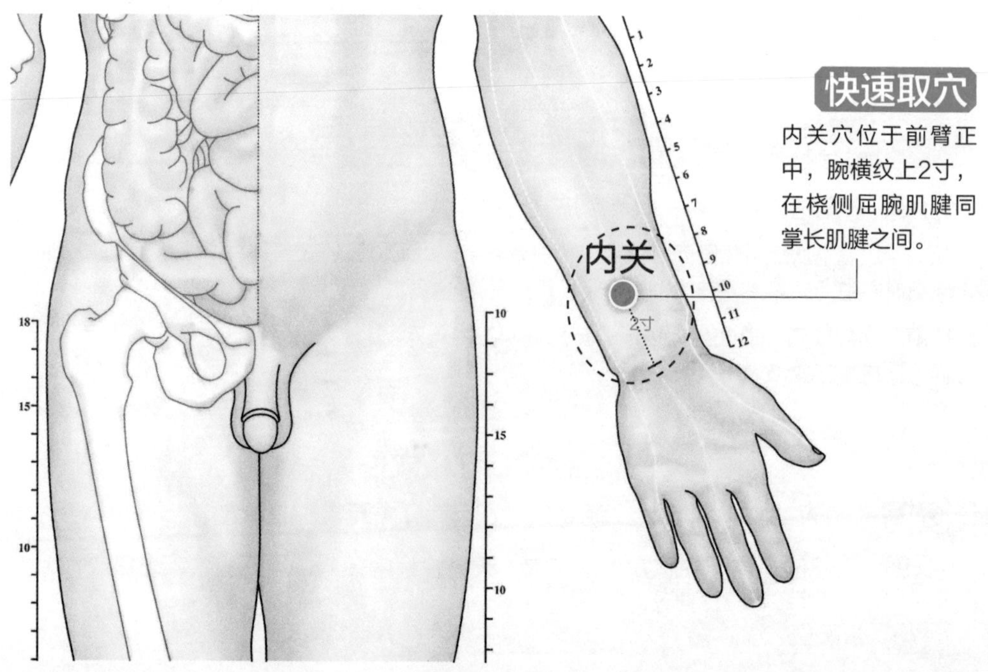

3秒钟精确取穴　1分钟学会按摩

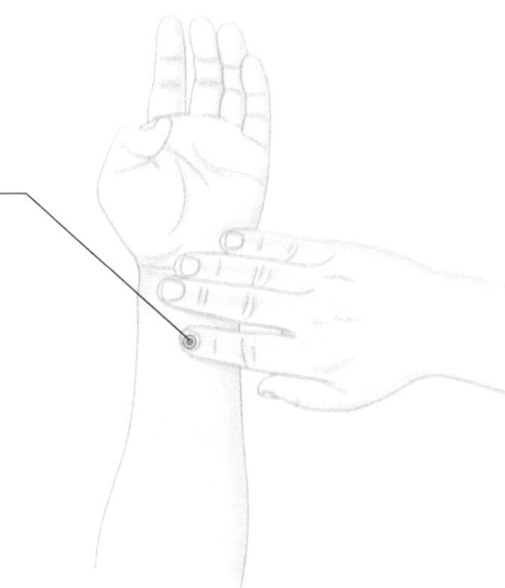

取穴技巧

将右手三手指并拢，无名指放在左手腕横纹上，这时右手食指所按手腕中心，就是内关穴。

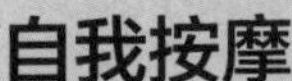

用拇指指尖或指甲尖垂直掐按穴位，有特别酸、胀、微痛的感觉。每天早晚左右各掐按1～3分钟，先左后右。

治疗功用： 宁心安神，理气镇痛，和胃降逆。

程度	食指压法	时间/分钟
重		1~3

配伍治病　轻松疗疾

痛经 | 配伍穴位：素髎穴、内关穴、三阴交穴

疾病概述： 痛经是指经期前后或行经期间，出现下腹部痉挛性疼痛，并有全身不适，严重影响日常生活，分为原发性和继发性两种。经过详细妇科临床检查，未能发现盆腔器官有明显异常者，称原发性痛经，也称功能性痛经。继发性痛经则指生殖器官有明显病变者，如子宫内膜异位症、盆腔炎、肿瘤等。

按摩顺序与技法： 首先用食指指腹轻轻地按摩位于人体的面部、鼻尖正中央的素髎穴2分钟，接着按压手部的内关穴3分钟，最后刮三阴交穴3分钟。

其他病症配伍穴位

害喜 | 配伍穴位：中脘穴、足三里穴、内关穴

落枕 | 配伍穴位：肩井穴、肩髎穴、后溪穴、外关穴、内关穴

劳宫

[láo gōng]

手痒难忍掐劳宫

主治→手掌痒—中风昏迷—中暑—心绞痛

《医宗金鉴》中云："主治痰火胸痛，小儿疮及鹅掌风等症。"患上鹅掌风的人，手掌和手背都奇痒无比，而且越抓越痒，让人非常难受。按压劳宫穴，有助于止痒。经常点压劳宫穴，还能够控制血压，使血压逐渐恢复正常水平。

命名

劳，劳作的意思；宫，宫殿的意思。"劳宫"的意思是指心包经的高热之气在此处穴位带动脾土中的水湿气化。

祛病疗疾

手癣、中暑昏迷、心绞痛、呕吐、口疮、口臭、癔病、精神病、手掌多汗症、糖尿病等。

部位

属手心包经经脉的穴道，在人体的手掌心，即握拳屈指时，中指尖所在的部位。

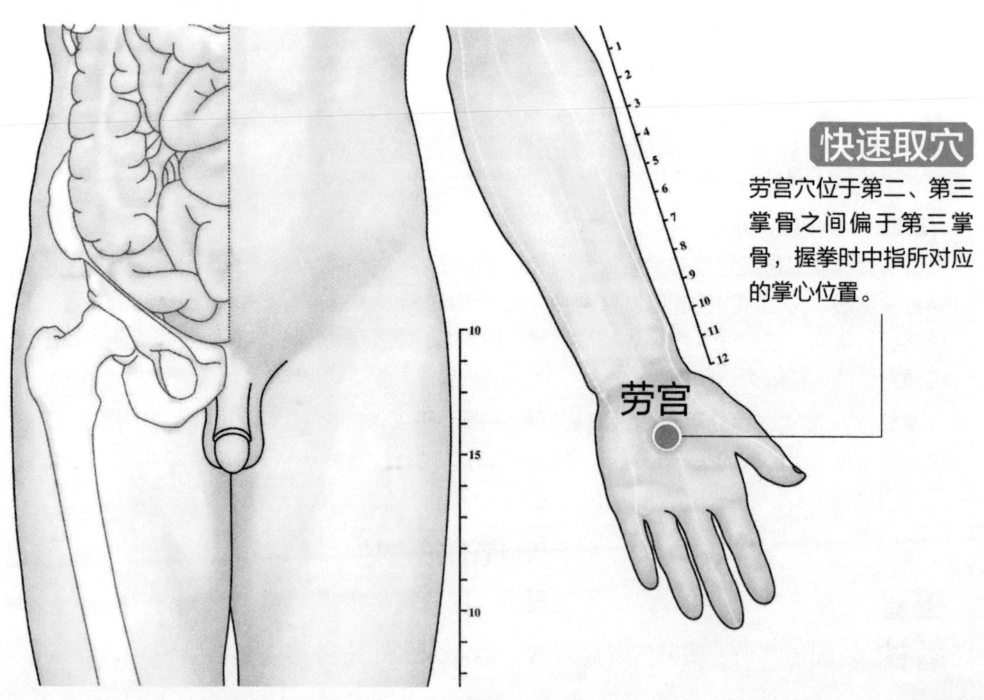

快速取穴

劳宫穴位于第二、第三掌骨之间偏于第三掌骨，握拳时中指所对应的掌心位置。

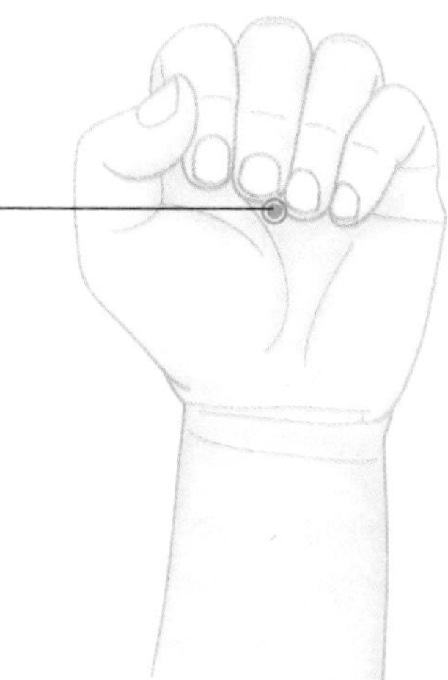

取穴技巧

手平伸，微曲约45°，掌心向上，轻握掌，屈向掌心，中指所对应的掌心位置即是劳宫穴。

自我按摩

用指甲尖垂直掐按穴位，有刺痛感。先左后右，每天早晚两手穴位各掐按1次，每次1~3分钟。

治疗功用：清心泻热，开窍醒神，消肿止痒。

程度	拇指掐法	时间/分钟
重		1~3

配伍治病　轻松疗疾

糖尿病 | 配伍穴位：劳宫穴、足三里穴、血海穴、梁丘穴、承山穴

疾病概述：主要是由于素体阴虚，五脏柔弱，或因饮食不节，过食肥甘，情志失调，劳欲过度，而导致肾阴亏虚，肺胃燥热；病机重点为阴虚燥热，而以阴虚为本，燥热为标；病延日久，阴损及阳，阴阳俱虚。

按摩顺序与技法：按劳宫穴，用拇指掐按劳宫穴1分钟；揉足三里穴，用手指按揉每侧足三里穴1分钟左右；揉血海穴，血海穴的位置在大腿绷紧外侧肌肉最高点，用手指按揉每侧血海穴1分钟左右；揉梁丘穴，梁丘穴的位置在大腿绷紧内侧肌肉最高点，用手指按摩每侧梁丘穴1分钟左右；揉承山穴，承山穴的位置在小腿绷紧外侧肌肉最高点下面凹陷处，用手指按揉每侧承山穴1分钟左右。

其他病症配伍穴位

手癣 | 配伍穴位：劳宫穴、合谷穴

口臭 | 配伍穴位：人中穴、大陵穴、劳宫穴

中冲

[zhōng chōng]

降温烦闷找中冲

主治→热病—烦闷—汗不出—掌中热

如果有一天你发现自己的指甲内皮出现了皱纹，那表示你的肝肾功能开始衰弱了。这可是一种危险的信号，要格外小心。此时，你可以经常按摩中指甲角左下方的中冲穴，通过自我按摩刺激中冲穴，能让肝肾机能得以康复。

命名

中，与外相对，指穴内物质来自体内心包经；冲，冲射之状。“中冲”的意思是指体内心包经的高热之气从这个穴位冲出体表。

祛病疗疾

中暑热病、中风、心绞痛、烦闷、汗不出、掌中热、烦满舌强、小儿惊风等。

部位

属手心包经经脉的穴道，在人体的手中指末节尖端中央。

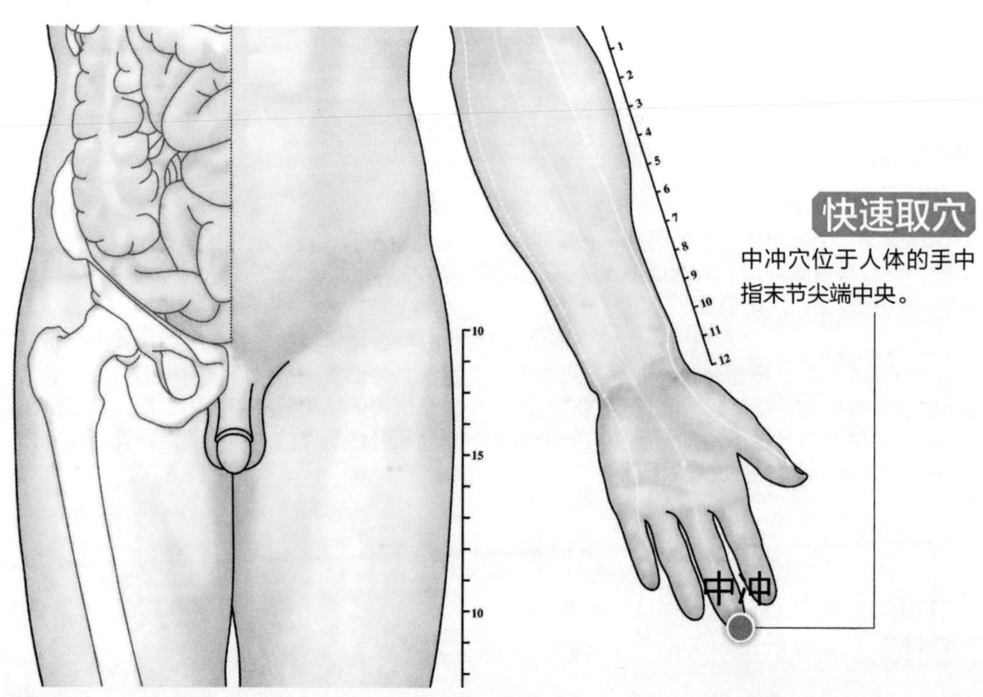

取穴技巧

手平伸，掌心向上，微曲45°，用另一只手轻握，四指轻扶指背，弯曲拇指，用指甲尖，垂直掐按中指端的正中穴位即是。

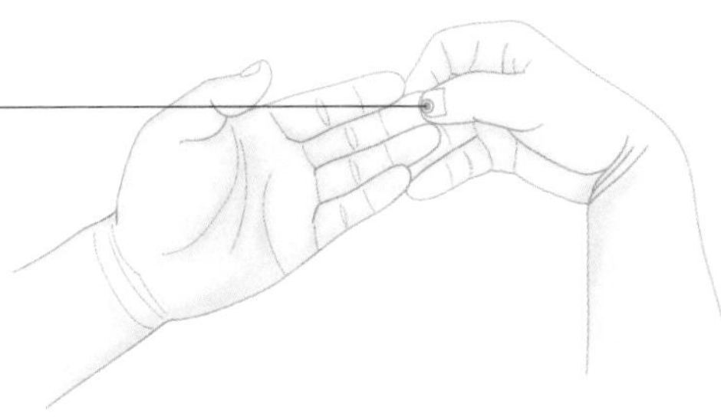

自我按摩

用一只手拇指指甲尖垂直掐按另一只手中指端的正中穴位，有刺痛的感觉。先左后右，每天早晚两边穴位各掐按1次，每次1~3分钟。

治疗功用：清心泻热，苏厥醒神。

程度	拇指掐法	时间/分钟
重		1~3

配伍治病　轻松疗疾

中风 | 配伍穴位：水沟穴、百会穴、风池穴、十宣穴、中冲穴

疾病概述：中风是以突然晕倒、不省人事，伴口角斜、语言不利、半身不遂，或仅以口歪、半身不遂为临床主症的疾病。因发病急骤，症见多端，病情变化迅速，与风之善行数变特点相似，故名中风、卒中。

按摩顺序与技法：中风患者须立即送往医院抢救，同时使劲按压其水沟穴，直到患者恢复意识。接着可以做一些辅助按摩：推拿头顶的百会穴1分钟，再用拇指揉按风池穴1分钟，接着用食指和拇指依次拿捏患者的十宣穴，最后可以按摩中冲穴1分钟。

其他病症配伍穴位

中暑 | 配伍穴位：少商穴、中冲穴、商阳穴

小儿惊风 | 配伍穴位：五处穴、支沟穴、中冲穴

心绞痛 | 配伍穴位：心俞穴、神堂穴、大杼穴、风门穴、中冲穴

第十章
手少阳三焦经经穴

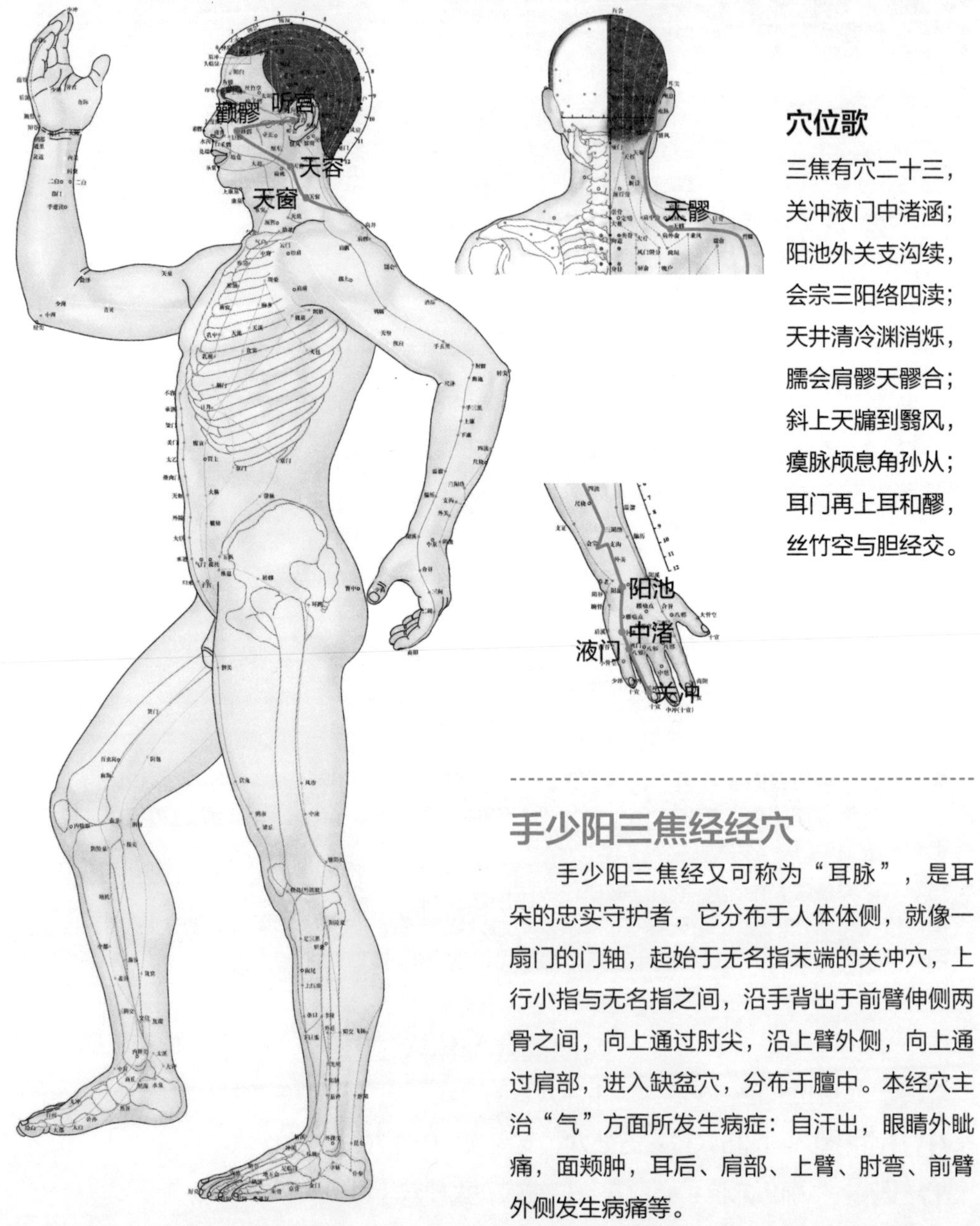

穴位歌

三焦有穴二十三，
关冲液门中渚涵；
阳池外关支沟续，
会宗三阳络四渎；
天井清冷渊消烁，
臑会肩髎天髎合；
斜上天牖到翳风，
瘈脉颅息角孙从；
耳门再上耳和髎，
丝竹空与胆经交。

手少阳三焦经经穴

手少阳三焦经又可称为“耳脉”，是耳朵的忠实守护者，它分布于人体体侧，就像一扇门的门轴，起始于无名指末端的关冲穴，上行小指与无名指之间，沿手背出于前臂伸侧两骨之间，向上通过肘尖，沿上臂外侧，向上通过肩部，进入缺盆穴，分布于膻中。本经穴主治“气”方面所发生病症：自汗出，眼睛外眦痛，面颊肿，耳后、肩部、上臂、肘弯、前臂外侧发生病痛等。

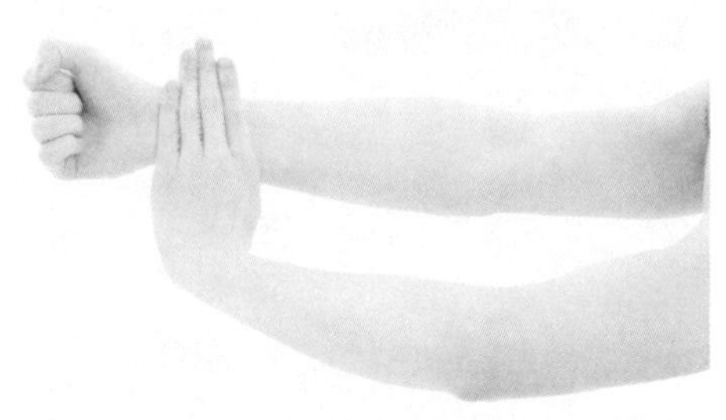

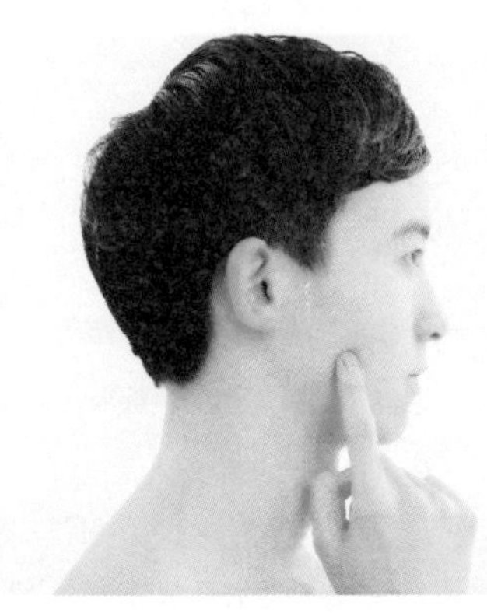

经络养生时间

亥时（21:00~23:00）

此时三焦经最旺

按摩养生方法

三焦经主要集中在人体头部、颈部和手臂外侧，在亥时入睡前，看电视或者听音乐的时候，轻轻拍打三焦经，对水谷、水液、元气的运行非常有利。

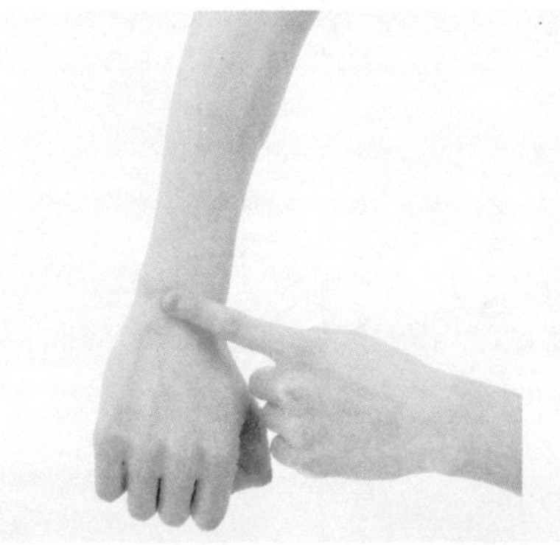

日常养生指导

作为六腑中最大的腑——三焦，有主持诸气、疏通水道的作用。亥时三焦通百脉，在这时睡眠，百脉可休养生息，对身体十分有益，因此此时要保持心平气和。不生气，不狂喜，不大悲。如果赌气、怄气、发脾气，夜里11点气都还没消，那么第二天一定精神萎靡不振。

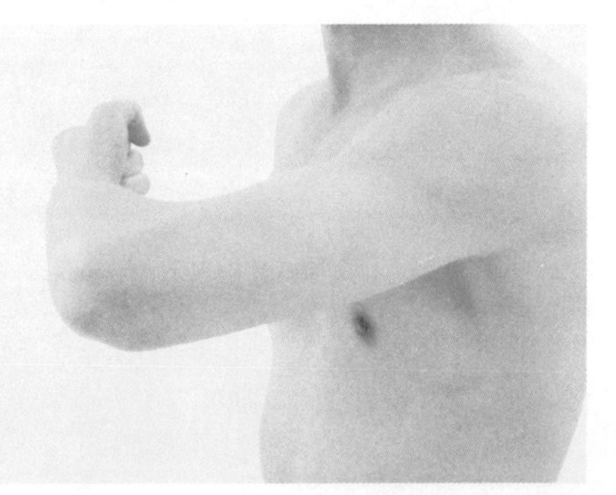

易潜伏的疾病

脏腑症：三焦发生病变时，上焦容易心烦胸闷、心悸咳嗽；中焦病变易脾胃胀痛、食欲不振；下焦病变，会出现水肿、遗尿、便秘等。

经络症：三焦经不畅时，容易出现胃脘痛、腹胀、嗳气、食不下、呕恶、小便不利、烦心、心痛、失眠等病症。

液门

[yè mén]

清火散热有良效

主治→咽喉肿痛—眼睛赤涩—龋齿

每位母亲都有这样的体验，那就是孩子在小的时候，身体的免疫力不是特别好，适应能力较差，对外界病毒的抵抗能力弱，特别容易感冒发热。尤其是孩子鼻塞、不停地流清鼻涕，甚至高烧40℃以上，出现了咽喉、扁桃体红肿等症状，在这个时候，母亲们可直接掐按孩子的液门穴，可使情况得到好转。

命名

液，液体，指经水；门，出入的门户。“液门”的意思是指人体三焦经经气在这个穴位散热冷降，化为地部经水。

祛病疗疾

头痛、目眩、感冒发热、咽喉肿痛、眼睛赤涩、耳聋、耳鸣、手指肿痛、手臂疼痛等。

部位

属手三焦经经脉的穴道，在人体的手背部，第四、第五指间，指蹼缘后方赤白肉际的部位。

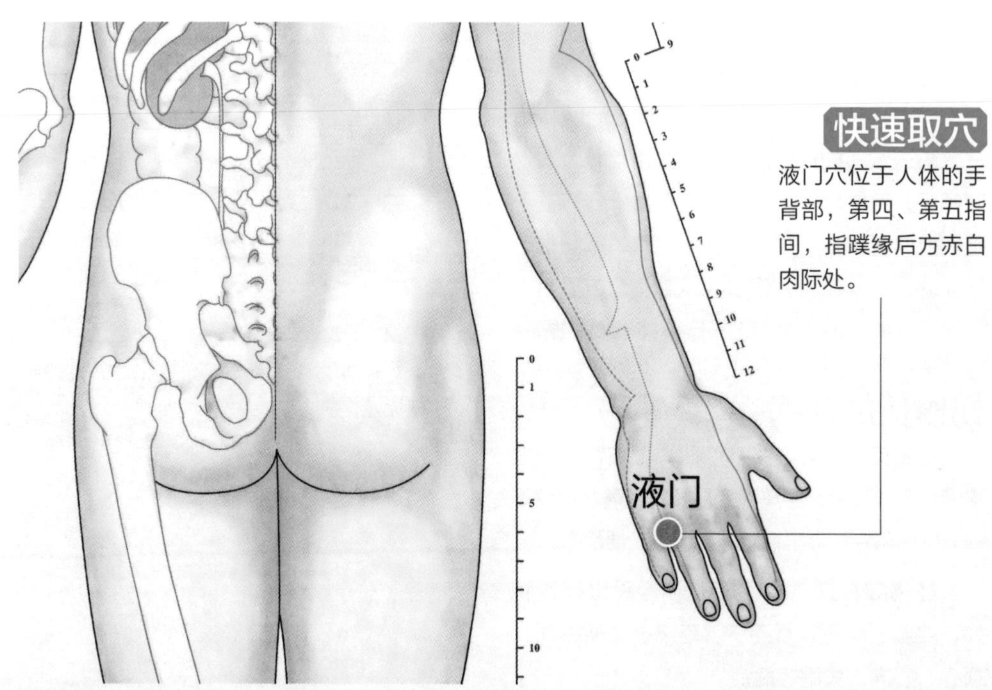

快速取穴

液门穴位于人体的手背部，第四、第五指间，指蹼缘后方赤白肉际处。

取穴技巧

正坐，伸手曲肘向自己胸前，掌心向下。轻握拳，用另一手轻扶小指侧掌心处，弯曲拇指，用指尖或指甲尖垂直掐按穴位即是。

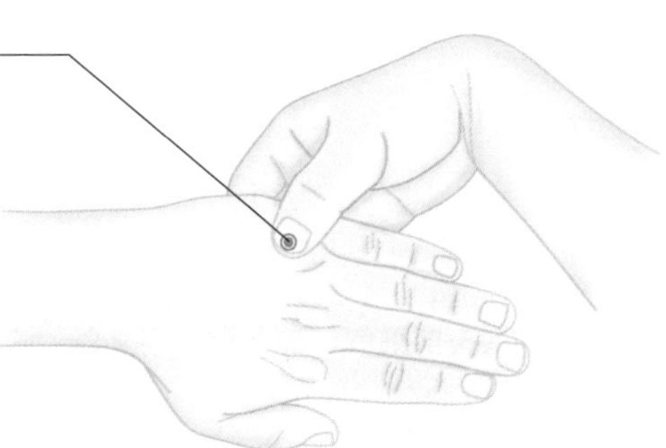

自我按摩

用指尖或者指甲尖垂直掐按穴位，有酸胀的感觉。先左后右，每天早晚两侧穴位各掐按1次，每次掐按1～3分钟。

治疗功用： 清头目，利三焦，通络止痛。

程度	拇指掐法	时间/分钟
重		1~3

配伍治病　轻松疗疾

发热 | 配伍穴位：合谷穴、液门穴、中冲穴、大椎穴

疾病概述： 体温高出正常标准，或自有身热不适的感觉。发热原因分为外感、内伤两类。外感发热，因感受六淫之邪及疫疠之气所致；内伤发热，多由饮食劳倦或七情变化，导致阴阳失调，气血虚衰所致。外感发热多实，见于感冒、伤寒、温病、瘟疫等病证；内伤多虚，有阴虚发热、阳虚发热、血虚发热、气虚发热、虚劳发热、阳浮发热、失血发热等。

按摩顺序与技法： 首先按压合谷穴30次，再推压液门穴30次，接着拿捏中冲穴20次，最后按摩大椎穴5分钟。

其他病症配伍穴位

咽喉肿痛 | 配伍穴位：天突穴、廉泉穴、风府穴、合谷穴、液门穴

耳聋 | 配伍穴位：听宫穴、下关穴、太冲穴、中渚穴、液门穴

阳池

[yáng chí]

妊娠呕吐即刻止

主治 → 妊娠呕吐 耳鸣 耳聋 眼睛红肿

秋冬季节，很多女性会出现手、脚冰冷的现象，有些人还患有腰寒等疾患。其实，有一个好办法可以解决这个问题，就是按摩手背手腕上的阳池穴。此外，对妊娠中的女性来说，按摩阳池穴还能够缓解妊娠呕吐症状。

命名

阳，指天部阳气；池，指屯物之器。“阳池”的意思是指三焦经气血在这个穴位处吸热后，化为阳热之气。

祛病疗疾

妊娠呕吐、糖尿病、耳鸣、耳聋、眼睛红肿、咽喉肿痛、风湿病等。

部位

属手三焦经经脉的穴道，在人体的手腕部位，即腕背横纹上，前对中指和无名指的指缝。

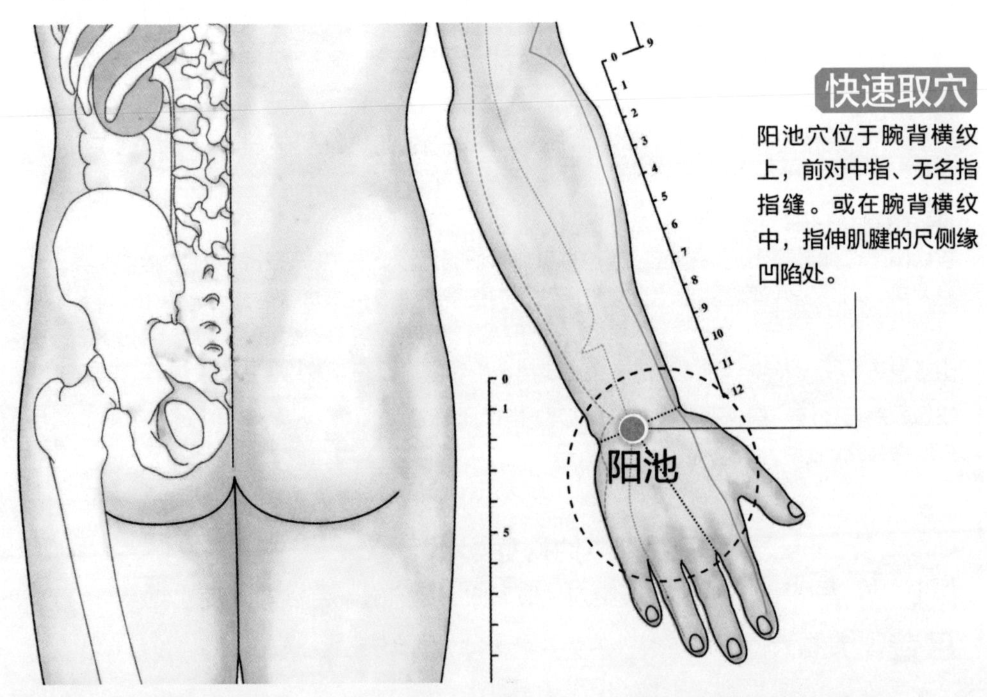

快速取穴

阳池穴位于腕背横纹上，前对中指、无名指指缝。或在腕背横纹中，指伸肌腱的尺侧缘凹陷处。

3秒钟精确取穴　1分钟学会按摩

取穴技巧

正坐，手平伸，屈肘向内，翻掌，掌心向下，用另一只手轻握手腕处，四指在下，拇指在上，弯曲拇指，以指尖垂直按手腕横纹中点穴位即是。

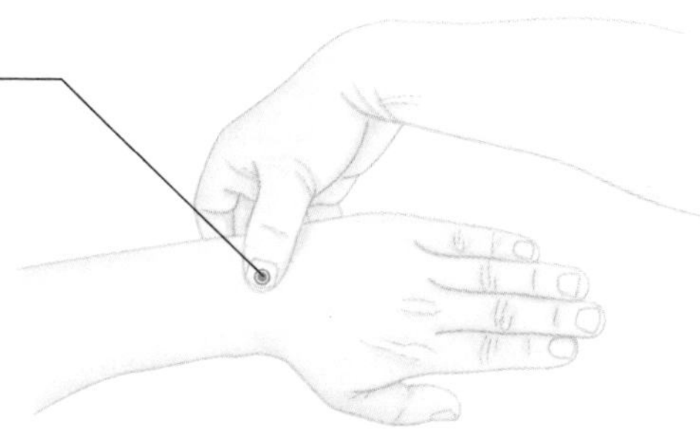

自我按摩

弯曲拇指，以指尖垂直揉按手腕横纹中点穴位处，有酸、痛的感觉。每天早晚各1次，每次左右各揉按1～3分钟，先左后右。

治疗功用：清热通络，通调三焦，益阴增液。

程度	拇指压法	时间/分钟
重		1~3

配伍治病　轻松疗疾

咽喉肿痛 | 配伍穴位：合谷穴、少商穴、人迎穴、阳池穴

疾病概述：咽喉肿痛是口咽和喉咽部病变的主要症状，以咽喉部红肿疼痛、吞咽不适为特征，又称“喉痹”。

按摩顺序与技法：先以拇指端交替点压对侧合谷穴各1分钟，再用另一只手的拇指与中指弹扣对侧少商穴10余下，然后换手依法操作另一侧。接着双手握拳伸出拇指，以指腹轻按揉喉结旁1.5寸处人迎穴1分钟，最后按压阳池穴30次。

其他病症配伍穴位

糖尿病 | 配伍穴位：阳池穴、足三里穴、血海穴、梁丘穴、承山穴

耳聋 | 配伍穴位：听宫穴、下关穴、太冲穴、阳池穴

肩髎

[jiān liáo]

上班族的好帮手

主治→臂痛—肩重不能举—胁肋疼痛

现代都市中的白领，长年累月久坐办公室，缺乏足够的运动和休息，很多人患有不同程度的肩关节炎、肩周炎等，有的人甚至在肩颈周围还有骨质增生症。其实，按摩肩髎穴是一个很好的方法，能帮助长时间伏案工作患有不同肩部疾患的人，使其病情得到舒缓和改善。

命名

肩，指穴在肩部；髎，孔隙的意思。“肩髎”的意思是指三焦经经气在此穴位化雨冷降归于地部。

祛病疗疾

肩周炎、胁肋疼痛、中风、偏瘫、荨麻疹、胸膜炎、肋间神经痛等。

部位

该穴位在人体的肩部，当臂外展时，于肩峰后下方呈现的凹陷处。

快速取穴

肩髎穴位于人体的肩部，当臂外展时，于肩峰后下方呈现的凹陷处。

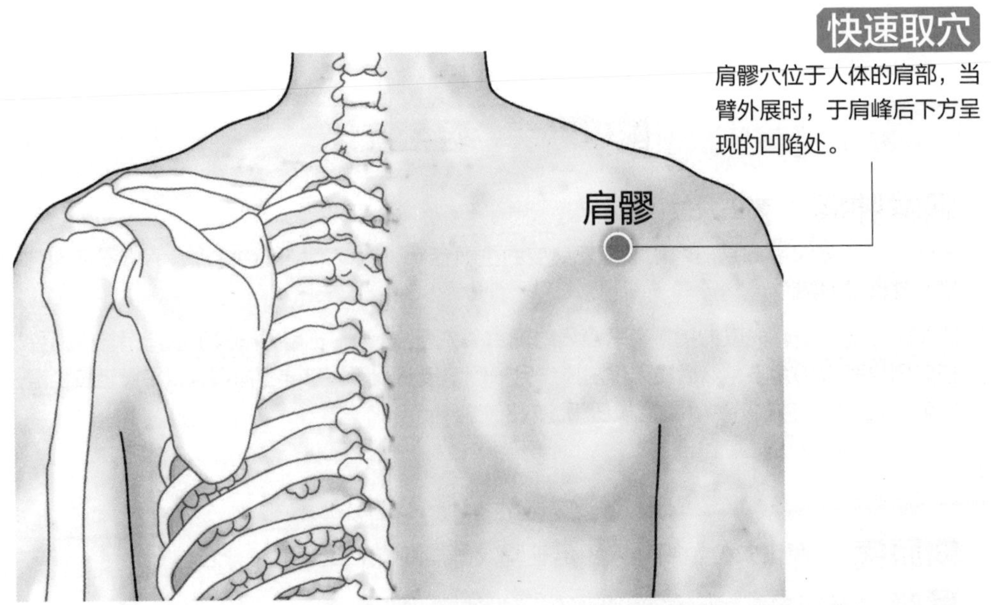

3秒钟精确取穴　1分钟学会按摩

取穴技巧

站立，将两个手臂伸直，肩峰的后下方会有凹陷，肩髎穴就位于此凹陷处。

自我按摩

用左手触摸右臂肩峰，用右手触摸左臂肩峰，用拇指、食指和中指拿捏穴位；两侧穴位，每天早晚各1次，每次3~5分钟。

治疗功用：祛风湿，通经络。

程度	拿捏法	时间/分钟
重	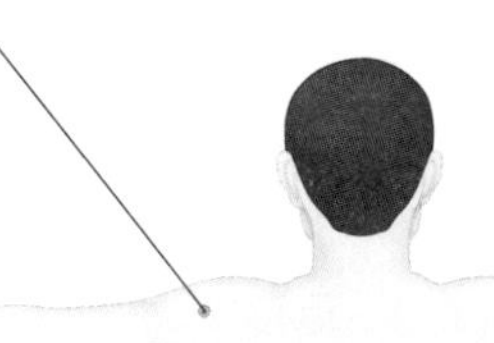	3~5

配伍治病　轻松疗疾

肋间神经痛 | 配伍穴位：外关穴、章门穴、肩髎穴

疾病概述：肋间神经痛是指一个或几个肋间部位发生的经常性疼痛，并有发作性加剧。原发性肋间神经痛极少见，继发性者多与病毒感染、毒素刺激、机械损伤及异物压迫等有关。

按摩顺序与技法：首先用食指指腹按摩位于腕背横纹上2寸，尺骨与桡骨之间的外关穴1分钟，接着按摩腹部的章门穴2分钟，最后按摩肩髎穴3分钟。

其他病症配伍穴位

肩臂痛 | 配伍穴位：肩髎穴、曲池穴

肩周炎 | 配伍穴位：合谷穴、经渠穴、中府穴、内关穴、后溪穴、肩髎穴

肩背疼痛 | 配伍穴位：天宗穴、曲垣穴、肩髎穴

角孙 [jiǎo sūn] 口腔炎症的克星

主治→ 齿龈肿痛 白内障 目生翳膜

《灵枢经·脉度篇》中云："支而横者为络，络之别者为孙。"《针灸大成》中谓："耳郭中间，开口有空，治龈肿、目翳、齿龋，项强等症。"随着年纪增大，老年人的视力渐渐衰退，并且很容易罹患白内障、目生翳膜等眼病，同时还经常伴有齿龈肿痛的症状。此时，可以按摩角孙穴，有很好的改善、治疗功效。

命名

角，耳朵、肾的意思，这里指穴位内的物质为天部的收引之气；孙，火的意思，角为之水，孙为之火，这里指穴位内的物质为天之天部的气态物。"角孙"的意思是指天之天部的收引冷降之气从此处穴位汇入三焦经。

祛病疗疾

齿龈肿痛、白内障、目生翳膜、耳部肿痛、项强、口腔炎等。

部位

属手三焦经经脉的穴道，在人体的头部，折耳郭向前，耳尖直上入发际处。

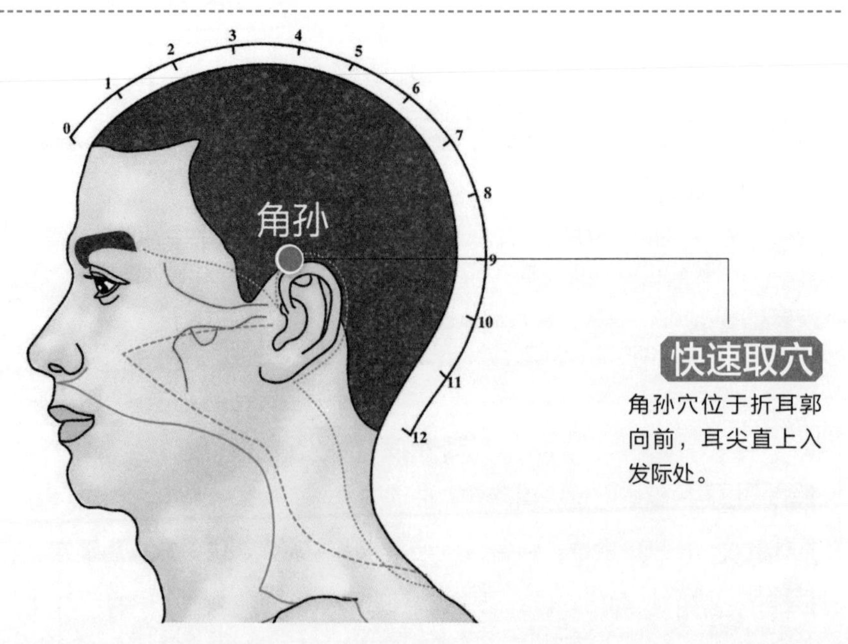

快速取穴

角孙穴位于折耳郭向前，耳尖直上入发际处。

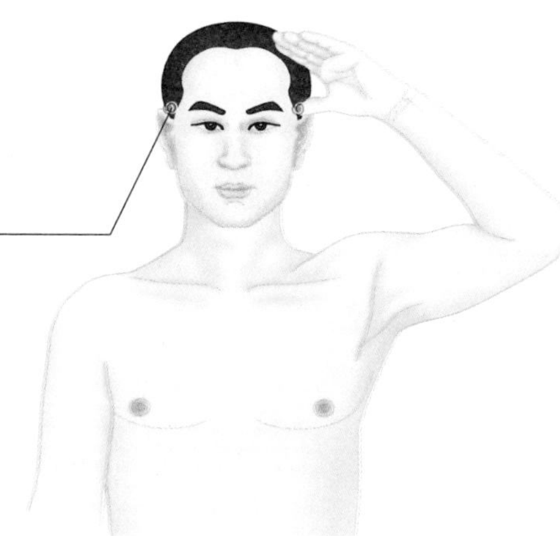

取穴技巧

正坐，举两手，用拇指指腹由后向前将耳翼摺屈，并顺势向上滑向耳翼尖所着之处，两中指指尖恰好相连于头顶正中线上，拇指所在位置的穴位即是。

自我按摩

用拇指指腹揉按穴位，有胀痛的感觉。每天早晚各揉按1次，每次左右各（或双侧同时）1~3分钟。

治疗功用：清热消肿，散风止痛。

程度	拇指压法	时间/分钟
适度		1~3

配伍治病　轻松疗疾

口腔炎 | 配伍穴位：中冲穴、角孙穴

疾病概述：口腔炎是口颊、舌边、上腭、齿龈等处发生溃疡，周围红肿作痛，溃面有糜烂。中医认为由脾胃积热、心火上炎、虚火上浮而致。口腔炎形成的原因是偏食。胃弱也会引起，但这种情形最多只占1/5，几乎都是因缺少维生素B所引起。因此患口腔炎可说是身体亚健康的信号。

按摩顺序与技法：指压中冲穴对治疗口腔炎非常有效。中冲穴位于中指指根中央，指压时一面缓缓吐气，一面强压6秒钟，如此左右各做10次，接着按摩角孙穴3分钟。每天做3遍，再辅助一定的药物，就能治愈口腔炎。

其他病症配伍穴位

项强 | 配伍穴位：列缺穴、角孙穴

白内障 | 配伍穴位：印堂穴、太阳穴、角孙穴、睛明穴、风池穴

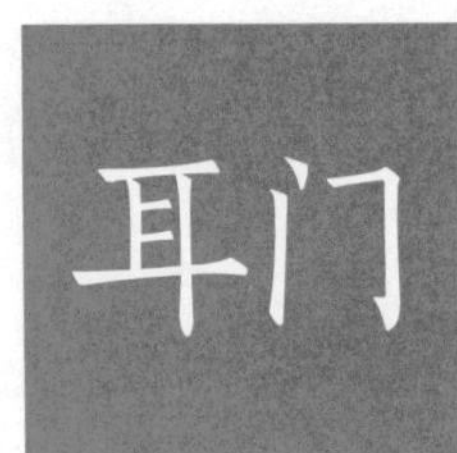

[ěr mén]

耳部疾患保养穴

主治→耳流脓汁—重听—耳道炎—耳鸣

俗话说：“穴当耳前，犹如门户。”作为耳部要穴，这个穴位能够治疗诸多的耳部疾患。据中国古典医书记载，此穴位可以医治耳鸣、耳聋、眩晕、牙痛、口噤、唇吻强急、头颔痛、腰痛。如果双耳因意外事故，不断流脓、生疮，或者耳如蝉鸣、重听等。按摩这个穴位，能够使症状得到缓解。

命名

耳，指穴位内气血作用的部位为耳；门，指出入的门户。“耳门”的意思是指三焦经经气中的滞重水湿在此处穴位冷降后，由耳孔流入体内。

祛病疗疾

耳流脓汁、重听、耳鸣、耳道炎、耳聋、牙痛、牙周炎、聋哑等。

部位

属手三焦经经脉的穴道，在人体的头部侧面，耳朵前部，耳珠上方稍前的缺口陷中，即听宫穴的上方。

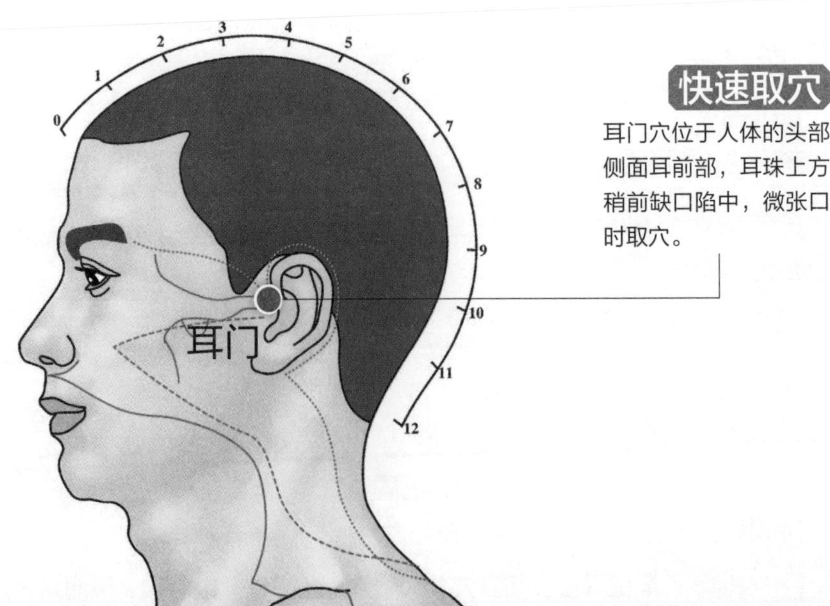

快速取穴

耳门穴位于人体的头部侧面耳前部，耳珠上方稍前缺口陷中，微张口时取穴。

3秒钟精确取穴　1分钟学会按摩

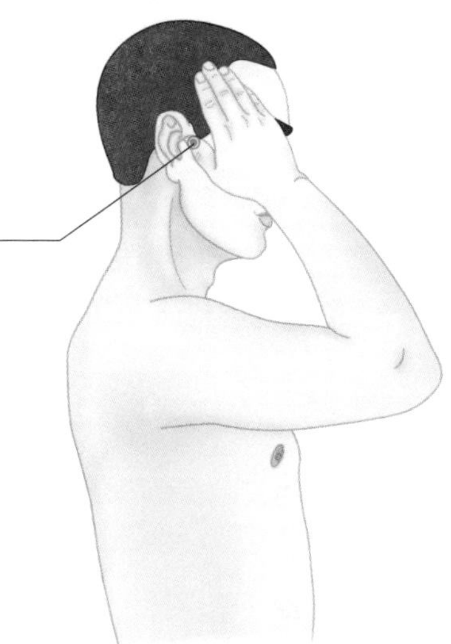

取穴技巧

正坐，举双手，指尖朝上，掌心向内，轻扶头，四指放在偏头处。拇指指尖摸至耳珠上缺口前，轻张嘴。拇指指尖垂直揉按凹陷中穴位即是。

自我按摩

拇指指尖垂直揉按耳门穴，有胀痛的感觉。每天早晚各揉按1次，每次左右两穴各（或双侧同时）揉按1～3分钟。

治疗功用：开窍聪耳，泄热活络。

程度	拇指压法	时间/分钟
重		1~3

配伍治病　轻松疗疾

牙周炎 | 配伍穴位：兑端穴、耳门穴

疾病概述：牙周炎是侵犯牙龈和牙周组织的慢性炎症，是一种破坏性疾病，其主要特征为牙周袋的形成及袋壁的炎症，牙槽骨吸收和牙齿逐渐松动。本病多因为菌斑、牙石、食物嵌塞、不良修复体、咬创伤等引起，牙龈发炎肿胀，同时使菌斑堆积加重，并由龈上向龈下扩延。

按摩顺序与技法：兑端穴位于人体的面部，当上唇的尖端，人中沟下端的皮肤与唇的移行部，以拇指指腹适度按压2分钟，接着按压耳门穴2分钟即可。

其他病症配伍穴位

牙痛 | 配伍穴位：颊车穴、地仓穴、丝竹空穴、耳门穴

耳聋 | 配伍穴位：兑端穴、耳门穴

丝竹空

[sī zhú kōng]

头痛头晕全没了

主治→头痛—头晕—目眩—视物不明

在这里，“丝竹”指的是眉毛，“空”指的是孔窍，是医治眼部疾病的一个重要穴位。此外，不论高血压、低血压、脑充血、脑贫血，还是受风寒等各种原因造成的头痛、头晕、目眩等，按压这个穴位，都有助于止痛、止晕。平时多按一按此穴，有很好的保健调理功效。

命名

丝竹，在古代指弦乐器，是八音之一，这里指气血的运行就像声音飘然而至；空，空虚的意思。“丝竹空”的意思是指穴外天部的寒湿水气从此处穴位汇入三焦经后冷降归地。

祛病疗疾

偏头痛、头晕、目眩、目赤肿痛、眼球充血、睫毛倒生、视物不明、眼睑跳动、癫痫等。

部位

属手三焦经经脉的穴道，在人体面部，眉梢凹陷处。

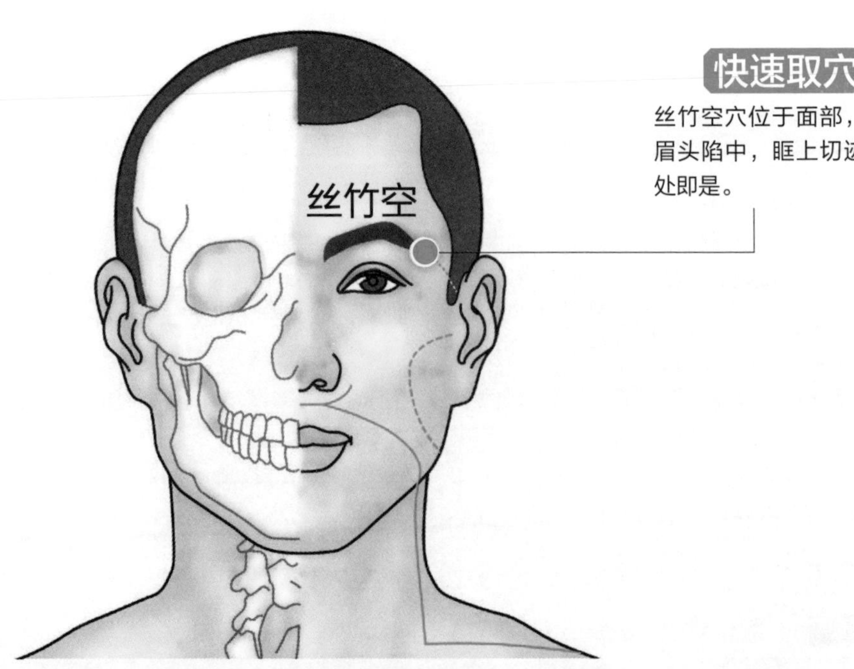

3秒钟精确取穴　1分钟学会按摩

取穴技巧

正坐，举双手，四指指尖朝上，掌心向内，拇指指腹向内按两边眉毛外端凹陷之穴位即是。

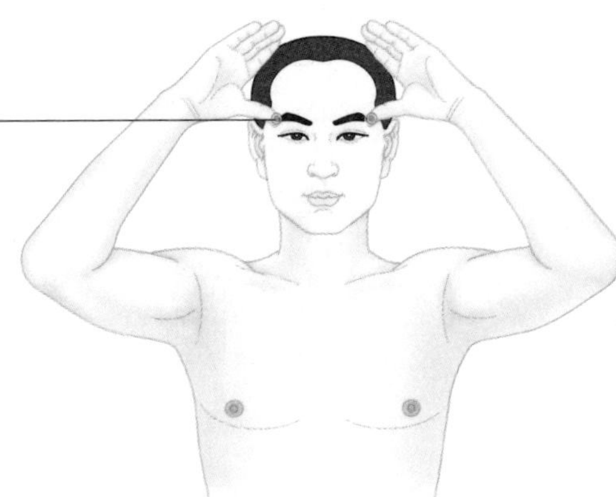

自我按摩

拇指指腹，向内揉按两边眉毛外端凹陷之穴位，有酸、胀、痛的感觉。每天早晚各1次，每次左右各揉按1～3分钟。

治疗功用：清头明目，散热镇惊。

程度	拇指压法	时间/分钟
轻		1~3

配伍治病　轻松疗疾

偏头痛 | 配伍穴位：丝竹空穴、太阳穴、外关穴

疾病概述：偏头痛是反复发作的一种搏动性头痛。它发作前常有视物模糊、肢体麻木等先兆，约数分钟至1小时左右出现一侧头部一跳一跳的疼痛，并逐渐加剧，直到出现恶心、呕吐后，感觉才会有所好转。

按摩顺序与技法：头痛一旦发生，大部分人都会有意无意地去按压太阳穴，这是十分正确的。如果想让头痛好得更快一些，还可加按丝竹空穴和外关穴。第一步按压丝竹空穴1分钟，第二步揉摩太阳穴2分钟，最后，按压手部的外关穴3分钟。每天坚持，效果更佳。

其他病症配伍穴位

目赤肿痛 | 配伍穴位：睛明穴、攒竹穴、丝竹空穴、瞳子髎穴

癫痫 | 配伍穴位：足通谷穴、太冲穴、丝竹空穴

第十一章 足少阳胆经经穴

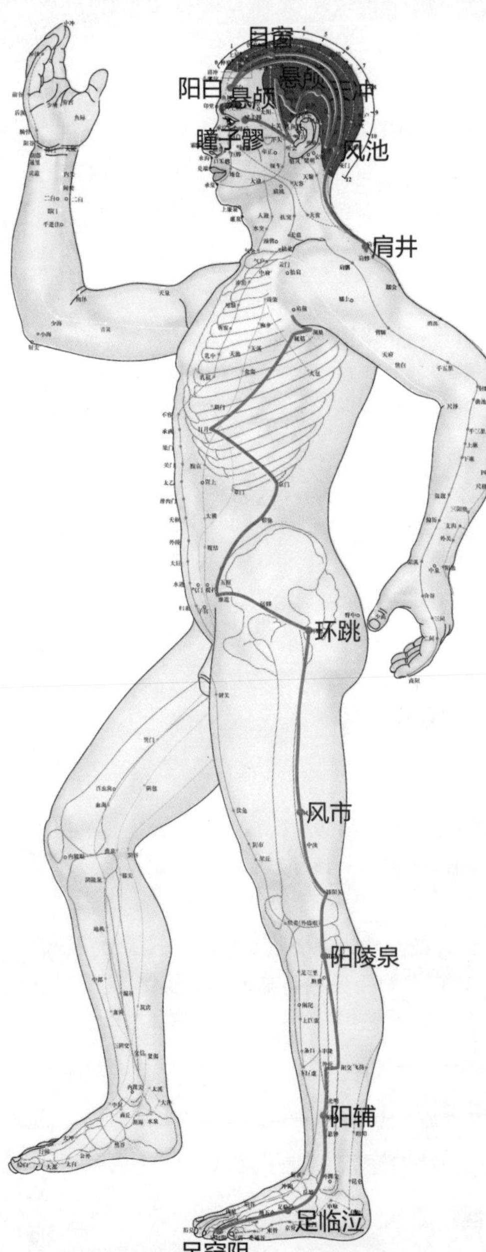

穴位歌

足少阳经瞳子髎，四十四穴行迢迢，
听会上关颔厌集，悬颅悬厘曲鬓翘，
率谷天冲浮白次，窍阴完骨本神至，
阳白临泣开目窗，正营承灵脑空是，
风池肩井渊腋长，辄筋日月京门乡，
带脉五枢维道续，居髎环跳市中渎，
阳关阳陵复阳交，外丘光明阳辅高，
悬钟丘墟足临泣，地五侠溪窍阴闭。

足少阳胆经经穴

足少阳胆经是现在很热门的一条经，它在我们身体上循行的路线是最长的，沿着经络循行刺激能够改善气血的运行，它起始于外眼角，走在我们身体的两个侧面，从小腿到上身，再到脖子和头。《灵枢·经脉》有关此经的病候记载：“口苦，善太息，心胁痛，不能转侧，甚者面微有尘，体无膏泽，足外反热，是为阳厥。”

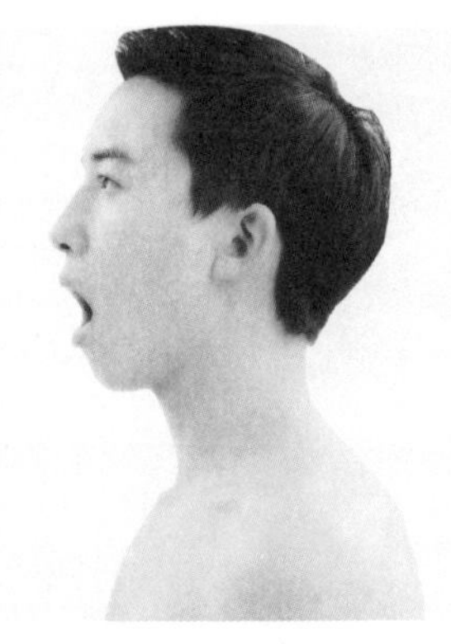

经络养生时间

子时（23:00~01:00）

此时胆经最旺

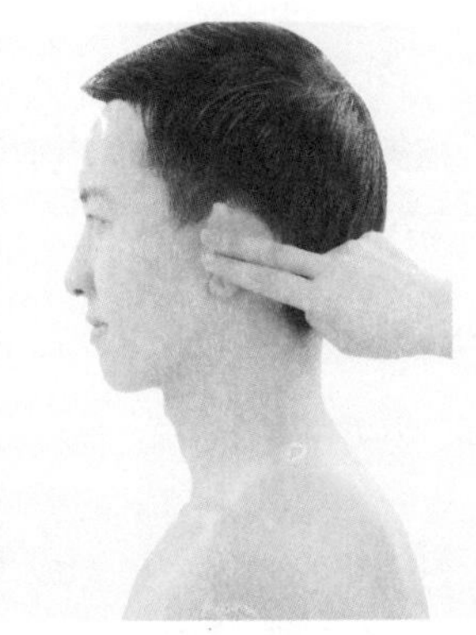

按摩养生方法

胆经循行路线比较长，从头到脚，经过部位多。如果选择子时入睡，可以拍打胆经，或者用手指刮拭头部，力度要均匀，可以起到排毒的作用，力度大会影响睡眠。

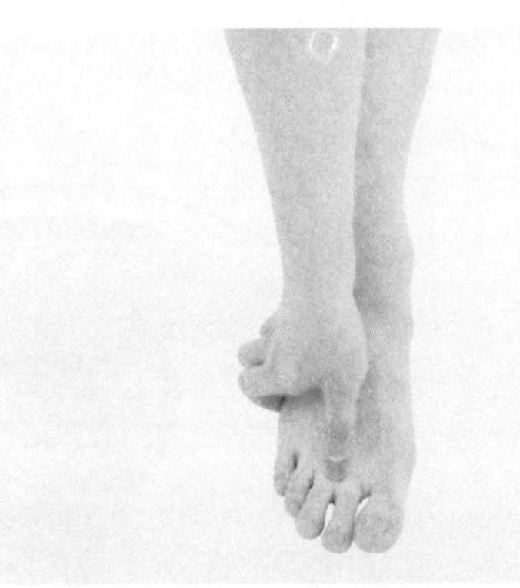

日常养生指导

临床调查发现，心脏病患者一半以上都是在夜间发病和死亡。家里如果有心脏病患者，要加强观察，最好备一些救心丸。这时要上床睡觉，有利于骨髓造血。凡在23点前入睡，晨醒后头脑清晰、气色红润。

易潜伏的疾病

脏腑症：胆出现问题，会容易出现口苦、消化不良、黄疸、胁痛等症状。

经络症：胆经发生病变时，偏头痛、外眼角痛，经脉循行经过的部位颈及锁骨上窝肿痛，股、膝、小腿外侧等发生疼痛、肿胀。

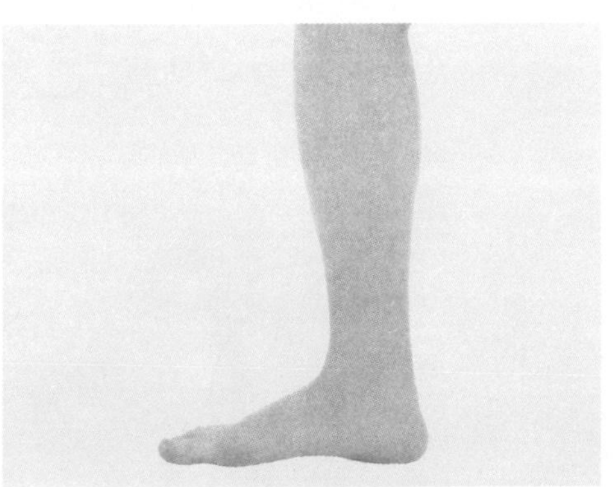

天冲

[tiān chōng]

牙龈肿痛找天冲

主治 → 头痛—齿龈肿痛—癫痫

这个穴位的名称出自《针灸甲乙经》，在《千金要方》作“天衢”，属足少阳胆经。作为足少阳胆经上的一个重要穴位，它具有止痛的作用。比如说，当你头痛或者牙龈肿痛的时候，轻轻按摩这个穴位，有助于缓解疼痛。

命名

天，指天部气血；冲，指气血运行为冲射之状。“天冲”的意思是指胆经经气吸热后胀散，并由本穴冲射于天之各部。

祛病疗疾

头痛、齿龈肿痛、癫痫、惊恐、瘿气等疾患。

部位

这个穴位在头部，耳根后缘直上入发际2寸，率谷穴后0.5寸处。

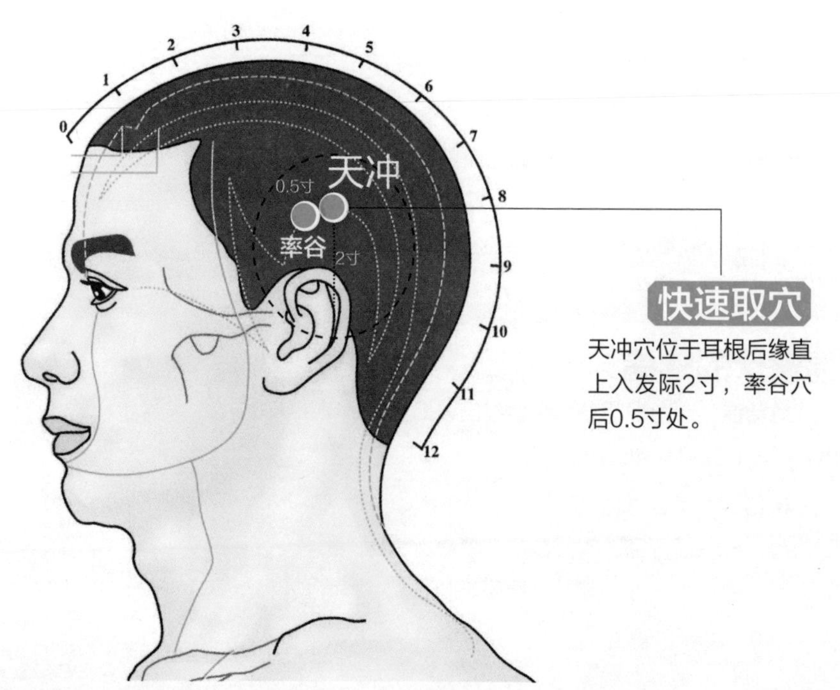

快速取穴

天冲穴位于耳根后缘直上入发际2寸，率谷穴后0.5寸处。

取穴技巧

正立，双手抬起，掌心朝外将食指、中指和无名指并拢平贴于耳尖后，食指位于耳尖后发际，无名指所在位置的穴位即是。

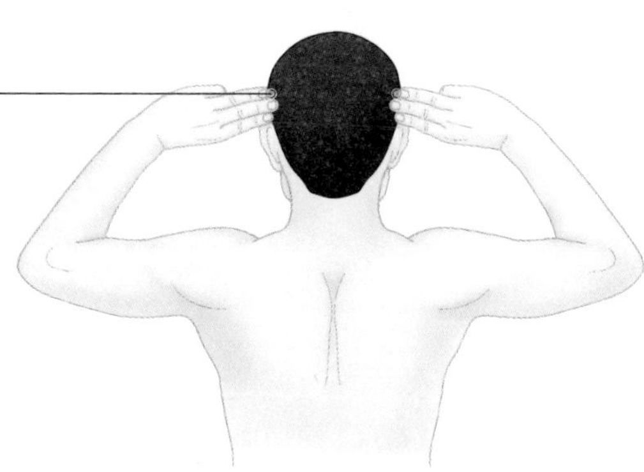

自我按摩

将四指并拢轻按于天冲穴，每天早晚各揉按1次，每次左右各（或双侧同时）揉按1~3分钟。

治疗功用：清热消肿，祛风定惊，益气补阳。

程度	四指按压	时间/分钟
适度		1~3

配伍治病　轻松疗疾

齿龈肿痛 | 配伍穴位：天冲穴、大迎穴

疾病概述：即牙齿根部痛，而且其周围齿肉肿胀，故称牙龈肿痛。如果是普通的牙龈发炎，吃一点消炎药，配合按摩治疗即可；如果是蛀牙引起的牙肉肿痛，最好去医院看一下。

按摩顺序与技法：四指并拢，置于头部的天冲穴按摩3分钟，然后用拇指分别置于脸部两侧的大迎穴，按压20次即可。

其他病症配伍穴位

瘿气 | 配伍穴位：合谷穴、足三里穴、气舍穴、列缺穴、风池穴、天冲穴

癫痫 | 配伍穴位：束骨穴、天冲穴

头痛 | 配伍穴位：目窗穴、风池穴、天冲穴

阳白

[yáng bái]

眼睛保健少不了

主治→目眩—目痛—外眦疼痛—头痛

据古代医书记载，这个穴位能够治疗头痛、头风、目眩、目赤肿痛、眉目间痛、夜盲、近视、远视、眼睑动、项强急不可以顾、背寒不得温等病症。近代中医临床中，有经验的医生还利用这个穴位治疗面瘫、三叉神经痛、眶上神经痛、眼睑下垂等多种疾病。经常按摩此穴，对眼部保健具有明显疗效。

命名

阳，天部的意思，这里指气；白，明亮清白的意思。“阳白”的意思是指胆经的湿冷水气在这个穴位处吸热后胀散。

祛病疗疾

头痛、眼睑炎、目赤肿痛、眶上神经痛、面神经麻痹、夜盲、呕吐、恶寒等。

部位

属足胆经经脉的穴道，在人体面部，瞳孔的直上方，距离眉毛上缘约1寸处。

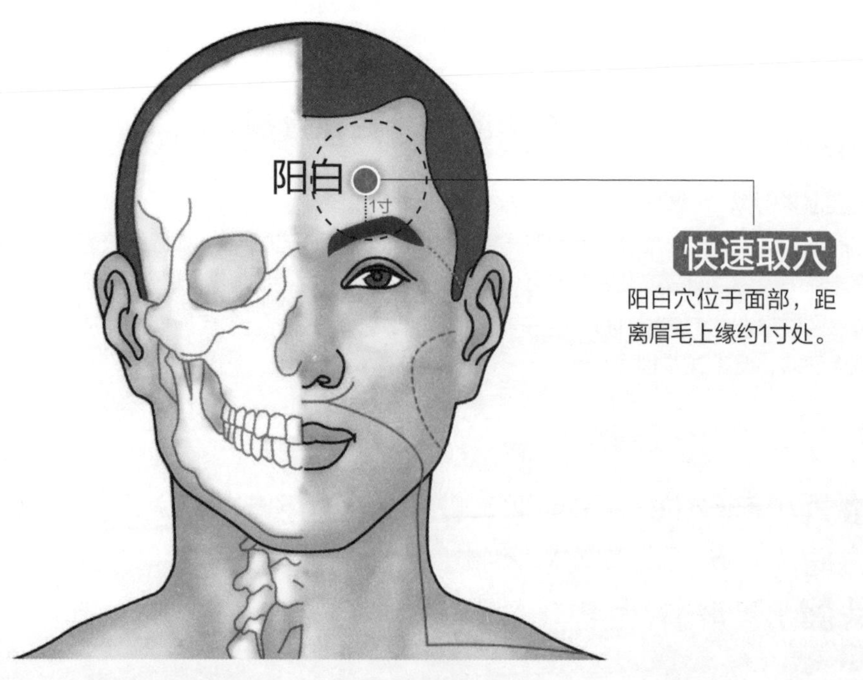

3秒钟精确取穴　1分钟学会按摩

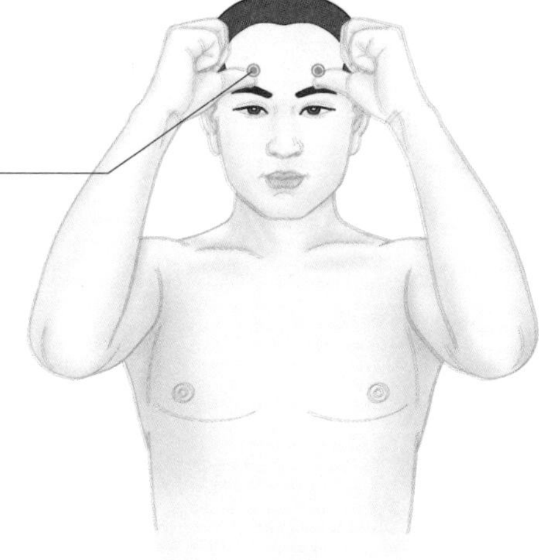

取穴技巧

正坐，举两手两肘尖顶放桌面上，轻握拳，掌心向下，将拇指指尖贴于眉梢正上方，拇指指尖正上方的穴位即是。

自我按摩

用拇指弯曲时的指节处，从内往外轻轻刮按穴位处，有一种特殊的酸痛感。每天早晚各揉按1次，每次左右各（或双侧同时）揉按1～3分钟。

治疗功用：疏风清热，清头明目。

程度	拇指刮按法	时间/分钟
重		1~3

配伍治病　轻松疗疾

目赤肿痛 | 配伍穴位：睛明穴、鱼腰穴、阳白穴、太阳穴

疾病概述：多因外感风热时邪，侵袭目窍，郁而不宣；或因肝胆火盛，循经上扰，以致经脉闭阻，血壅气滞，骤然发生目赤肿痛。古代文献根据发病原因、症状急重和流行性，又称之为“风热眼”“暴风客热”“天行赤眼”等。

按摩顺序与技法：人的眼睛周围分布着很多有用的穴位，本次选用了睛明穴、鱼腰穴、阳白穴和太阳穴这四个穴位作为治疗目赤肿痛配穴。闭目养神，拿捏睛明穴20次；接着用双手食指的侧边来回刮鱼腰穴和阳白穴各20次；最后揉摩太阳穴1分钟即可。

其他病症配伍穴位

眼睑炎 | 配伍穴位：睛明穴、攒竹穴、鱼腰穴、阳白穴

呕吐 | 配伍穴位：中脘穴、缺盆穴、内关穴、足三里穴、阳白穴、太冲穴

目窗

[mù chuāng]

眼睛疲劳按目窗

主治→远视—近视—小儿惊痫

古代医书记载，这个穴位能够治疗头痛、头旋、目痛、远视不明、青盲、头面浮肿、上齿龋肿等疾患。在现代中医临床中，常利用这个穴位治疗近视。眼睛近视的学生平常可以多按按这个穴位，对视力的保健很有好处。此外，经常按压这个穴位，还能够缓解眼睛的疲劳、酸涩，使眼睛变得炯炯有神。

命名

目，肝之所主，这里指穴内物质为肝木之性的风气；窗，气体交换的通道。“目窗”的意思是指胆经气血在穴位这里吸热后化为阳热风气。

祛病疗疾

头疼、目眩、目赤肿痛、远视、近视、面部浮肿、上齿龋肿、小儿惊风等。

部位

这个穴位在人体的头部，前发际上1.5寸，头正中线旁开2.5寸处。

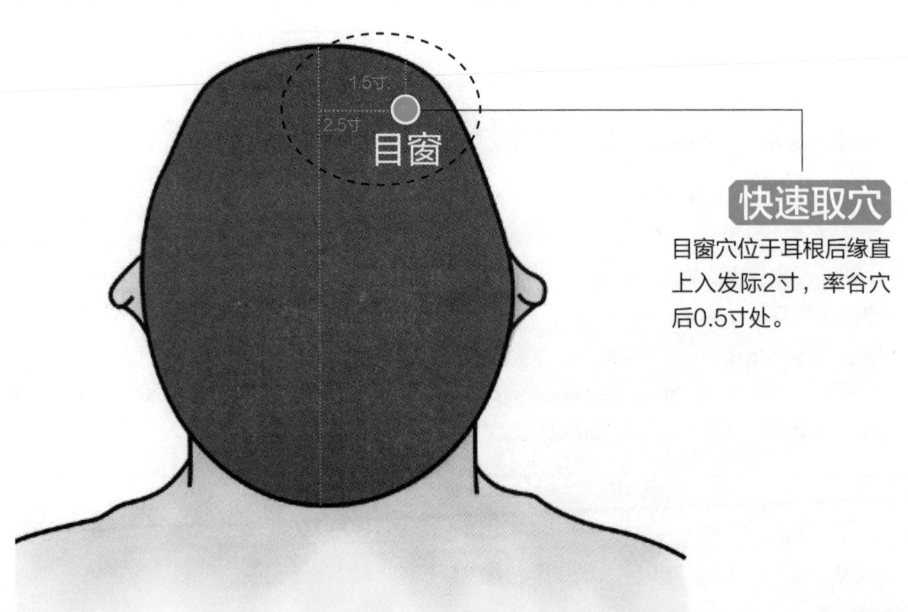

快速取穴

目窗穴位于耳根后缘直上入发际2寸，率谷穴后0.5寸处。

3秒钟精确取穴　1分钟学会按摩

取穴技巧

端坐于桌旁，略微低头，臂肘置于桌上，掌心向内，小指平贴于发际处，中指所在位置的穴位即是。

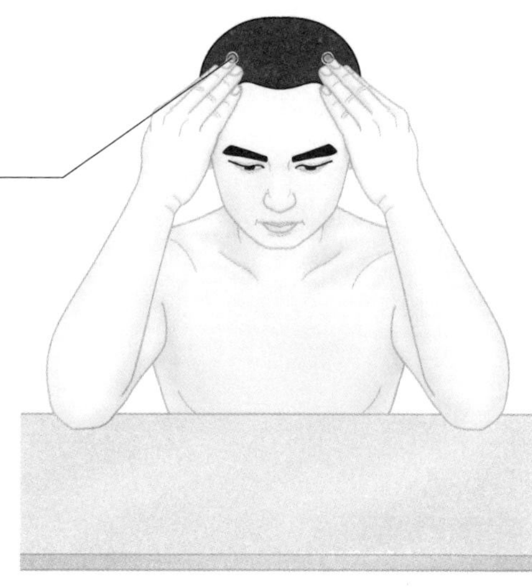

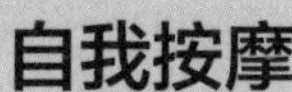

自我按摩

用食指和中指轻按于目窗穴，每天早晚各1次，每次左右各(或双侧同时)按1～3分钟。

治疗功用：明目开窍，补气壮阳。

程度	二指压法	时间/分钟
轻		1~3

配伍治病　轻松疗疾

面部水肿 | 配伍穴位：听宫穴、耳门穴、太阳穴、目窗穴

疾病概述：病情较轻时，首先出现两侧眼睑水肿，随着病情加重，上眼睑下垂，眼裂变小，用手指按压前额部皮肤，或用手指捏挤眼睑部皮肤均有压痕或皮肤皱痕，证明有水肿存在。

按摩顺序与技法：在耳朵后面淋巴结的位置上，打开双手，拇指和食指呈V字形，夹在耳朵后面按摩听宫穴和耳门穴各1分钟。接着用整个手掌包覆住脸，手指朝向太阳穴的方向移动直到中指触碰到目窗穴，重复10次。最后双手在腮部用力向上拉皮肤，同时有意识地想着“往上提”，这样按摩的效果会更好。

其他病症配伍穴位

目赤肿痛 | 配伍穴位：太阳穴、承泣穴、目窗穴

小儿惊风 | 配伍穴位：颅息穴、支沟穴、目窗穴

风池

[fēng chí]

清热醒脑治感冒

主治→感冒—头痛—头晕—中风

《灵枢·热病》篇云：“风为阳邪，其性轻扬，头顶之上，惟风可到，风池穴在颞颥后发际陷者中，手少阳、阳维之会，主中风偏枯，少阳头痛，乃风邪蓄积之所，故名风池。”这个穴位能够治疗头痛、眩晕、热病汗不出、疟、中风不语、瘿气、颈项强痛、目不明、目赤痛、眼目生花、耳病、鼻衄、痉挛等疾病。

命名

风，指穴内物质为天部的风气；池，屯居水液之器，这里指穴内物质富含水湿。“风池”的意思是指有经气血在此穴位化为阳热风气。

祛病疗疾

感冒、偏头痛、中风、热病、颈项强痛、眼病、鼻炎、耳鸣、耳聋、咽喉疾患、腰痛、高血压等。

部位

属足胆经经脉的穴道，位于人体的后颈部，后头骨下，两条大筋外缘陷窝中，与耳垂齐平。

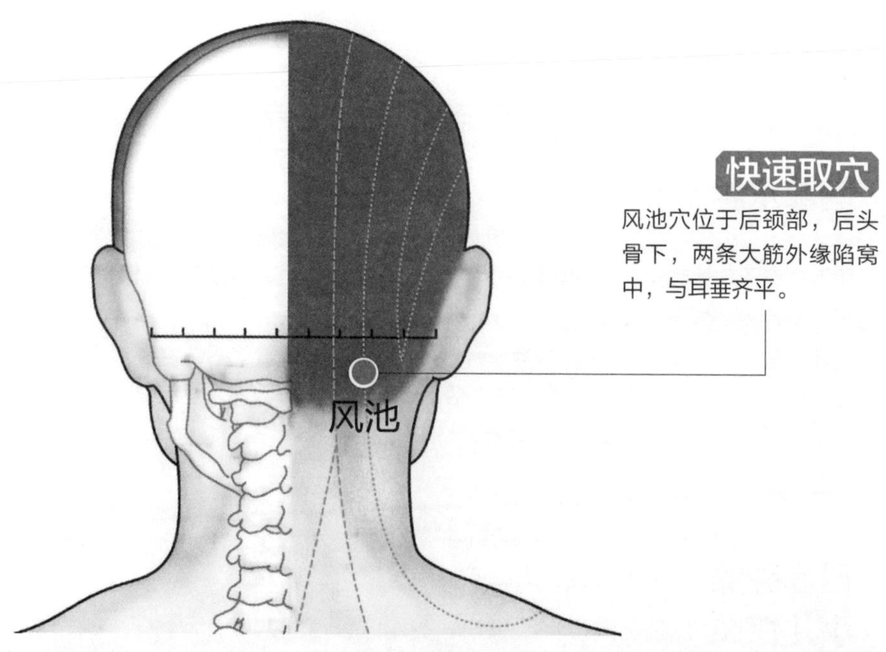

3秒钟精确取穴 1分钟学会按摩

取穴技巧

正坐，举臂抬肘，肘约与肩同高，屈肘向头，双手置于耳后，掌心向内，指尖朝上，四指轻扶头（耳上）两侧。拇指指腹位置的穴位即是。

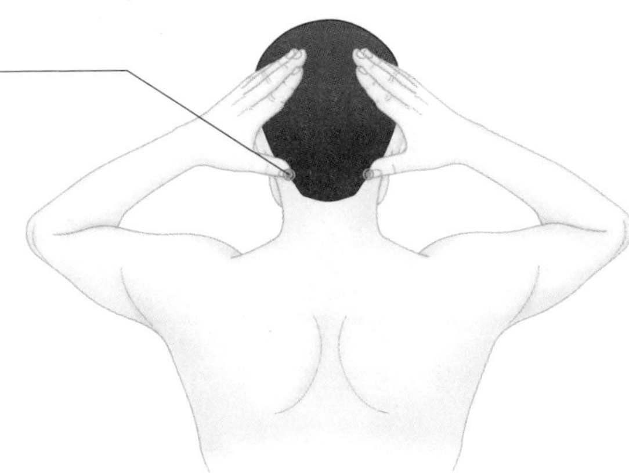

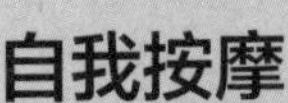

自我按摩

用拇指指腹，由下往上揉按穴位，有酸、胀、痛的感觉，重按时鼻腔有酸胀感。每天早晚各揉按1次，每次左右各（或双侧同时）揉按1～3分钟。

治疗功用：清热解毒，平肝熄风。

程度	拇指压法	时间/分钟
轻		1~3

配伍治病 轻松疗疾

目痛不能视 | 配伍穴位：上星穴、脑户穴、风府穴、风池穴

疾病概述：目痛，一般日间痛属阳痛；夜间痛属阴痛。痛而烦闷为气实；痛而恶寒为气虚。隐隐作痛，时作时止，为阴虚火动；痛如针刺，持续无间，为火邪有余。痛而干涩不适，为津液耗损或水亏血虚；赤痛而多分泌物，眵泪胶黏，为风热壅盛。

按摩顺序与技法：依次轻轻颤动头部的上星穴、脑户穴和风府穴各2分钟，然后停留在风池上按摩3分钟即可。

其他病症配伍穴位

中风 | 配伍穴位：水沟穴、百会穴、风池穴、十宣穴、太冲穴

偏头痛 | 配伍穴位：丝竹空穴、太阳穴、风池穴

[huán tiào]

环跳 轻松解决腰腿疼

主治→腰胯疼痛—下肢麻痹—大腿肌炎

日常生活中，我们可能会偶尔碰到一不小心闪了腰，或者腰痛得让人难受，没有办法伸直等情况，走路的时候也驼着背，躺卧的时候一定要垫棉絮，并且在床上丝毫也不能够动弹，稍微转下身就疼得要命。遇到这些情况时，只要轻轻按揉背部痛点和环跳穴，就能够迅速止痛。

命名

环，指穴内物质为天部肺金特性的凉湿之气；跳，跳动的意思。“环跳”的意思是指胆经水湿在这里大量气化为天部阳气。

祛病疗疾

腰痛、背痛、腿痛、坐骨神经痛、下肢麻痹、大腿肌炎、膝部肌炎、风疹、脚气等。

部位

在人体的股外侧部，侧卧屈股，股骨大转子最凸点与骶管裂孔连线的外1/3与中1/3的交点处。

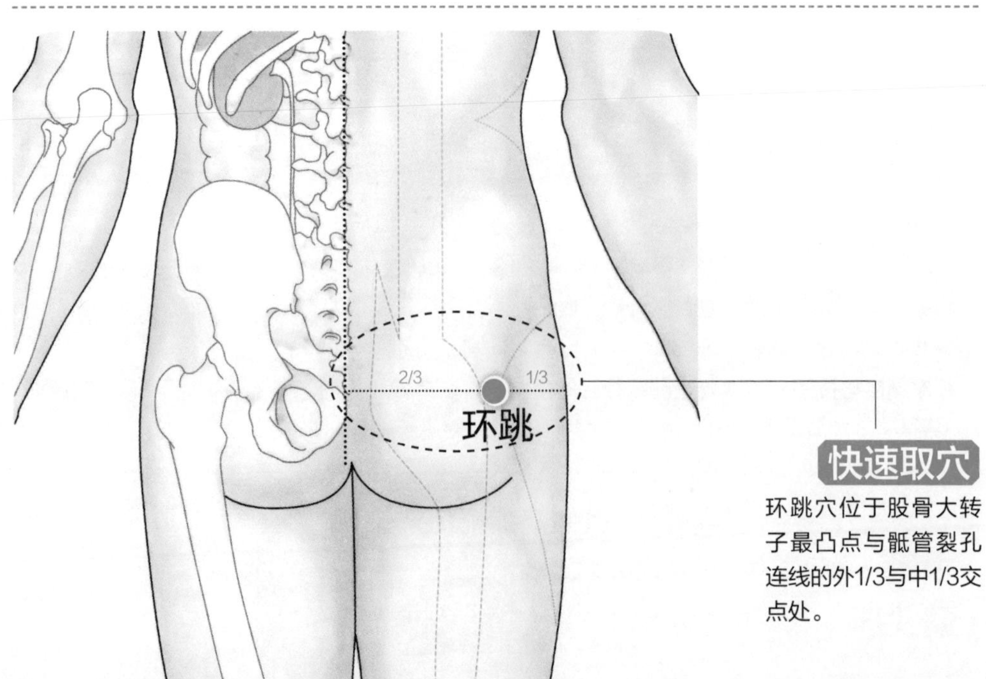

快速取穴

环跳穴位于股骨大转子最凸点与骶管裂孔连线的外1/3与中1/3交点处。

3秒钟精确取穴　1分钟学会按摩

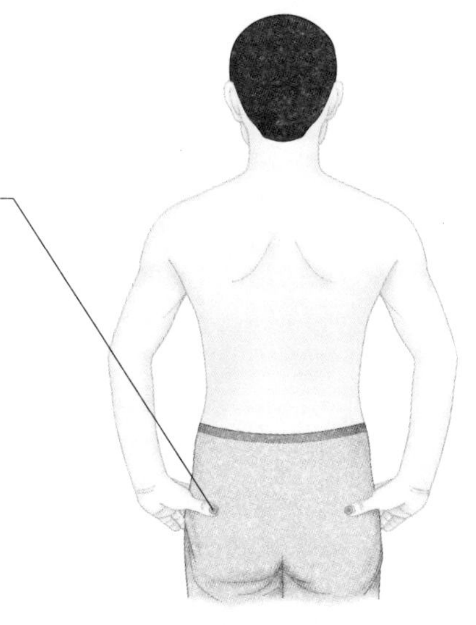

取穴技巧

自然站立，或侧卧，伸下足，屈上足，同侧手插腿臀上，四指在前，拇指指腹所在位置的穴位即是。

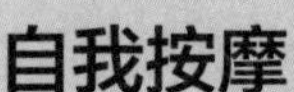

自我按摩

用拇指的指腹稍用力按摩穴位，有酸痛感，用力按压时下肢还有酸麻感，每次按揉3~5分钟。

治疗功用： 祛风化湿，强健腰膝。

程度	拇指压法	时间/分钟
重		1~3

配伍治病　轻松疗疾

下肢痹痛 | 配伍穴位：环跳穴、殷门穴、委中穴、阳陵泉穴、昆仑穴

疾病概述： 有的以下肢末端剧痛而致活动受限；有的以肌肉（主要为腓肠肌）疼痛，久之导致肌肉萎缩而行动不便等。

按摩顺序与技法： 一次按压从臀部到脚部的环跳穴、殷门穴、委中穴、阳陵泉穴和昆仑穴各3分钟。每天早晚各2次。

其他病症配伍穴位

风疹 | 配伍穴位：风池穴、曲池穴、环跳穴

脚气 | 配伍穴位：环跳穴、太冲穴

风市

[fēng shì]

瘫痪患者的福音

主治→中风-半身不遂-下脚痿痹-全身瘙痒

不知你或者家人是否受到风湿的困扰，甚至时常有肢体麻木的感觉？遇到这种情况时，不妨按揉一下风市穴。在近现代中医临床中，有经验的医生经常利用这个穴位治疗患者的坐骨神经痛、股外侧皮神经痛、下肢瘫痪、荨麻疹、脚冷、痹痛、风湿关节炎、膝腿酸软无力、腰重起坐难等疾患。

命名

风，风气的意思；市，集市的意思。“风市”的意思是指胆经经气在这个穴位散热冷缩后，化为水湿风气。

祛病疗疾

瘫痪、风湿、半身不遂、腿膝酸痛、腰重起坐难、感冒、下肢痿痹、麻木、脚气、全身瘙痒等。

部位

属足胆经经脉的穴道，在大腿外侧的中线上，腘横纹上7寸，或者直立垂手时，中指尖所在的部位。

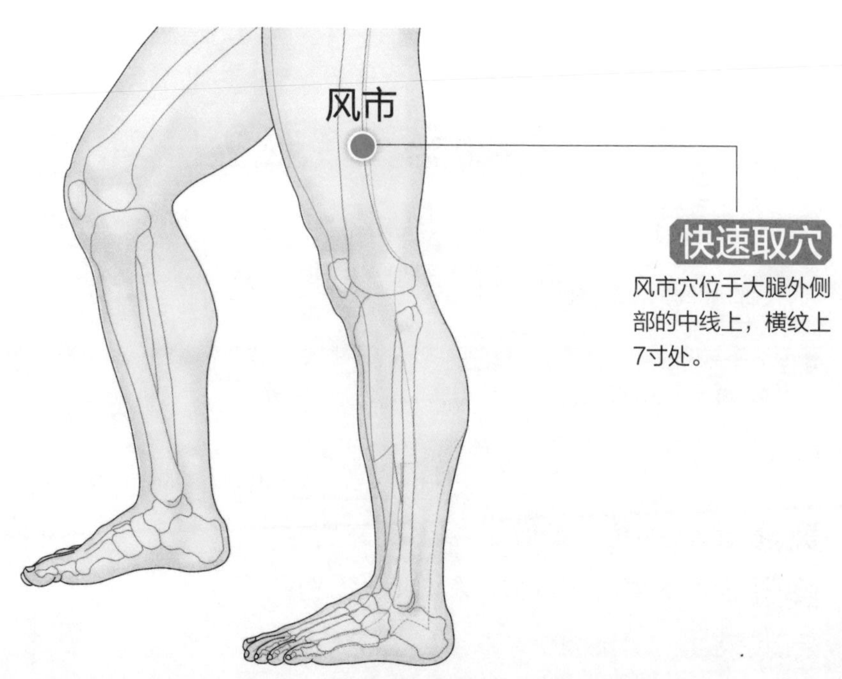

快速取穴

风市穴位于大腿外侧部的中线上，横纹上7寸处。

3秒钟精确取穴　1分钟学会按摩

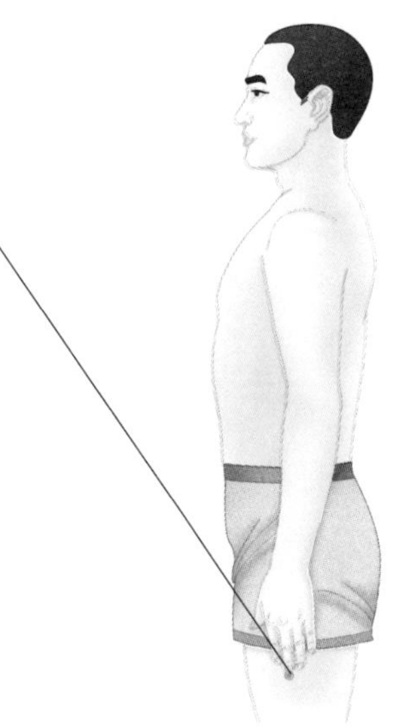

取穴技巧

直立，或侧卧，手自然下垂，手掌轻贴大腿中线如立正状。中指指腹所在位置的穴位即是。

自我按摩

用中指的指腹垂直下压穴位，有酸、胀、麻等感觉。先左后右，每次两侧穴位各按压1～3分钟，也可以两侧穴位同时按揉。

治疗功用： 祛风化湿，通经活络。

程度	中指压法	时间/分钟
重		1~3

配伍治病　轻松疗疾

瘫痪 | 配伍穴位：承扶穴、环跳穴、承山穴、风市穴

疾病概述： 由于神经机能发生障碍，身体一部分完全或不完全地丧失运动能力。瘫痪是指随意动作的减退或消失，临床上将瘫痪分为功能性瘫痪和器质性瘫痪两类。前者由心因性引起，即癔症性瘫痪；器质性瘫痪按照病变的解剖部位可分为上运动神经元瘫痪、下运动神经元瘫痪和肌病瘫痪。

按摩顺序与技法： 首先按摩承扶穴3分钟，接着用中指加大力度按摩臀部的环跳穴2分钟，然后按摩承山穴和风市穴各2分钟。

其他病症配伍穴位

类风湿 | 配伍穴位：风池穴、大椎穴、风市穴

伤寒感冒 | 配伍穴位：风府穴、风市穴

阳陵泉 [yáng líng quán] 抽筋痛苦及时消

主治→抽筋—麻痹—腰腿疲劳—胃溃疡

长期筋骨僵硬、酸痛，容易抽筋的人，平时多按压这个穴位，可以改善症状。古代医书还记载这个穴位对“胆病、善太息、口苦、胁下痛胀、吐逆、喉鸣、诸风、头面肿、头痛、眩晕、遗尿、痉挛、筋疼、膝伸不得屈、冷痹、半身不遂、脚冷无血色、膝肿麻木、草鞋风”等病，都具有良好的医治效果。

命名

阳，阳气；陵，土堆；泉，源源不断。“阳陵泉”是指胆经的地部经水在此穴位大量气化。

祛病疗疾

抽筋、筋骨僵硬、酸痛、肋间神经痛、肩关节痛、膝关节痛、胃溃疡、肝炎、高血压、胆绞痛、胆囊炎、胆道蛔虫等。

部位

属足胆经经脉的穴道，在膝盖斜下方，小腿外侧的腓骨小头稍前的凹陷中。

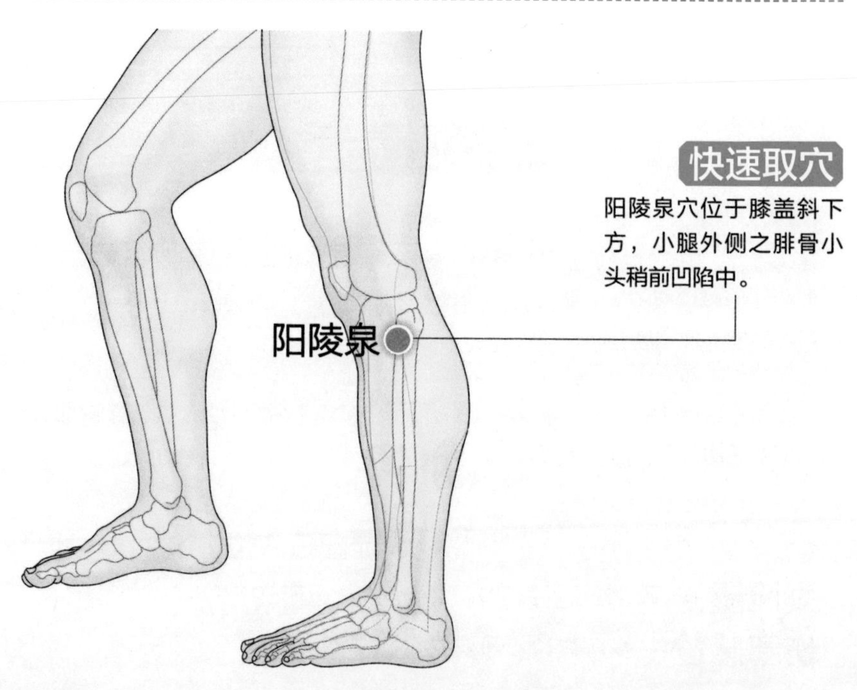

快速取穴

阳陵泉穴位于膝盖斜下方，小腿外侧之腓骨小头稍前凹陷中。

取穴技巧

正坐，垂足，约成90°，上身稍前俯，用左手手掌轻握右脚膝盖前下方，四指向内，拇指指腹所在位置的穴位即是。

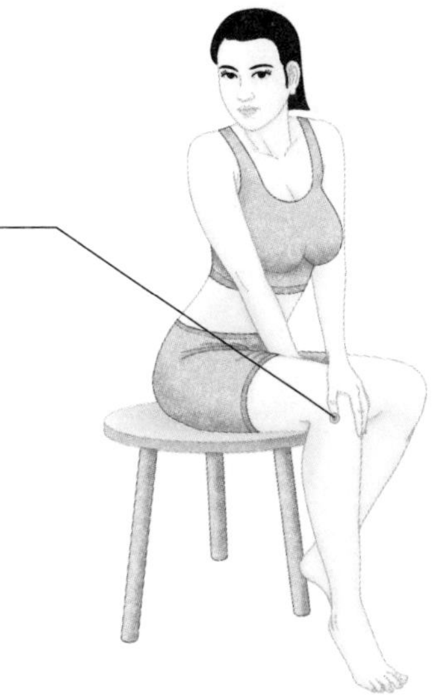

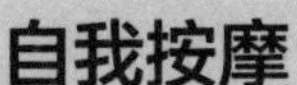

自我按摩

拇指弯曲，用指腹垂直揉按穴道，有酸、胀、痛的感觉。先左后右，两侧穴位每次各揉按1～3分钟。

治疗功用：利肝舒胆，强健腰膝。

程度	拇指压法	时间/分钟
重		1~3

配伍治病　轻松疗疾

黄疸 | 配伍穴位：阳陵泉穴、中封穴、期门穴

疾病概述：黄疸又称黄胆，俗称黄病，是一种由于血清中胆红素升高致使皮肤、黏膜和巩膜发黄的症状和体征。某些肝脏病、胆囊病和血液病经常会引发黄疸的症状。

按摩顺序与技法：首先按摩位于腓骨小头前下方凹陷处的阳陵泉穴3分钟。接着按摩位于人体的足背侧，当足内踝前，胫骨前肌腱的内侧凹陷处的中封穴2分钟。最后按摩期门穴3分钟即可。

其他病症配伍穴位

胆道蛔虫 | 配伍穴位：丘墟穴、阳陵泉穴、迎香穴

胸胁胀满 | 配伍穴位：神封穴、膻中穴、阳陵泉穴、支沟穴

脚气 | 配伍穴位：肩井穴、足三里穴、阳陵泉穴

阳辅

[yáng fǔ]

腰肾功能保护神

主治→肾功能不佳-肾炎-关节疼痛-高血压

腰肾功能不好的人经常会感到腰部虚冷，就好像坐在水中一样，而且膝下浮肿、筋紧，每个关节都很疼痛，全身一会儿这儿疼痛，一会儿那儿疼痛。此时，按摩阳辅穴能够使疼痛迅速得到缓解。古代医书还记载，此穴位可以医治“寒热酸痛、四肢不举、喉痹、酸痹不仁、腰痛、诸风、口苦、胁痛”等疾患。

命名

阳，指阳气；辅，辅佐的意思。“阳辅”的意思是指胆经的水湿之气在此穴位吸热上行。

祛病疗疾

肾功能不佳、肾炎、膝下水肿、痉挛、关节疼痛、偏头痛、高血压、全身神经痛、下肢瘫痪、脚气等。

部位

属足胆经经脉的穴道，在小腿外侧，外踝尖上4寸，腓骨前缘稍前方。

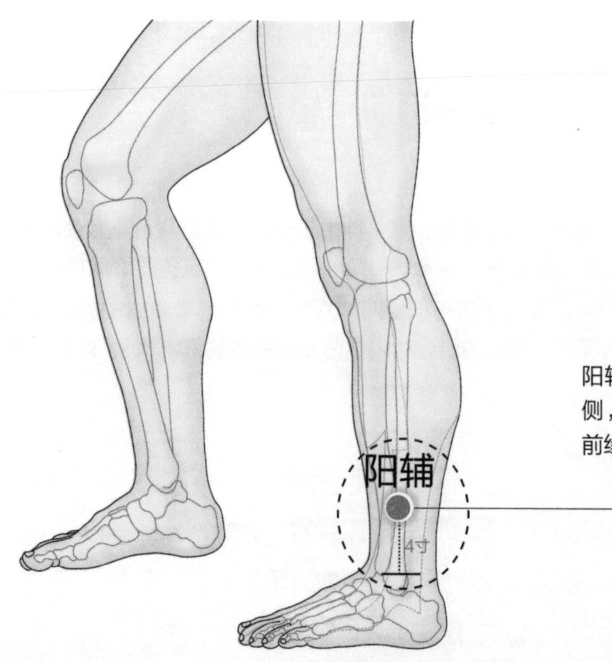

快速取穴

阳辅穴位于人体的小腿外侧，外踝尖上4寸，腓骨前缘稍前方处。

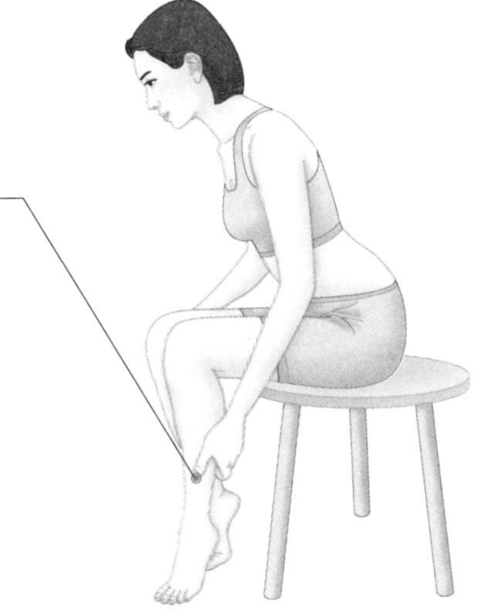

取穴技巧

正坐，垂足，稍向前俯身，用左手、掌心向前，四指在内，拇指在外，由脚跟上向前，抓住小腿跟部，拇指指腹所在位置的穴位即是。

自我按摩

用拇指的指腹揉按穴位，有酸、胀、痛的感觉。先左后右，两侧穴位每次各揉按1~3分钟。

治疗功用： 清热散风，通经活络。

程度	拇指压法	时间/分钟
重		1~3

配伍治病　轻松疗疾

肾炎 | 配伍穴位：肾俞穴、肝俞穴、水道穴、京门穴、阴陵泉穴、三阴交穴、阳辅穴、筑宾穴

疾病概述： 肾炎种类很多，根据最初发病原因可分为原发性肾小球肾炎与继发性肾小球肾炎；按照时间来划分，则分为急性肾炎与慢性肾炎，又称为慢性肾小球肾炎。急性肾炎、慢性肾炎、肾病综合征等是原发性肾炎；紫癜性肾炎、狼疮性肾炎、糖尿病肾病、高血压肾病等称为继发性肾炎。

按摩顺序与技法： 依次按摩肾俞穴、肝俞穴、水道穴、京门穴、阴陵泉穴、三阴交穴、阳辅穴和筑宾穴。

其他病症配伍穴位

高血压 | 配伍穴位：人迎穴、大椎穴、阳辅穴、太冲穴

下肢痹痛 | 配伍穴位：环跳穴、殷门穴、委中穴、承筋穴、阳陵泉穴、阳辅穴、昆仑穴

足窍阴 [zú qiào yīn] 定咳顺气必按穴

主治→心烦—咳逆—胸胁痛—头痛

不知你是否有过这样的体验，生气或疲累后，乳房下肋部位会感到疼痛，而且不断咳嗽，严重时，甚至有气都接上不来的感觉。此时，你手足烦热，却又出不了汗，并且头痛心烦。出现这种情况时，可以按摩足窍阴穴，能帮助你止痛、定咳、顺气。另外，按摩足窍阴穴对烦热、转筋、头痛、喉痹、耳聋耳鸣等病症也有疗效。

命名

足，指穴位在足部；窍，空窍的意思；阴，指穴内物质为阴性水液。“足窍阴”的意思是指胆经经水由此穴回流体内的空窍之处。

祛病疗疾

胸胁痛、心烦、咳逆、偏头痛、目眩、目赤肿痛、耳聋、耳鸣、喉痹、足跗肿痛、多梦、热病、脑贫血、胆道蛔虫症。

部位

属足胆经经脉的穴道，位于第四趾末节外侧，距趾甲角0.1寸。

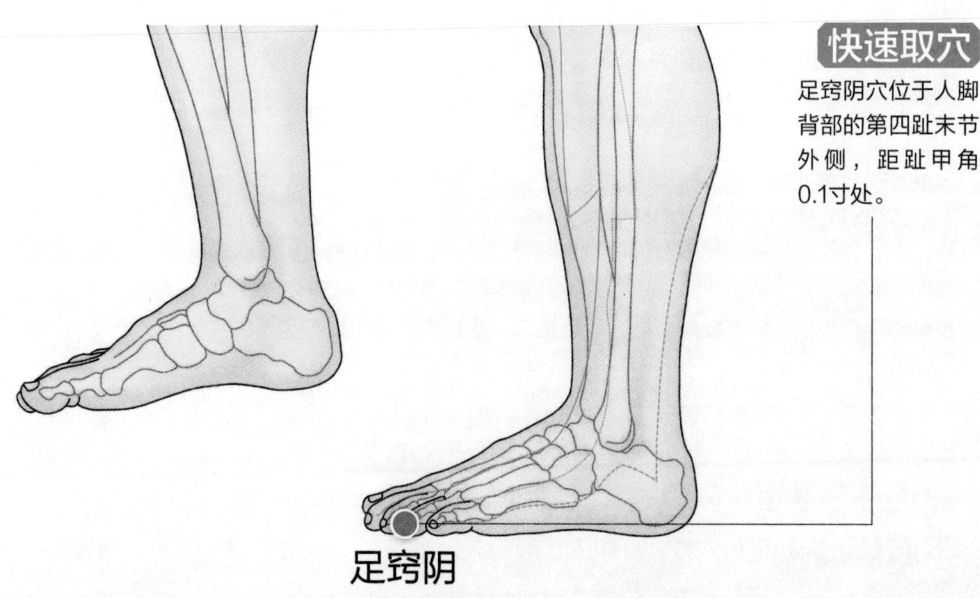

快速取穴

足窍阴穴位于人脚背部的第四趾末节外侧，距趾甲角0.1寸处。

3秒钟精确取穴　1分钟学会按摩

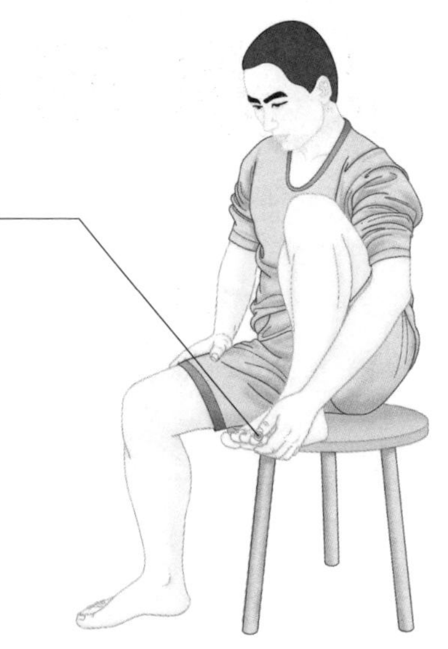

取穴技巧

正坐，垂足，抬左足翘置于座椅上，伸左手，轻握左脚趾，四指在下，弯曲拇指，用指甲垂直轻轻掐按第四趾末节穴位即是。

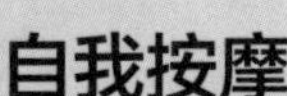

自我按摩

用拇指指腹揉按穴位，有酸、胀、痛的感觉。每次左右各揉按1～3分钟，先左后右。

治疗功用：疏肝解郁，通经活络。

程度	拇指压法	时间/分钟
重		1~3

配伍治病　轻松疗疾

胆道蛔虫症 | 配伍穴位：丘墟穴、足窍阴穴、阳陵泉穴、迎香穴

疾病概述：胆道蛔虫症是由各种原因引起的肠道蛔虫运动活跃，并钻入胆道而出现的急性上腹痛或胆道感染。发作时患者疼痛难以忍受，大哭大叫，十分痛苦。

按摩顺序与技法：先让肌肉放松，一边缓缓吐气，一边强压丘墟穴6秒钟，如此重复10次。接着按压足窍阴穴3分钟，然后用左手去握右脚膝盖，用拇指按压阳陵泉穴1分钟。最后轻轻揉摸迎香穴3~5分钟。

其他病症配伍穴位

中风 | 配伍穴位：水沟穴、百会穴、风池穴、十宣穴、足窍阴穴

高血压 | 配伍穴位：人迎穴、大椎穴、足窍阴穴

第十二章 足厥阴肝经经穴

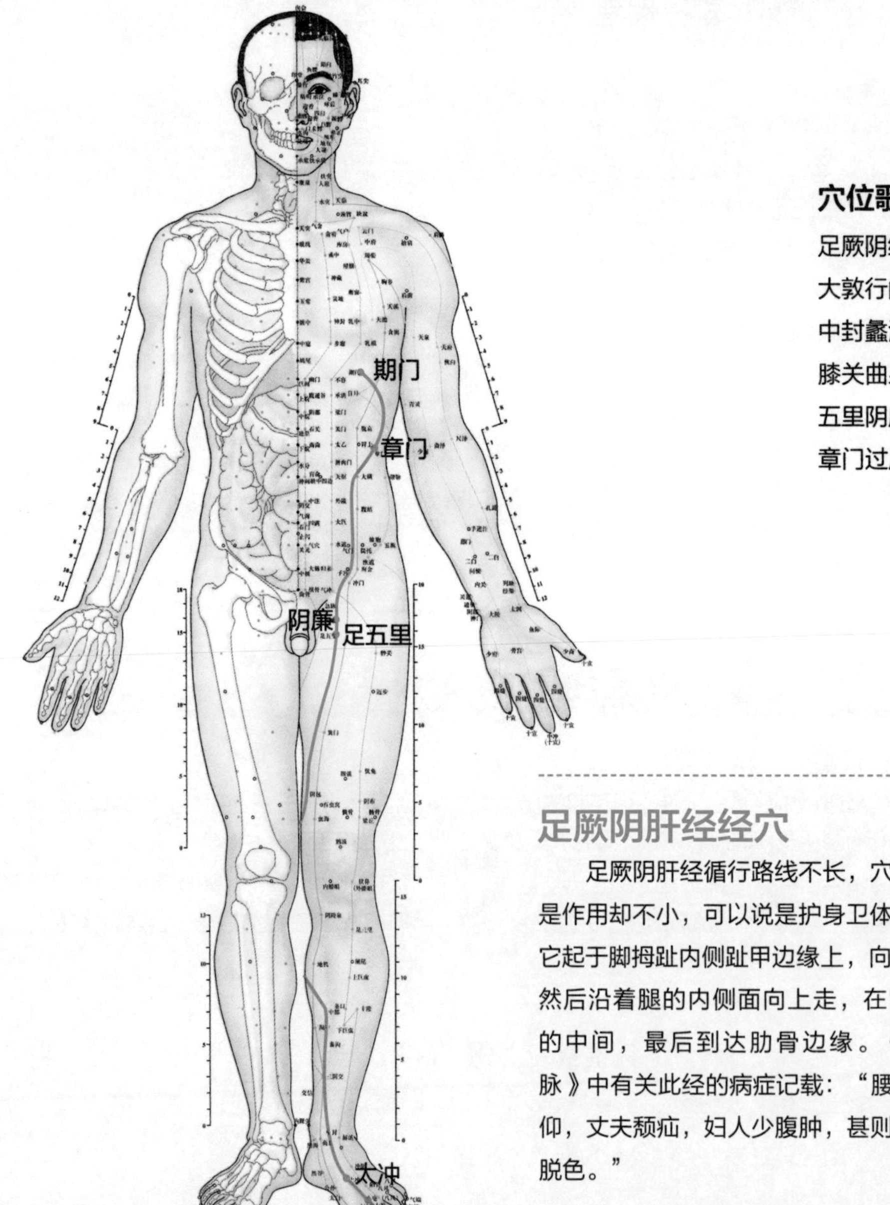

穴位歌

足厥阴经一十四，
大敦行间太冲是，
中封蠡沟伴中都，
膝关曲泉阴包次，
五里阴廉上急脉，
章门过后期门至。

足厥阴肝经经穴

足厥阴肝经循行路线不长，穴位不多，但是作用却不小，可以说是护身卫体的大将军，它起于脚拇趾内侧趾甲边缘上，向上到脚踝，然后沿着腿的内侧面向上走，在肾经和脾经的中间，最后到达肋骨边缘。《灵枢·经脉》中有关此经的病症记载："腰痛不可以俯仰，丈夫㿗疝，妇人少腹肿，甚则嗌干，面尘脱色。"

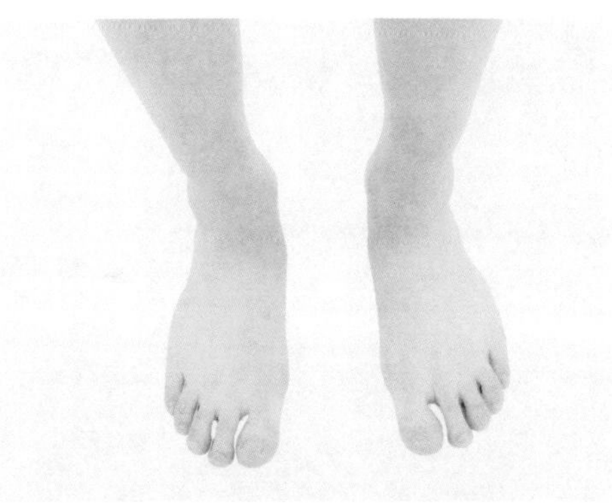

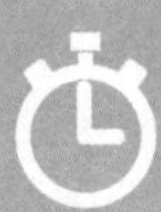

经络养生时间

丑时（1:00~3:00）

此时肝经最旺

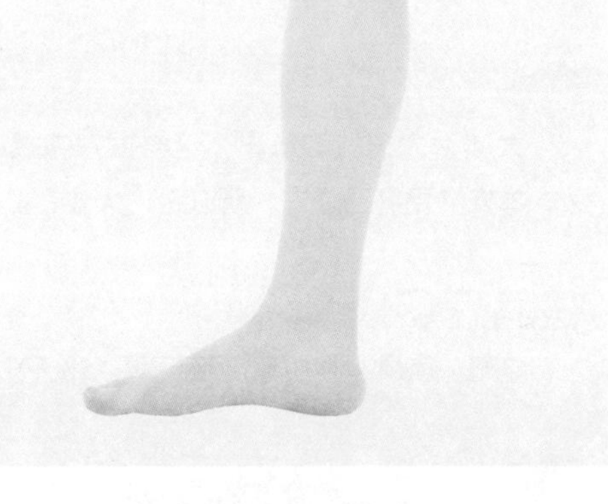

按摩养生方法

丑时要保证静卧在床，处于睡眠中。如果连续几天失眠，可以采用拔罐的方式，刺激肝经上的期门和胆经的日月穴位，保养肝经。

日常养生指导

此时是修复肝脏的时候，在丑时须进入熟睡状态，这样肝脏才能得到最充足的能量。平时养肝，适当运动，避免燥怒情绪，要忌吸烟喝酒以及辛辣刺激性食物。

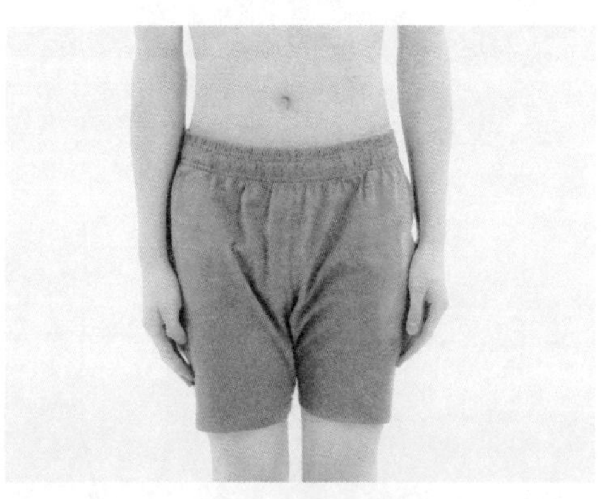

易潜伏的疾病

脏腑症：失眠、易怒、面色青灰、皮肤萎黄、便秘、小便赤短、食欲不振、胸胁苦满等。

经络症：肝经发生病变，一般会出现胸胁胀满、小腹疼痛、口苦、咽干、眩晕、疝气、情志抑郁或易怒等。

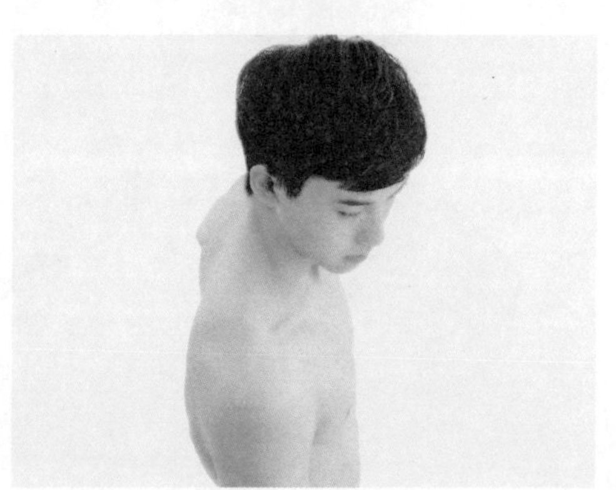

大敦 [dà dūn]

缓解焦躁的情绪

主治→焦躁—腹痛—肌肋痛—月经过多

据医典古籍记载，大敦穴对治疗昏厥、焦躁、腹胀、小腹中热、石淋、尿血、小便难、遗精、阴挺、崩漏、目不欲视、大便秘结、癫狂、小儿惊风、手足拘急等疾患，具有良好的效果。如果女性遇到由于疝气引起的阴挺肿痛，男子的阴囊小腹疼痛，此时，只要按压此穴位，就有很好的止痛、调理作用。

命名

大敦，大树敦的意思，这里指穴内气血的生发特性。本穴物质为体内肝经外输的温热水液，本穴又是肝经之穴，所以名“大敦”。

祛病疗疾

疝气、焦躁、阴中痛、月经不调、带下、尿血、癃闭、遗尿、淋疾、癫狂、痫症、小腹疼痛等。

部位

属足肝经经脉的穴道，在足部，拇趾(靠第二趾一侧)甲根边缘约0.1寸处。

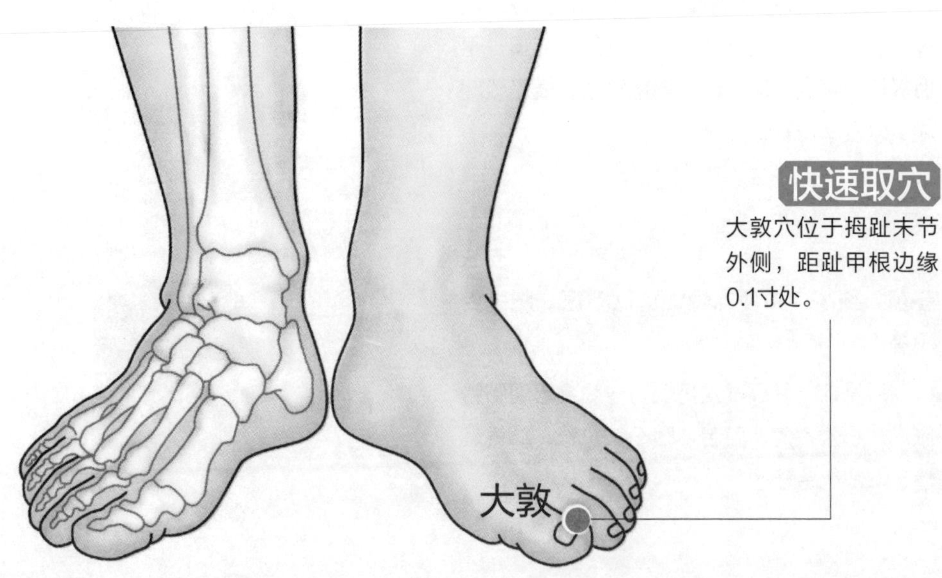

快速取穴

大敦穴位于拇趾末节外侧，距趾甲根边缘0.1寸处。

3秒钟精确取穴　1分钟学会按摩

取穴技巧

正坐垂足，屈曲左膝，抬左足置于椅上，用左手轻握左脚趾，四指在下，弯曲拇指，以指甲尖垂直掐按拇趾甲根边缘穴位即是。

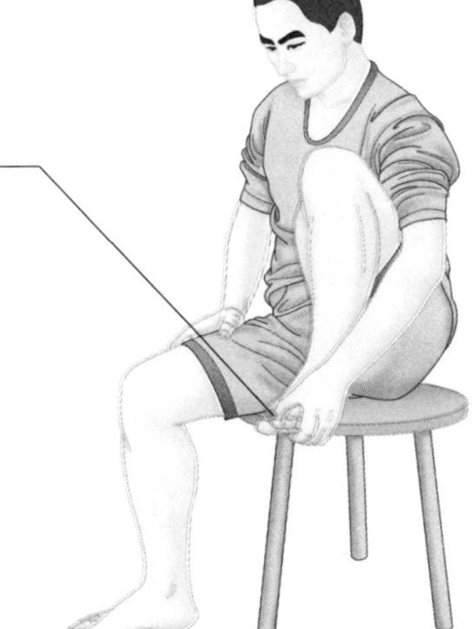

自我按摩

用拇指指腹揉按穴位，有酸、胀、痛的感觉。每次左右各揉按3~5分钟，先左后右。

治疗功用： 调理肝肾，熄风开窍，安神定痫。

程度	拇指压法	时间/分钟
重		3~5

配伍治病　轻松疗疾

癫狂｜配伍穴位：水沟穴、百会穴、哑门穴、丰隆穴、大敦穴

疾病概述： 癫，表现为抑郁状态，情感淡漠，沉默痴呆，语言错乱，不知饥饱，甚则僵仆直视，属虚证。病由痰气郁结，或心脾两虚所致。狂，表现为兴奋状态，喧扰不宁，衣被不敛，打人骂人，歌笑不休，多怒。

按摩顺序与技法： 给癫狂的患者进行按摩时，必须先让他安静下来才可进行。首先掐按水沟穴10次，再抚摸头顶的百会穴1分钟，然后按摩脑后部的哑门穴2分钟，接着推压小腿上的丰隆穴20次，最后拿捏大敦穴30次。

其他病症配伍穴位

带下｜配伍穴位：肾俞穴、带脉穴、大敦穴、中极穴、大赫穴

疝气｜配伍穴位：大敦穴、归来穴

太冲 [tài chōng] 按摩太冲能降压

主治→头痛—眩晕—高血压—解怒气

日常生活中，我们有时会看到一些人脾气暴躁，动不动就大动肝火。中医认为，肝为“将军之官”，主怒。在生气发怒的时候，体内能量往往走的是肝经的路线。因此人在生气发怒时，肝也会多少受到影响，肝经上的太冲穴会出现异常现象。脾气不好，经常生气、动怒的人，不妨多多按摩一下太冲穴，能化解心中怒气，疏解情绪。

命名

太，大的意思；冲，冲射之状。“太冲”的意思是指肝经的水湿风气在此穴位向上冲行。

祛病疗疾

头痛、眩晕、高血压、失眠、肝炎、月经不调、耳聋、子宫出血、乳腺炎等。

部位

属足肝经经脉的穴道，在足背侧，第一、二趾跖骨连接部位中。用手指沿拇趾和次趾的夹缝向上移压，到能够感觉到动脉的位置即该穴。

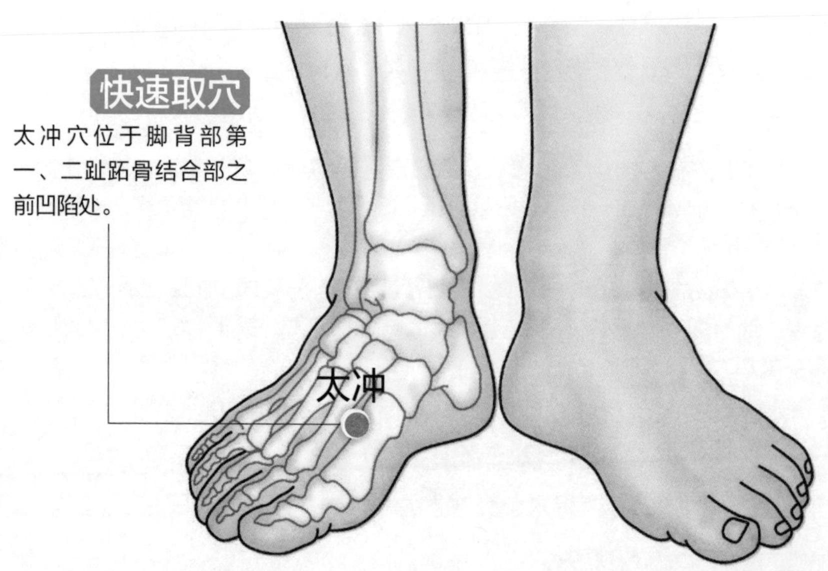

3秒钟精确取穴　1分钟学会按摩

取穴技巧

正坐，垂足，曲左膝，举脚置座椅上，臀前，举左手，手掌朝下置于脚背，弯曲中指，中指指尖所在第一、二趾跖骨结合部前凹陷处的位置即是。

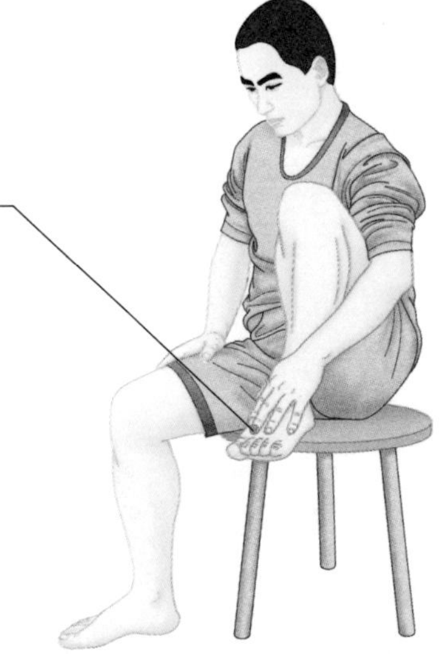

自我按摩

以食指和中指指尖垂直由下往上揉按，有特殊胀、酸、疼痛的感觉。每次左右各按揉3～5分钟，先左后右。

治疗功用：平肝泄热，清利下焦。

程度	二指压法	时间/分钟
轻		3~5

配伍治病　轻松疗疾

头晕目眩 | 配伍穴位：太冲穴、合谷穴、五处穴

疾病概述：头晕又称为眩晕，是一种主观的感觉异常。可分为两类：一为旋转性眩晕，多由前庭神经系统及小脑的功能障碍所致，以倾倒的感觉为主，感到自身晃动或景物旋转；二为一般性晕，多由某些全身性疾病引起，以头昏的感觉为主，感到头重脚轻。

按摩顺序与技法：端坐于椅子上，一脚置于另一腿的膝盖上，用拇指去推压脚面上的太冲穴20次。接着按压手部的合谷穴，一拿一放20次。最后用双手的食指指腹去按压头上的五处穴3分钟即可。

其他病症配伍穴位

高血压 | 配伍穴位：人迎穴、大椎穴、太冲穴

耳聋 | 配伍穴位：听宫穴、下关穴、太冲穴、中渚穴

曲泉 [qū quán] 难言之隐找曲泉

主治→子宫脱垂—阴道炎—前列腺炎

民间流传着这样一首歌谣："痛经阴挺少腹痛，阴痒遗精苦难言，针灸按摩曲泉穴，治病疗疾又延年。"这首歌谣对曲泉穴的作用做了真实的描述，曲泉穴是治疗痛经、子宫脱垂、阴道瘙痒、外阴痒痛、前列腺炎、遗精、膝关节疼痛、疝气的常用穴位，经常按摩这个穴位，对上述症状具有明显的疗效。

命名

曲，隐秘的意思；泉，泉水的意思。"曲泉"的意思是指肝经的水湿云气在此穴位处聚集。

祛病疗疾

月经不调、痛经、白带、阴挺、阴痒、产后腹痛、遗精、阳痿、疝气、小便不利、头痛等。

部位

这个穴位在人体的膝内侧，屈膝，膝关节内侧端，股骨内侧髁的后缘，半腱肌、半膜肌止端的前缘凹陷处。

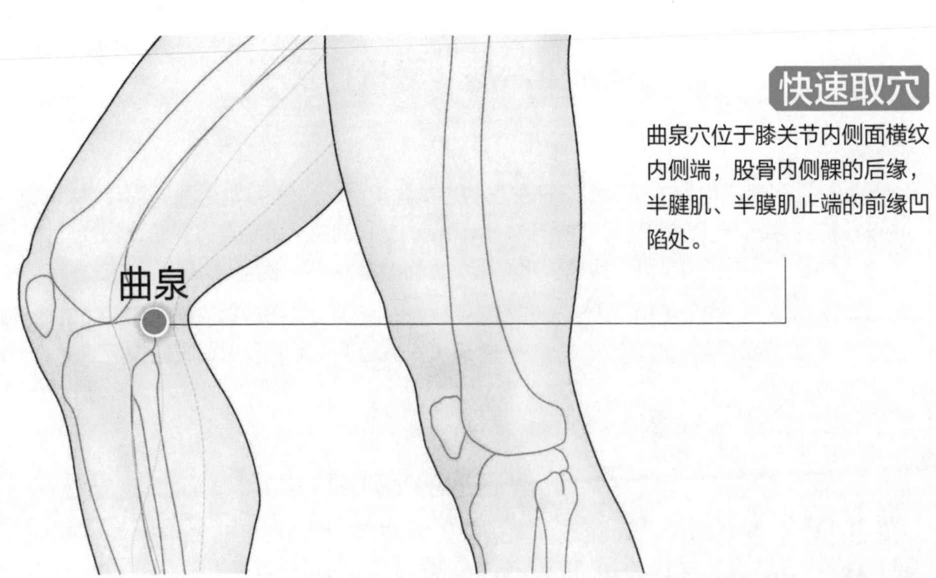

快速取穴

曲泉穴位于膝关节内侧面横纹内侧端，股骨内侧髁的后缘，半腱肌、半膜肌止端的前缘凹陷处。

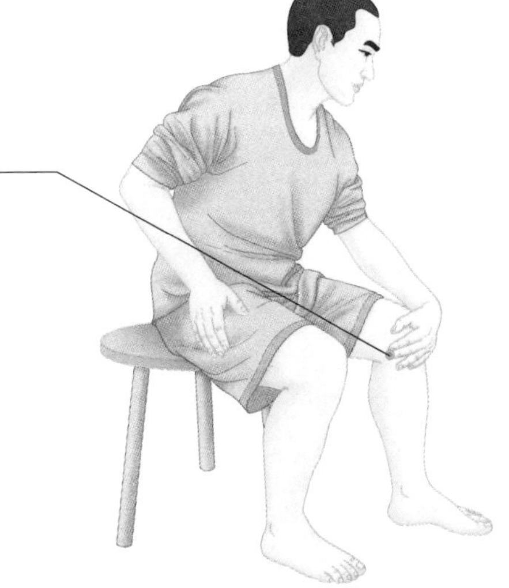

取穴技巧

屈膝正坐，手掌置于腿的外侧，拇指置于膝盖上，食指和中指并拢置于膝内侧横纹端凹陷处，中指指尖所在的位置即是。

自我按摩

四指并拢，从下往上按揉，有胀、酸、疼痛的感觉。两侧穴位先左后右，每次各按揉3～5分钟，也可以两侧穴位同时按揉。

治疗功用：调经止带，清利湿热，通调下焦。

程度	四指压法	时间/分钟
轻		3~5

配伍治病　轻松疗疾

阳痿 | 配伍穴位：涌泉穴、归来穴、曲泉穴

疾病概述：阳痿是指在有性欲要求时，阴茎不能勃起或勃起不坚，或者虽然有勃起且有一定程度的硬度，但不能保持性交的足够时间，因而妨碍性交或不能完成性交。

按摩顺序与技法：以左手按摩右足心涌泉穴100次，以右手按摩左足心涌泉穴100次，若每晚热水足浴后按摩疗效更为理想，然后按摩归来穴3分钟，最后按压曲泉穴5分钟。

其他病症配伍穴位

月经不调 | 配伍穴位：滑肉门穴、曲泉穴、命门穴、肾俞穴

疝气 | 配伍穴位：曲泉穴、太冲穴、气冲穴

足五里 [zú wǔ lǐ] 睾丸病痛无需愁

主治 → 小便不通—睾丸肿痛—遗尿—四肢倦

这个穴位是人体的重要穴位，能够治疗阴囊湿疹、睾丸肿痛等生殖系统疾病，还能够治疗尿潴留、遗尿等泌尿系统疾病。所以，假如遇到了小便不通畅、阴部湿痒、浑身倦怠无力等症状，可以按摩一下这个穴位，能够使情况得到缓解。

命名

足，指穴位在足部；五里，指这个穴位气血的作用范围像五里一样广大。

祛病疗疾

尿潴留、遗尿、阴部湿痒、股内侧痛、胸闷气短、少腹胀痛、小便不通、阴挺、睾丸肿痛、嗜卧、阴囊湿疹等。

部位

在大腿内侧，气冲直下3寸，大腿根部，耻骨结节的下方，长收肌的外缘。

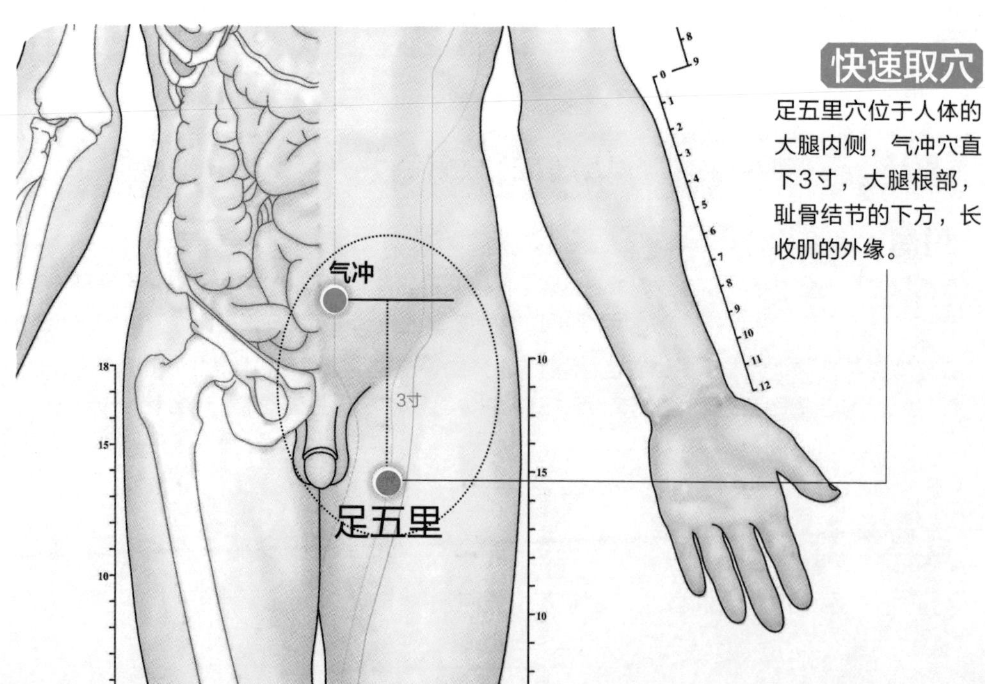

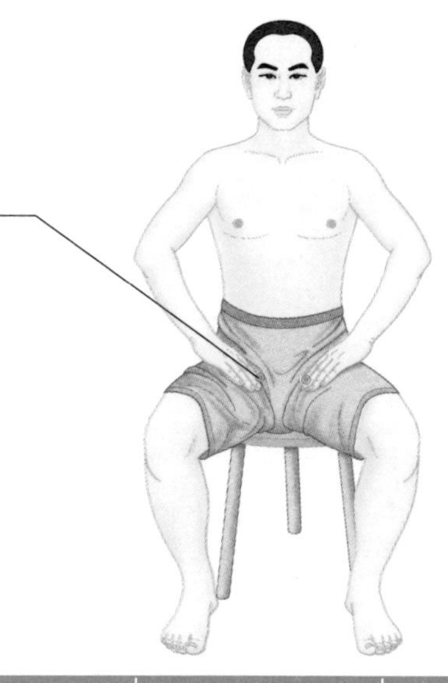

取穴技巧

正坐，垂足，将手平放于大腿根部，掌心向着腿部，四指并拢，食指指尖所在的位置即是。

自我按摩

四指并拢，从下往上揉按，有胀、酸、疼的感觉。两侧穴位，先左后右，每次按揉3～5分钟，也可以两侧穴位同时按揉。

治疗功用：清热除湿，疏肝理气。

程度	四指压法	时间/分钟
重		3~5

配伍治病　轻松疗疾

睾丸炎 | 配伍穴位：足五里穴

疾病概述：出现睾丸疼痛，并向腹股沟放射，有明显的下坠感觉，并伴有高热、恶心、呕吐、白细胞升高等，同时睾丸肿大、压痛非常明显，阴囊皮肤红肿。

按摩顺序与技法：患者可在洗澡时或睡前双手按摩睾丸，拇指轻捏睾丸顺时针、逆时针各按摩10分钟，按摩足五里穴5分钟，长期坚持必有益处。如在按摩时发现有异痛感，可能为睾丸炎或附睾炎，请及时到医院检查。

其他病症配伍穴位

尿潴留 | 配伍穴位：三阴交穴、阴陵泉穴、关元穴、中极穴、足五里穴

小儿遗尿 | 配伍穴位：气海穴、关元穴、少府穴、太溪穴、三阴交穴、足五里穴

中封

[zhōng fēng]

关爱男人每一天

主治→阴茎痛—遗精—小便不利—黄疸

《圣济总录》中说："中封二穴，金也，在足内踝前一寸，仰足取之陷中，伸足乃得之，足厥阴脉之所行也，为经，治疟，色苍苍振寒，少腹肿，食快快绕脐痛，足逆冷不嗜食，身体不仁，寒疝引腰中痛，或身微热，针入四分，留七呼，可灸三壮。"可见，这个穴位能够有效医治各种男科疾病。

命名

中，正中的意思；封，封堵的意思。"中封"的意思是指肝经风气在此穴位势弱缓行，并化为凉性水气。

祛病疗疾

疝气、阴茎痛、梦遗、小便不利、黄疸、胸腹胀满、腰痛、足冷、内踝肿痛等。

部位

这个穴位在人体的足背侧，足内踝前，商丘穴与解溪穴连线之间，胫骨前肌腱的内侧凹陷处。

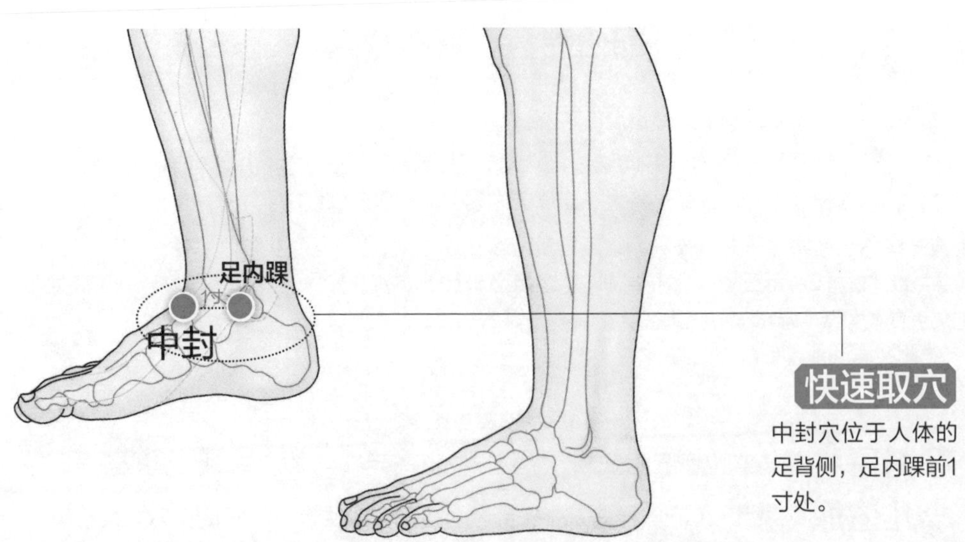

快速取穴

中封穴位于人体的足背侧，足内踝前1寸处。

3秒钟精确取穴　1分钟学会按摩

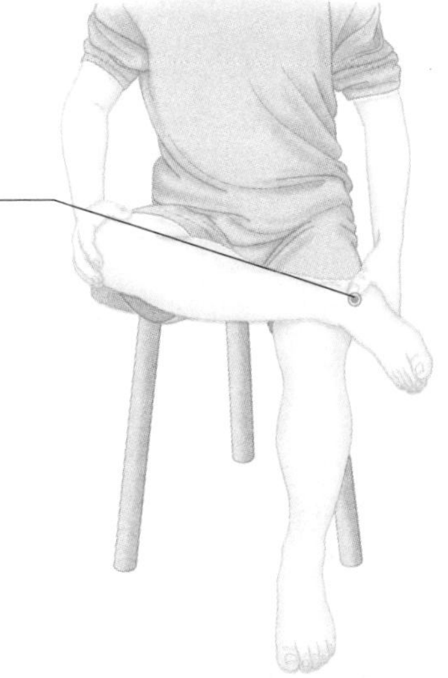

取穴技巧

正坐，将右脚置于左腿上，左手掌从脚后跟处握住，四指在脚后跟，拇指位于足内踝前1寸处，即是中封穴。

自我按摩

用拇指指腹揉按穴位，有酸、胀、痛的感觉。每次左右各揉按3~5分钟，先左后右。

治疗功用： 清泻肝胆，舒筋通络。

程度	拇指压法	时间/分钟
重		3~5

配伍治病　轻松疗疾

梦遗 | 配伍穴位：中封穴、脾俞穴、小肠俞穴、章门穴、气海穴、关元穴、中极穴

疾病概述： 梦遗是指睡眠过程中，有梦时遗精，醒后方知的现象。梦遗有虚有实，有先实而后虚。病程日久以虚症为多见，或虚实夹杂。虚又分阳虚与阴虚。

按摩顺序与技法： 每天坚持按摩中封穴、脾俞穴、小肠俞穴、章门穴、气海穴、关元穴和中极穴半个小时。睡前按摩，效果最显著。

其他病症配伍穴位

黄疸 | 配伍穴位：阳陵泉穴、中封穴、期门穴

小便不利 | 配伍穴位：中极穴、阴陵泉穴、膀胱俞穴、气穴、中封穴

期门

[qī mén]

疏肝利气化积瘀

主治→胸胁胀满—呕吐—呃逆—腹胀

《针灸甲乙经》云："足太阳、厥阴、阴维之会。"《千金方》云："主喘逆卧不安，咳胁下积聚。"《铜人》云："治胸中烦热，贲豚上下，目青而呕，霍乱泻痢，腰坚硬，大喘不得安卧，胁下积气。"上述内容皆说明了期门穴的作用。如果为琐事而动气，或者因为气候变化而气郁不舒，可以按压此穴，具有很好的缓解和治疗效果。

命名

期，期望、约会；门，出入的门户。"期门"是指天之中部的水湿之气从此穴位输入肝经。

祛病疗疾

胸胁胀满、腹胀、呕吐、肋间神经痛、肝炎、肝肿大、胆囊炎、乳痛等。

部位

属足肝经经脉的穴道，在人体的胸部，乳头直下，与巨阙穴齐平。

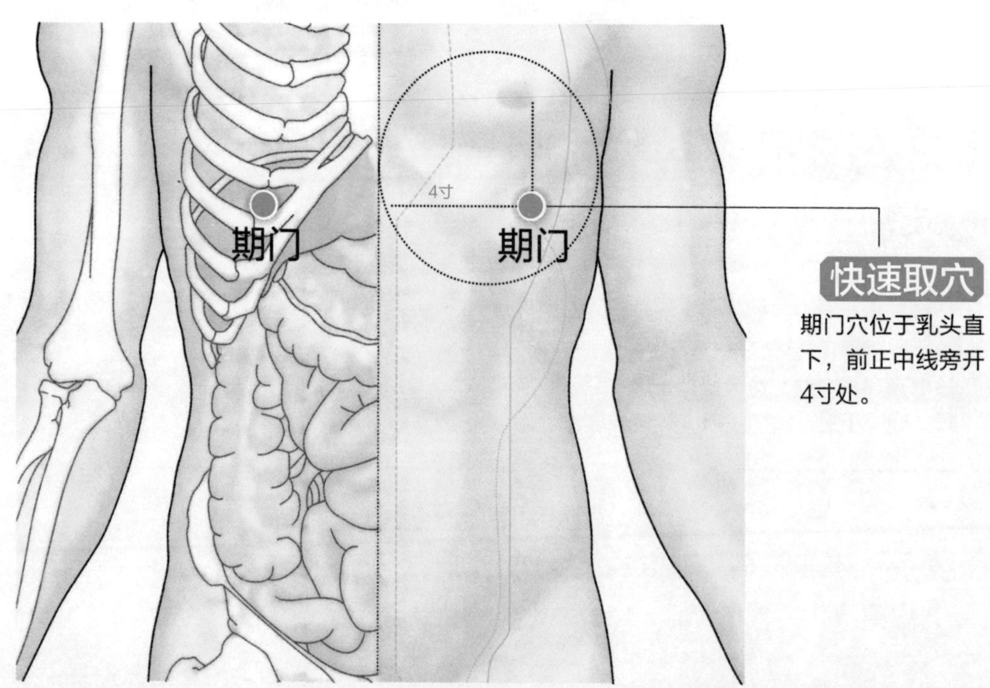

快速取穴

期门穴位于乳头直下，前正中线旁开4寸处。

取穴技巧

正坐，举双手，掌心向下，指尖相对，放在双乳下，肋骨上，拇指、食指直下掌根处的鱼际所对应穴位即是。

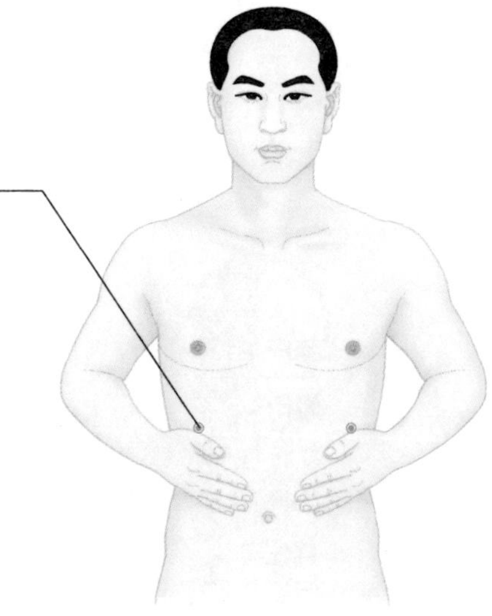

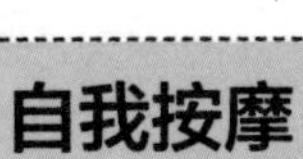

自我按摩

用拇指揉按穴位，有胀痛的感觉。每次左右各（或双侧同时）揉按3~5分钟。

治疗功用：健脾疏肝，理气活血。

程度	拇指压法	时间/分钟
轻		3~5

配伍治病 轻松疗疾

呃逆 | 配伍穴位：横膈膜反射区、内关穴、天突穴、期门穴

疾病概述：以胃气不降，上冲咽喉而致喉间呃呃连声，声短而频不能自制，有声无物为主要表现的病症。又名哕、发呃。病位主要在中焦，由于胃气上逆动膈而成。可由饮食不节，胃失和降；或情志不和，肝气犯胃，或正气亏虚，耗伤中气等引起。

按摩顺序与技法：用拇指指腹推按横膈膜反射区或用手多次搓手背的横膈膜。推按时，掌根或拇指要紧贴皮肤，用力要稳，速度宜缓慢而均匀。再用拇指指腹重力按压内关穴约5分钟，接着将右手拇指放置于天突穴处，由轻渐重、由重到轻地揉按该穴1分钟。最后按摩期门穴3分钟，便可止嗝。

其他病症配伍穴位

胸胁胀满 | 配伍穴位：期门穴、肝俞穴、阳陵泉穴、膈俞穴

黄疸 | 配伍穴位：阳陵泉穴、中封穴、期门穴

第十三章 督脉经穴

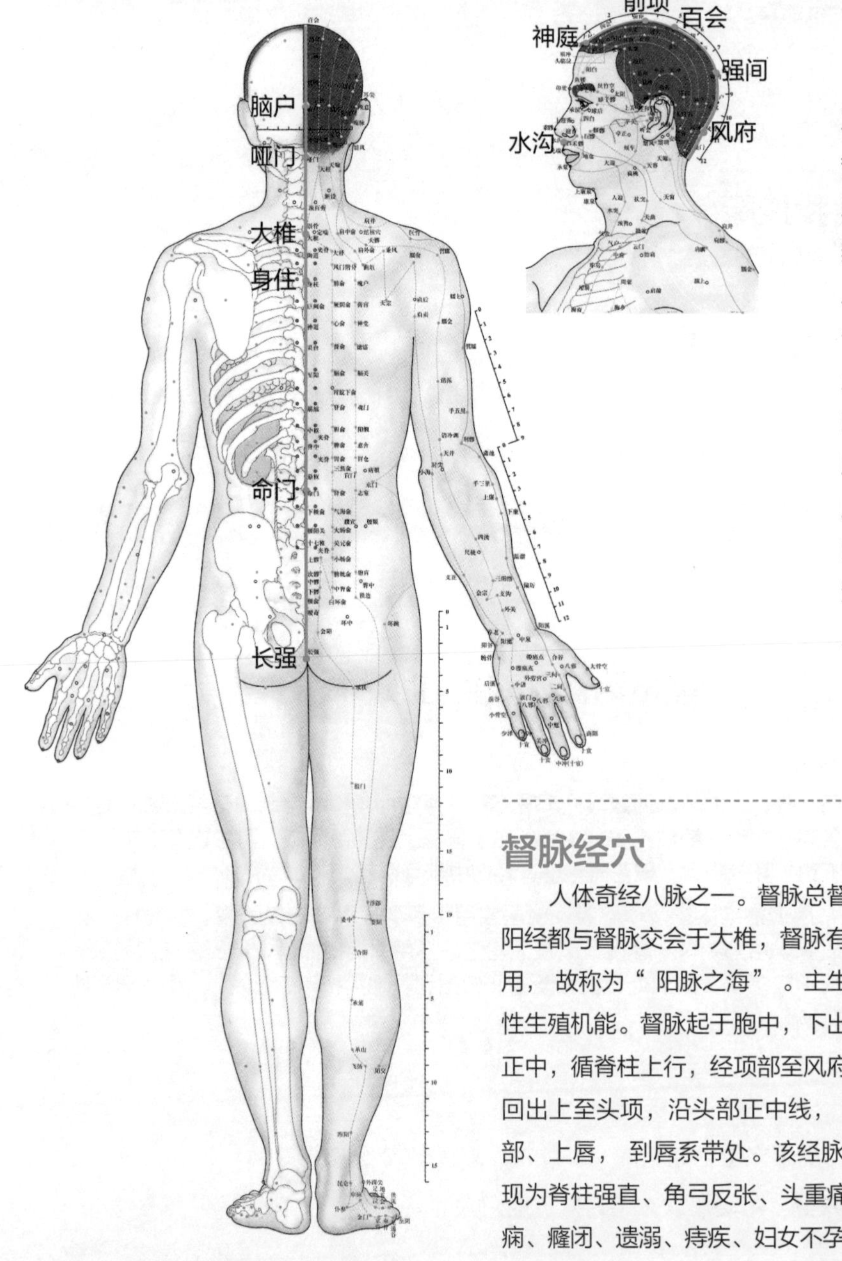

穴位歌

督脉在背之中行，
二十七穴始长强，
舞腰俞兮歌阳关，
入命门兮悬枢当，
脊中筋缩造至阳，
灵台神道身柱详，
陶道大椎至哑门，
风府脑户强间分，
后顶百会兮前顶，
囟会上星兮神庭，
素至水沟于鼻下，
兑端交断交于内唇。

督脉经穴

人体奇经八脉之一。督脉总督一身之阳经，六条阳经都与督脉交会于大椎，督脉有调节阳经气血的作用，故称为“阳脉之海”。主生殖机能，特别是男性生殖机能。督脉起于胞中，下出会阴，后行于腰背正中，循脊柱上行，经项部至风府穴，进入脑内，再回出上至头项，沿头部正中线， 经头顶、额部、鼻部、上唇， 到唇系带处。该经脉发生病变，主要表现为脊柱强直、角弓反张、头重痛、项强、眩晕、癫痫、癃闭、遗溺、痔疾、妇女不孕等。

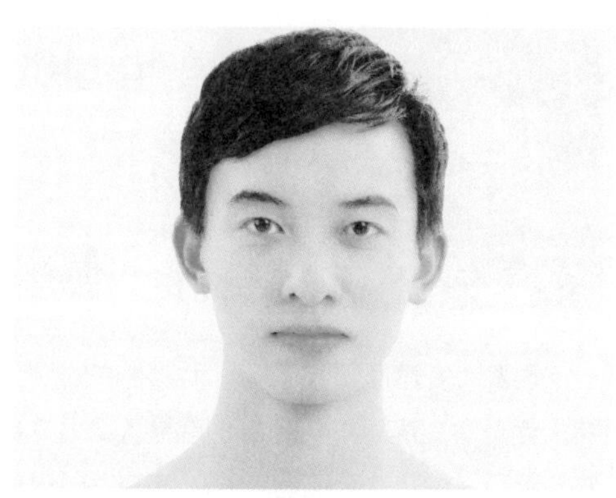

督脉主宰一身阳气

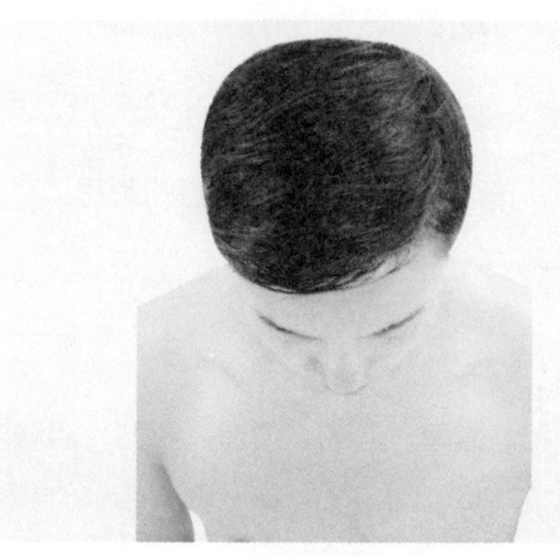

易潜伏的疾病

经络病：头昏头重、四肢抽搐、颈项强痛、眩晕、健忘、发热、耳鸣耳聋，佝偻形俯，舌淡，脉细弱。

脏腑病：男子阳事不举、遗精，女子少腹坠胀冷痛、宫寒不孕、腰膝酸软等。

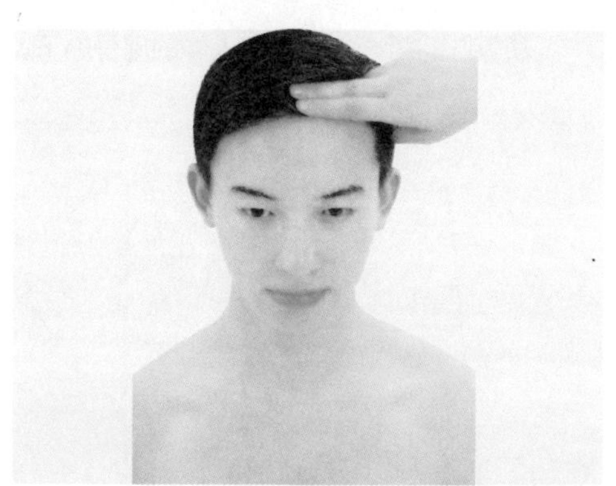

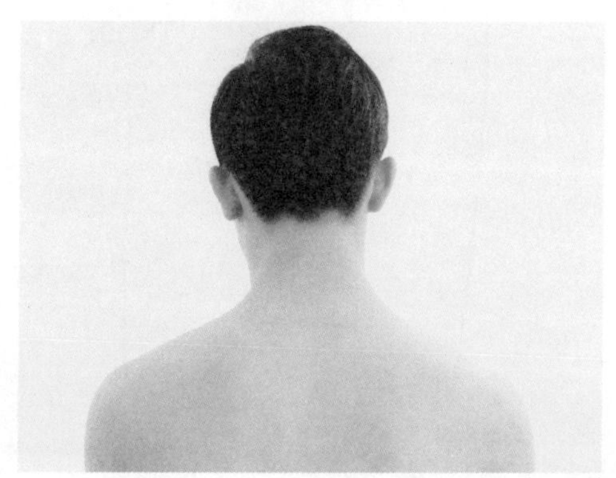

长强

[cháng qiáng]

润肠通便如厕顺

主治→便秘—腹泻—痔疮—便血—脱肛

很多人受过便秘的困扰，尤其是长时间久坐办公室、缺乏运动的上班族。便秘时，老觉得有大便阻塞在直肠和肛门口，可是费尽力气也排泄不出来，怎么办呢？只要每天坚持按摩长强穴，就可以解决这个问题。长强穴能够促进直肠的收缩，使大便通畅，还能有效治疗便秘，对人体内部肠胃排毒具有很好的调理作用。

命名

长，长久的意思；强，强盛的意思。“长强”是指胞宫中的高温高压水湿之气由此穴位外输体表。

祛病疗疾

便秘、腹泻、痔疮、便血、脱肛、阴囊湿疹、引产、阳痿、癫痫、腰神经痛等。

部位

属督脉的第一穴道，在人体的尾骨端下，尾骨端与肛门连线的中点处。

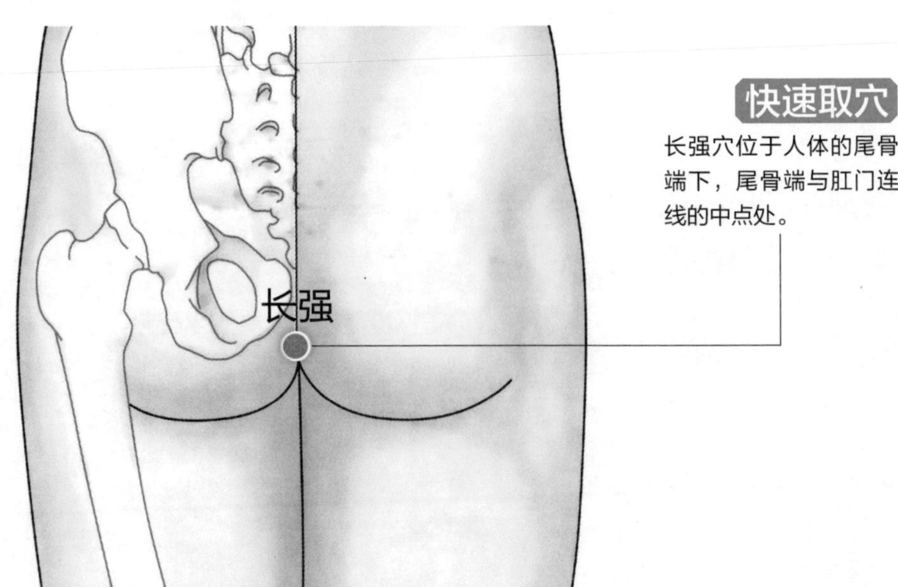

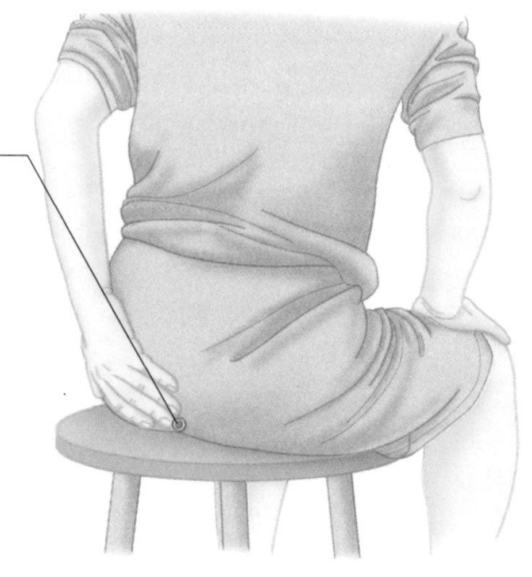

取穴技巧

正坐，上身前俯，伸左手至臀后，以中指所在的位置即是穴位。

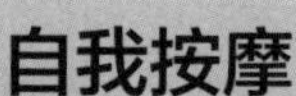

自我按摩

用中指用力揉按穴位，便秘、腹泻或者有痔疮的人，会感到酸胀，同时会感觉酸胀感向体内和四周扩散。每天分别用左右两手各揉按1~3分钟。

治疗功用：宁神镇静，通便消痔。

程度	中指压法	时间/分钟
轻		1~3

配伍治病　轻松疗疾

便秘 | 配伍穴位：足三里穴、大肠俞穴、长强穴

疾病概述：便秘指大便干燥干硬不正常，排泄困难。从现代医学角度来看，它不是一种具体的疾病，而是多种疾病的一个症状。便秘在程度上有轻有重，可以是暂时的，也可以是长久的。

按摩顺序与技法：首先推按足三里穴20次，接着按摩大肠俞穴1分钟，最后按摩长强穴3分钟。

其他病症配伍穴位

痔疮 | 配伍穴位：承山穴、长强穴

脱肛 | 配伍穴位：百会穴、长强穴、会阳穴

命门

[mìng mén]

关乎生命的穴位

主治→腰痛—腰扭伤—坐骨神经痛

医史记载，岐伯曾说：“人非火不生，命门属火，先天之火也……人身先生命门而后生心……十二经非命门不生……故心得命门，而神明应物也；肝得命门，而谋虑也；胆得命门，而决断也；胃得命门，而受纳也；脾得命门，而转输也；肺得命门，而治节也；大肠得命门，而传导也；小肠得命门，而布化也；肾得命门，而作强也。命门为十二官之主……”这段话形象地概括了人体命门穴的重要意义。

命名

命，人的根本；门，出入的门户。“命门”指人体脊骨中的高温高压阴性水液由此穴外输督脉。

祛病疗疾

腰痛、腰扭伤、肾虚、坐骨神经痛、阳痿、早泄、头痛、耳鸣、四肢冷、小儿遗尿等。

部位

属督脉的穴道，在人体腰部，当后正中线上，第二腰椎棘突下凹陷处，用指压时有强烈的压痛感。

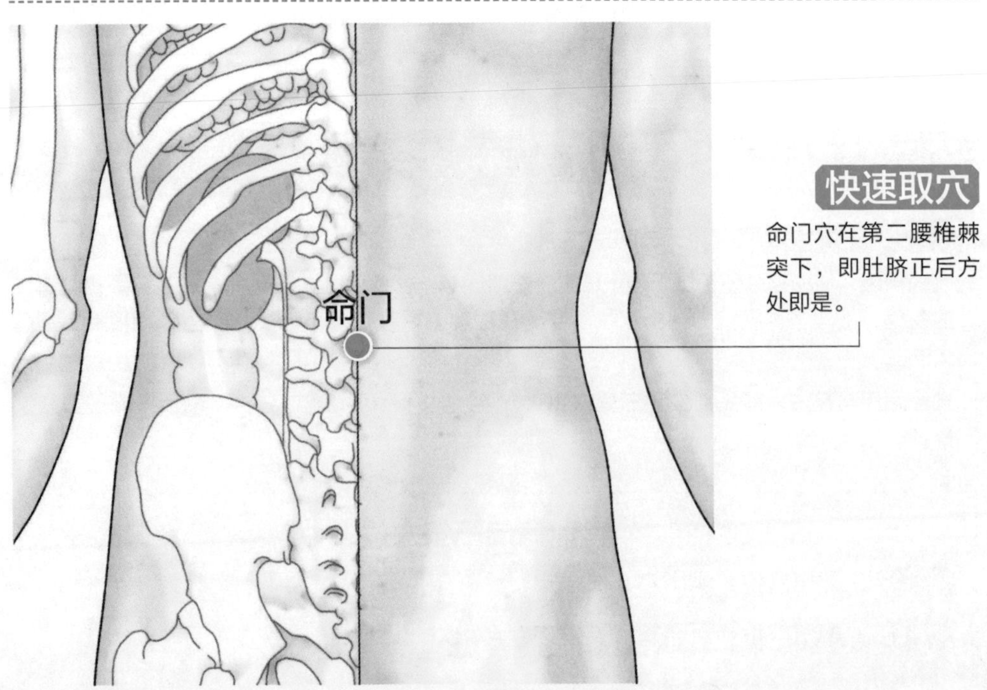

快速取穴

命门穴在第二腰椎棘突下，即肚脐正后方处即是。

3秒钟精确取穴　1分钟学会按摩

取穴技巧

在第二腰椎棘突下(两侧肋弓下缘、连线中点，一般与肚脐正中相对)，即肚脐正后方处即是。

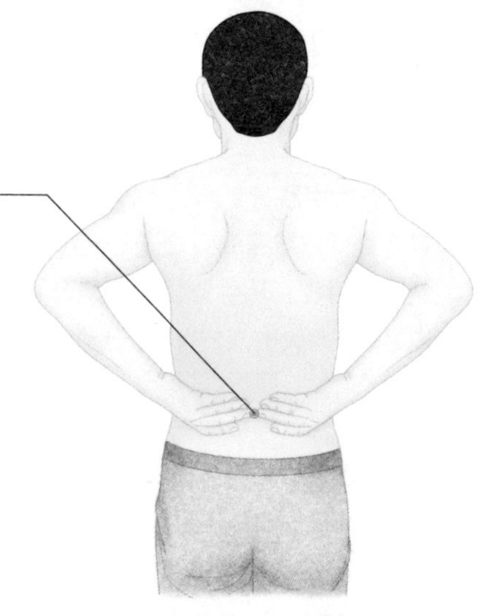

自我按摩

双手中指同时用力揉按穴位，有酸、胀、疼痛的感觉；左右手中指轮流在下按揉穴位，先左后右，每次揉按3～5分钟。

治疗功用： 调和五脏，强腰健肾。

程度	中指折叠法	时间/分钟
轻		3~5

配伍治病　轻松疗疾

早泄 | 配伍穴位：肾俞穴、命门穴、气海穴

疾病概述： 早泄是指射精发生在阴茎进入阴道之前，或进入阴道中时间较短，女性尚未达到性高潮，而男性的性交时间短于2分钟。

按摩顺序与技法： 为了拥有更加美满和谐的性生活，应该坚持每天睡前按摩。可由妻子为丈夫按摩。一次按摩背部的肾俞穴和命门穴各3分钟，然后用手掌揉摩位于体前正中线，脐下1.5寸的气海穴。

其他病症配伍穴位

肾虚 | 配伍穴位：肾俞穴、命门穴

伤风抽搐 | 配伍穴位：百会穴、筋缩穴、命门穴

大椎 [dà zhuī] 感冒发热不犯愁

主治→感冒—肩背痛—头痛—咳嗽—气喘

据《针灸甲乙经》记载，此穴位是“三阳、督脉之会”。《千金方》云：“凡灸疟者，必先问其病之所先发者先灸之。从头项发者，于未发前预灸大椎尖头，渐灸过时止；从腰脊发者，灸肾俞百壮；从手臂发者，灸三间。”不论患了风寒感冒，还是其他病变引起的高热不退，均可以按摩大椎穴，有助于迅速退热。

命名

大，多的意思；椎，锤击之器，这里指穴内的气血物质实而非虚。“大椎”的意思是指手足三阳的阳热之气由此处汇入本穴。

祛病疗疾

感冒、颈椎病、头痛、咳嗽、气喘、中暑、支气管炎、湿疹、血液病、体内寄生虫、扁桃腺炎、尿毒症等。

部位

属督脉的穴道，位于人体背部正中线上，第七颈椎棘突下凹陷中。

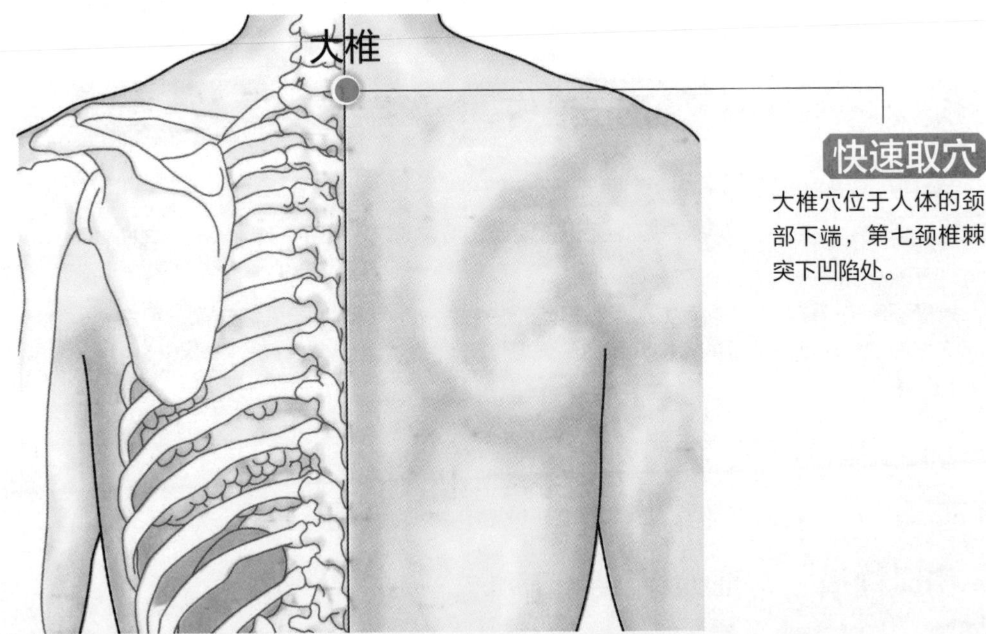

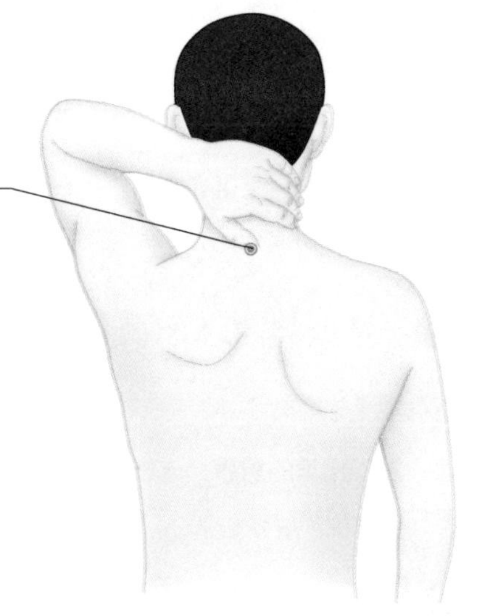

取穴技巧

正坐或俯卧，伸左手由肩上反握对侧颈部，虎口向下，四指扶右侧颈部，指尖向前，拇指腹所在位置的穴位即是。

自我按摩

用拇指指腹或指尖揉按穴位，有酸痛和胀麻的感觉。两侧穴位先左后右，每次各揉按1～3分钟。

治疗功用： 清热解表，益气壮阳。

程度	拇指压法	时间/分钟
轻		1~3

配伍治病　轻松疗疾

发热 | 配伍穴位：合谷穴、中冲穴、大椎穴

疾病概述： 体温高出正常标准，或自有身热不适的感觉。发热原因分为外感、内伤两类。外感发热，因感受六淫之邪及疫疠之气所致；内伤发热，多由饮食劳倦或七情变化，导致阴阳失调，气血虚衰所致。外感发热多实，见于感冒、伤寒、温病、瘟疫等病证；内伤多虚，有阴虚发热、阳虚发热、血虚发热、气虚发热、虚劳发热、阳浮发热、失血发热等。

按摩顺序与技法： 首先按压合谷穴30次，接着拿捏中冲穴20次，最后按摩大椎穴5分钟。

其他病症配伍穴位

疟疾 | 配伍穴位：腰俞穴、大椎穴

颈椎病 | 配伍穴位：肩井穴、肩中俞穴、大椎穴、中府穴

哑门

[yǎ mén]

声音沙哑不苦恼

主治→舌缓不语—音哑—中风—头痛

老师们站在讲台上讲课，如果发音的方法不正确，时间一久，嗓子就会变得沙哑；领导们讲话，如果讲话稿太长了，也会讲得口干舌燥，嗓子发痒；还有其他原因都可能导致嗓子不舒服。可以按摩一下哑门穴，能够使症状得到缓解。需要注意的是，这个穴位很特殊，如果按摩或者针灸的方法不对，反而可能引起失声等后遗症。

命名

哑，发不出声的意思，这里指阳气在此开始衰败；门，出入的门户。“哑门”的意思是指督阳气在此处散热冷缩。

祛病疗疾

舌缓不语、咽喉炎、头重、头痛、颈项强急、脊强反折、中风、癫狂、痫证、癔病、衄血等。

部位

位于项部，后发际正中直上0.5寸，第一颈椎下。

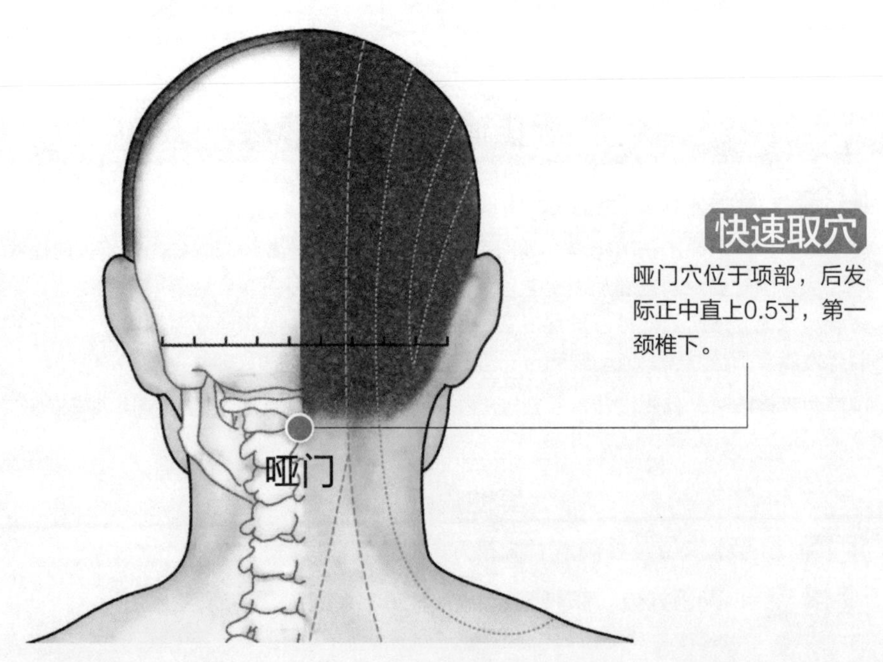

3秒钟精确取穴　1分钟学会按摩

取穴技巧

正坐，伸左手过颈，置于后脑处，掌心向头，扶住后脑勺，四指指尖向头顶，拇指指腹所在后发际正中直上0.5寸处，即是该穴。

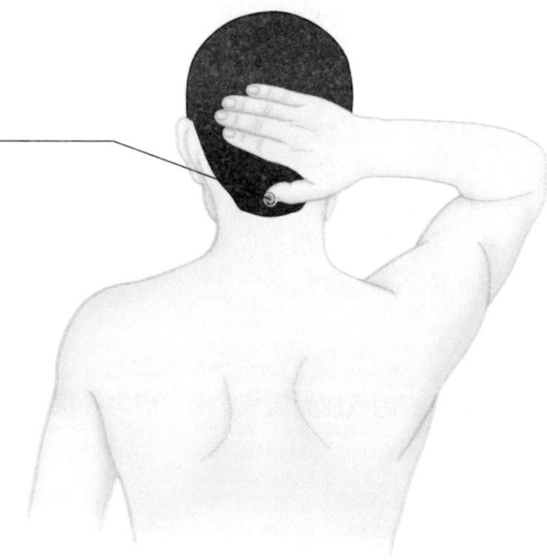

自我按摩

拇指指尖向下，用指腹(或指尖)揉按穴位，有酸痛、胀麻的感觉。每次左右各揉按1~3分钟，先左后右。

治疗功用：散热熄风，开窍醒神。

程度	拇指压法	时间/分钟
轻		1~3

配伍治病　轻松疗疾

咽喉炎 | 配伍穴位：人中穴、廉泉穴、哑门穴

疾病概述：咽喉炎是由细菌引起的一种疾病，可分为急性咽喉炎和慢性咽喉炎两种。前者常为病毒引起，其次为细菌所致；后者主要是由于急性咽炎治疗不彻底而反复发作，转为慢性，或是因为患各种鼻病，鼻窍阻塞，长期张口呼吸，以及物理因素、化学因素、颈部放射治疗等经常刺激咽部所致。

按摩顺序与技法：首先按压人中穴20次，接着用食指和中指一起按摩廉泉穴1分钟，最后按压哑门穴3分钟。

其他病症配伍穴位

癫狂 | 配伍穴位：人中穴、百会穴、哑门穴、丰隆穴

中风 | 配伍穴位：水沟穴、百会穴、哑门穴、风池穴、十宣穴、太冲穴

风府 [fēng fǔ] 感冒头疼好得快

主治→头痛—眩晕—中风—半身不遂

如果不小心患上了风寒感冒、头痛等，尤其感到后脑疼痛、颈项肩背僵硬、头不能回顾时，只要按压一下风府穴，就能很快止痛、祛风，而且疗效显著。《扁鹊心书》云："但此穴入针，人即昏倒，其法向右耳入三寸，则不伤大筋而无晕，乃千金妙法也。"这些描述也指明了它的特殊性。使用这个穴位治疗疾病时，一定要小心谨慎。

命名

风，穴内气血为风气；府，府宅的意思。"风府"是指督脉之气在此吸湿化风。

祛病疗疾

头痛、眩晕、咽喉肿痛、感冒、发热、癫狂、痫症、中风不语、半身不遂、颈项强痛、目痛、鼻出血等。

部位

属督脉的穴道，位于人体的后颈部，后发际正中直上1寸，枕外隆凸直下，两侧斜方肌之间凹陷处。

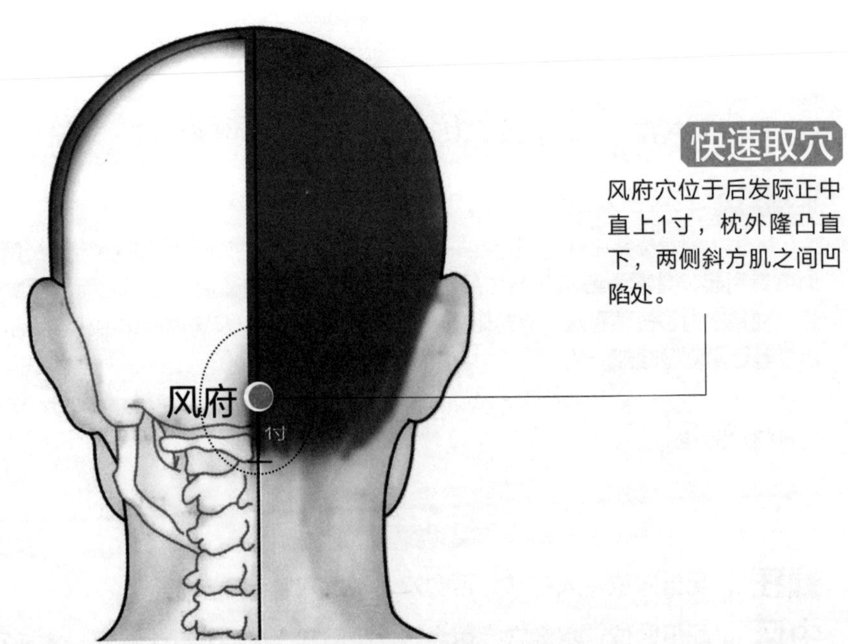

3秒钟精确取穴　1分钟学会按摩

取穴技巧

正坐或俯卧，伸左手过颈，置于后脑处，掌心向头，扶住后脑勺，四指指尖向头顶，拇指指尖所在后发际正中直上1寸位置的穴位即是。

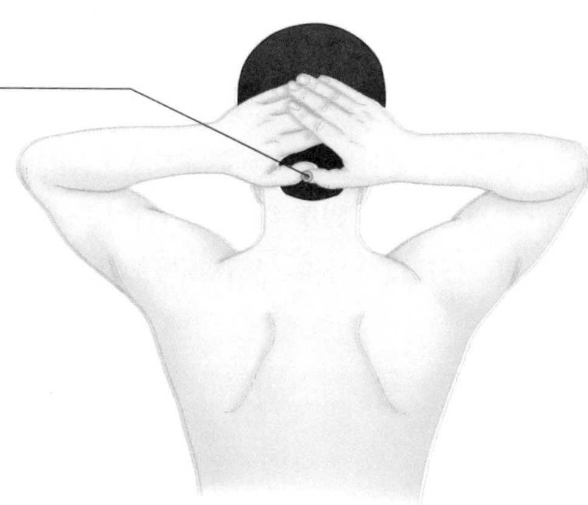

自我按摩

拇指指尖相互叠加向下，用指腹（或指尖）揉按穴位，有酸痛、胀麻的感觉。每次揉按1～3分钟。

治疗功用： 散风熄风，通经开窍。

程度	拇指压法	时间/分钟
重		1~3

配伍治病　轻松疗疾

伤寒 | 配伍穴位：风府穴、风市穴

疾病概述： 伤寒是由伤寒杆菌引起的急性肠道传染病。其主要临床表现是持续高热、腹痛、腹泻或便秘、白细胞减少、肝脾肿大，部分患者会出现玫瑰疹、相对缓脉等症状。肠出血、肠穿孔是伤寒的主要并发症。伤寒病的病原体是伤寒杆菌，而伤寒患者或带菌者是传染源。主要通过污染水和食物、日常生活接触、苍蝇和蟑螂带菌而传播。

按摩顺序与技法： 微微低头，将双手环抱住后脑勺，拇指叠加置于风府穴处按压2分钟。接着将双手贴近腿部自然下垂，中指所达到的点即为风市穴，上下推动中指20次即可。

其他病症配伍穴位

癫狂、痫症 | 配伍穴位：风府穴、肺俞穴、丰隆穴、合谷穴

咽喉肿痛 | 配伍穴位：天突穴、廉泉穴、风府穴、合谷穴

百会

[bǎi huì]

忧郁烦躁点百会

主治→高血压 中风失语 脑贫血 鼻孔闭塞

此穴属督脉，别名“三阳五会”。《采艾编》云：“三阳五会，五之为言百也。”意思是说人体百脉于此处交会。由于是百脉之会的地方，自然也是百病所主的地方，因此这个穴位可以治疗很多病症。如果你长期感到忧郁不安、情绪不佳，还时常头昏、脑胀、胸闷、失眠的话，可以按压这个穴位，具有很好的调理和保健作用。

命名

百，数量词，多的意思；会，交会。“百会”指手足三阳经及督脉的阳气在此交会。

祛病疗疾

失眠、神经衰弱、眩晕、休克、中风失语、脑贫血、低血压、宿醉、目眩失眠、脱肛、子宫脱垂、痔疮等。

部位

属督脉的穴道，位于人体头部，在头顶正中线与两耳尖端连线的交点处。

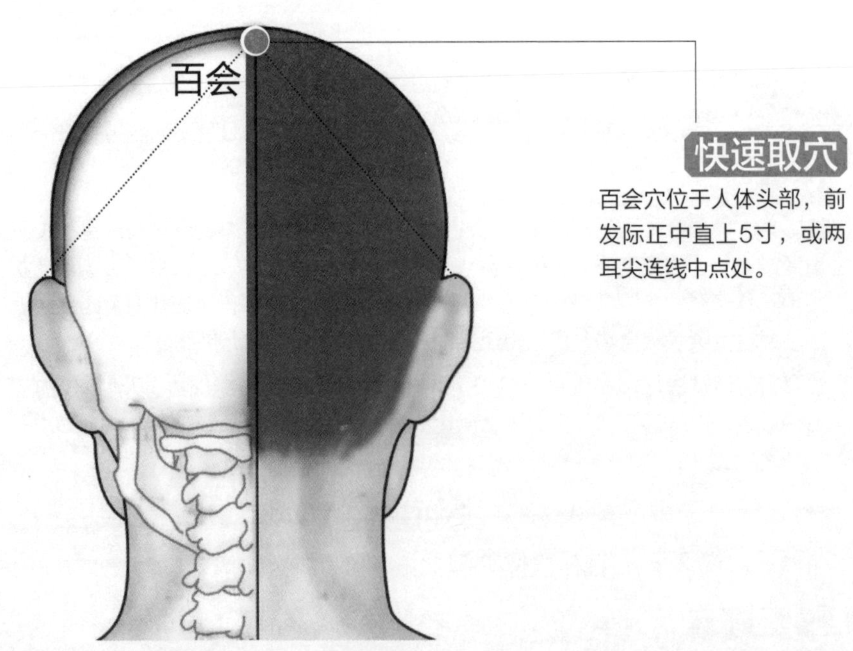

快速取穴

百会穴位于人体头部，前发际正中直上5寸，或两耳尖连线中点处。

3秒钟精确取穴 1分钟学会按摩

取穴技巧

正坐，举双手，虎口张开，拇指指尖碰触耳尖，掌心向头，四指朝上。双手中指在头顶正中相碰触所在穴位即是。

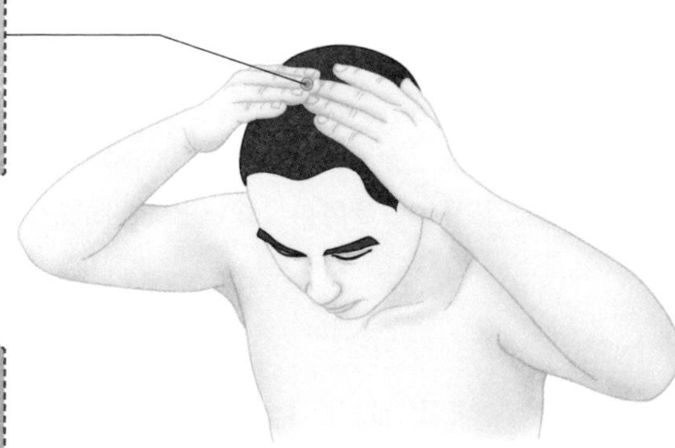

自我按摩

先把左手中指按压在穴位上，右手中指按在左手中指指甲上，双手中指交叠，同时向下用力揉按穴位，有酸胀、刺痛的感觉。每次各揉按1~3分钟。

治疗功用：熄风醒脑，升阳固脱。

程度	中指压法	时间/分钟
轻		1~3

配伍治病 轻松疗疾

神经衰弱 | 配伍穴位：攒竹穴、神庭穴、印堂穴、百会穴

疾病概述：神经衰弱是指患者由于长期存在某些精神因素引起脑功能活动过度紧张，从而导致精神活动能力减弱的一种病症。该病患者主要表现为易于兴奋又易于疲劳，常伴有各种躯体不适感和睡眠障碍。

按摩顺序与技法：取坐位或卧位，先用双拇指抵住攒竹穴（眉头凹陷处），慢慢用力，约1分钟，以局部有酸胀感为宜。继而用大鱼际揉前额部的神庭穴和印堂穴，约2分钟。最后双手中指在百会穴（头顶正中心）处用力揉捻约1分钟。

其他病症配伍穴位

低血压 | 配伍穴位：腰俞穴、大椎穴、百会穴

子宫脱垂 | 配伍穴位：气海穴、中极穴、归来穴、血海穴、百会穴

前顶

[qián dǐng]

头晕目眩找前顶

主治→头晕—目眩—头顶痛—目赤肿痛

此穴位名最早见于《针灸甲乙经》。《普济》中云：“大肿极，即以三棱针刺之，绕四方1寸以下，其头肿痛立瘥。覆以盐末，生麻油揩发际下。”这个穴位也是人体头部的重要穴位之一，能够治疗偏头痛等疾患。当你患上头痛脑热的时候，也可以按按这个穴位，具有迅速止痛的作用。

命名

前，前部的意思；顶，顶撞。“前顶”的意思是指前面督脉的上行之气在此被顶撞而不能上行。

祛病疗疾

失眠、神经衰弱、眩晕、休克、中风失语、脑贫血、低血压、目眩失眠、脱肛、子宫脱垂、痔疮等。

部位

属督脉的穴道，位于人体头部，前发际正中直上3.6寸，即百会穴前0.5寸处。

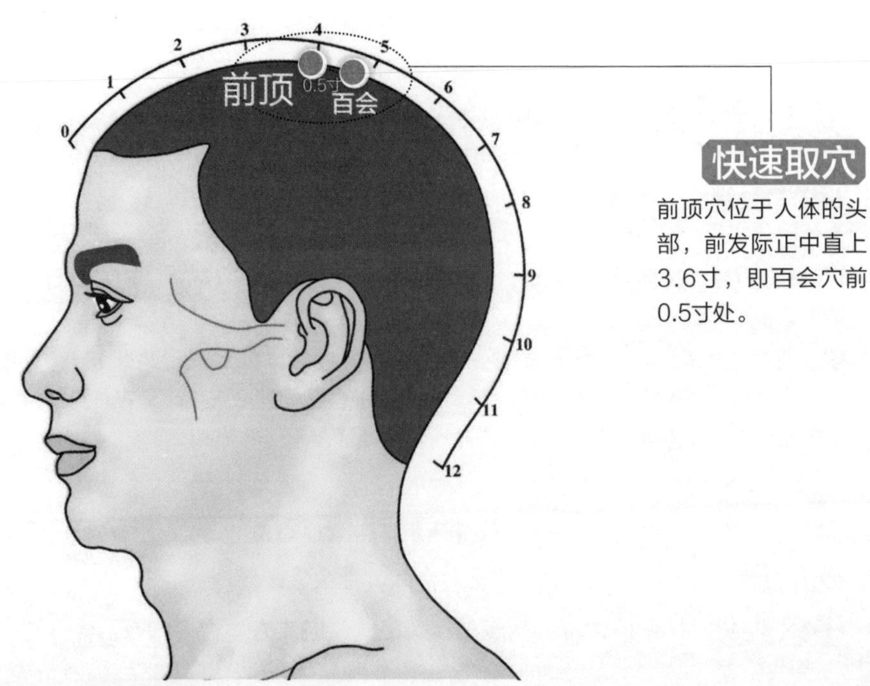

快速取穴

前顶穴位于人体的头部，前发际正中直上3.6寸，即百会穴前0.5寸处。

3秒钟精确取穴　1分钟学会按摩

取穴技巧

正坐，举双手，掌心朝下，手掌放松，自然弯曲，指尖下垂约成瓢状。双手中指在头顶正中相碰触所在穴位即是。

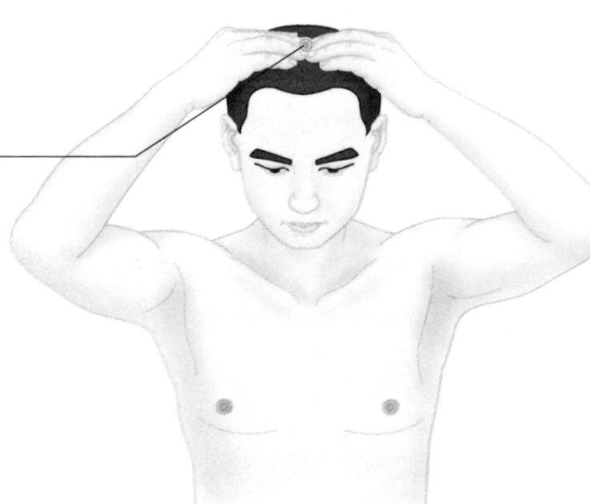

自我按摩

先把左手中指按压在穴位上，右手中指按在左手中指指甲上，双手中指交叠，同时向下用力揉按穴位，有酸胀、刺痛的感觉。每次各揉按1~3分钟。

治疗功用：熄风醒脑，宁神镇静。

程度	中指压法	时间/分钟
轻		1~3

配伍治病　轻松疗疾

眩晕 | 配伍穴位：后顶穴、颔厌穴、前顶穴

疾病概述：眩晕是目眩和头晕的总称，以眼花、视物不清和昏暗发黑为眩；以视物旋转，或如天旋地转不能站立为晕，因两者常同时并见，故称眩晕。

按摩顺序与技法：用梳子背沿前额发际处，依次从右到左向后刮头皮至后颈部，按摩前顶穴、颔厌穴、后顶穴，用力适中。每日早晚各1次，每次15~20下，可有效治疗眩晕。依次按摩后顶穴、颔厌穴、前顶穴各3分钟。

其他病症配伍穴位

目暴赤肿 | 配伍穴位：百会穴、前顶穴

面肿 | 配伍穴位：人中穴、前顶穴

小儿惊风 | 配伍穴位：攒竹穴、人中穴、前顶穴

神庭

[shén tíng]

头晕呕吐找神庭

主治→头晕—呕吐—眼昏花—失眠

据《甲乙经》中记载，此穴位为“督脉、足太阳、阳明之会”。在中医古籍中，有关于“头晕、呕吐、眼昏花，神庭一针病如抓”的记载。如果不小心患了重感冒，或者遇到了晕车、晕船等情况，或者在其他情况下头昏、呕吐、眼昏花，都可以按摩神庭穴，具有很好的保健和调理作用。

命名

神，天部之气的意思；庭，庭院的意思，这里指聚散之所。“神庭”的意思是指督脉的上行之气在此聚集。

祛病疗疾

头晕、呕吐、眼昏花、鼻流清涕、急性鼻炎、泪腺炎、惊悸不得安寐、神经痛、失眠、癫痫等。

部位

属督脉的穴道，在人体头部，前发际正中直上0.5寸处。

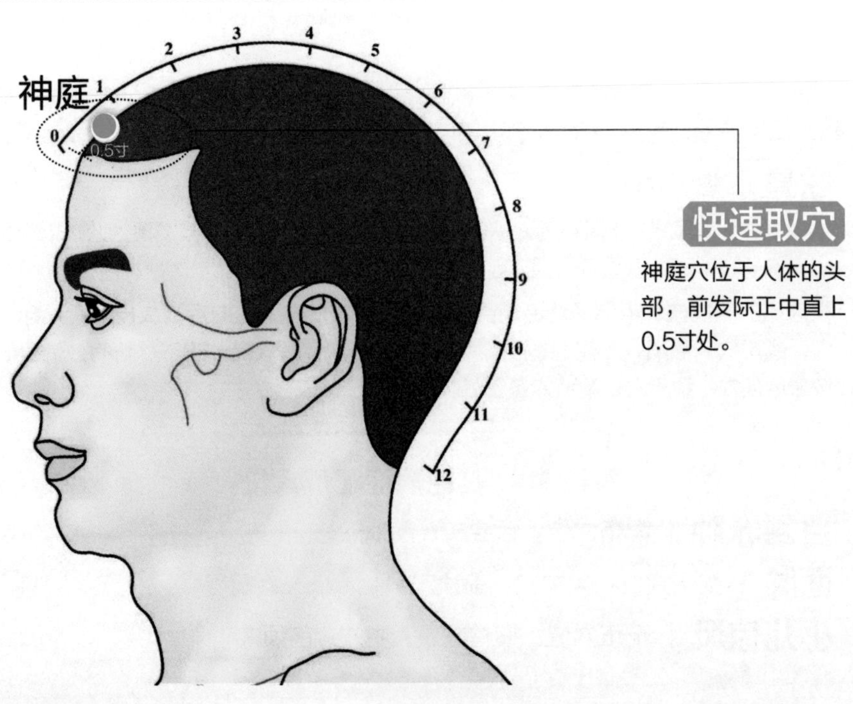

取穴技巧

正坐，举双手过头，掌心朝下，手掌放松，自然弯曲，指尖下垂，约成瓢状。中指指尖触碰前发际正中直上0.5寸即是该穴。

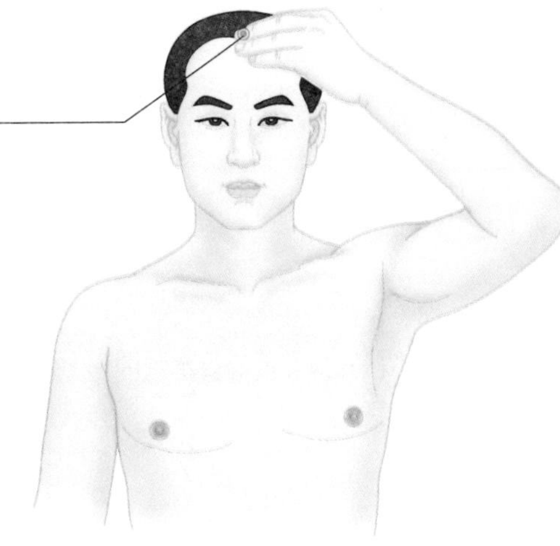

自我按摩

以左右手中指指尖垂直，置于穴位上，指背轻触，用双手中指指尖揉按(或指甲尖掐按)。每次揉按3～5分钟。

治疗功用：宁神醒脑、降逆平喘。

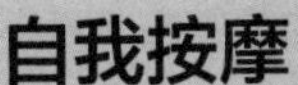

程度	中指压法	时间/分钟
重		3~5

配伍治病　轻松疗疾

目翳 | 配伍穴位：神庭穴、上星穴、百会穴、肝俞穴、肾俞穴

疾病概述：目翳是指眼内所生遮蔽视线之目障。中医分为风热型、肝肾阴虚型、气血郁滞型。

按摩顺序与技法：由额头前一直向后脑勺，依次按摩神庭穴、上星穴和百会穴各2分钟，接着按摩前胸的肾俞穴和肝俞穴。每天早晚各1次。

其他病症配伍穴位

癫狂 | 配伍穴位：神庭穴、风府穴、肺俞穴、丰隆穴、太冲穴

鼻塞 | 配伍穴位：攒竹穴、迎香穴、神庭穴、风门穴、合谷穴、至阴穴

水沟 [shuǐ gōu] 紧急救命最及时

主治 → 休克—昏迷—中暑—颜面浮肿

如果有人突然因心脏病发作、缺氧、中风而眩晕、昏迷、不醒人事，可以用指甲尖稍稍用力掐按患者的水沟穴，对患者进行急救，所以，这个穴位被认为是中国传统医学中的急救要穴。关于此穴位，《甲乙经》中云：“督脉、手、足阳明之会。”《铜人》云：“风水面肿，针此一穴，出水尽即顿愈。”

命名

水，指穴内物质为地部经水；沟，水液的渠道。“水沟”的意思是指督脉的冷降水液在此循地部沟渠下行。

祛病疗疾

休克、昏迷、中暑、颜面水肿、失神、急性腰扭伤、口臭、癫狂、小儿惊风、口眼斜、癔病等。

部位

属督脉的穴道，位于人体上唇上中部，人中沟的上1/3与中1/3的交点，用指压时有强烈的压痛感。

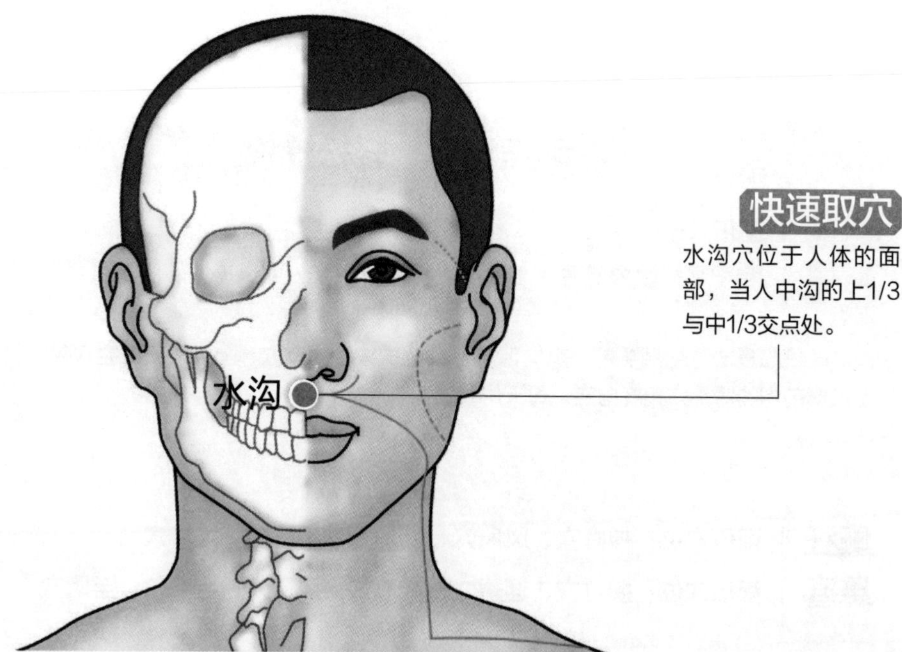

快速取穴

水沟穴位于人体的面部，当人中沟的上1/3与中1/3交点处。

3秒钟精确取穴　1分钟学会按摩

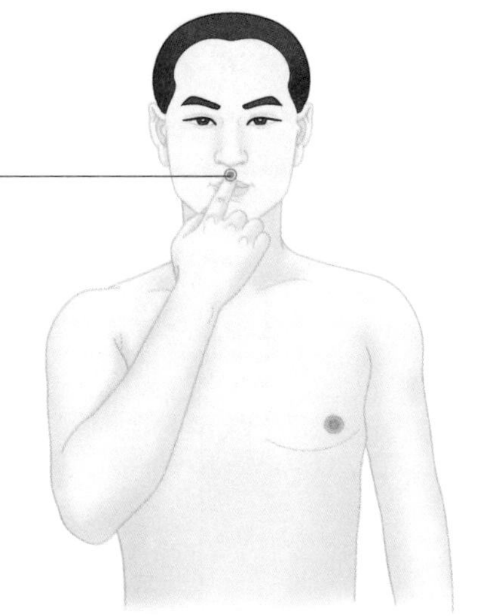

取穴技巧

正坐，伸左手(或右手)，置面前，五指朝上，掌心朝内，弯曲食指置于鼻沟中上部即是。

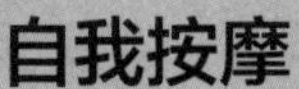

自我按摩

弯曲食指，以指尖揉按穴位，有特别刺痛的感觉。每次左右手揉按各1～3分钟，先左后右。

治疗功用： 清热熄风，醒神开窍。

程度	食指压法	时间/分钟
重		1~3

配伍治病　轻松疗疾

休克 | 配伍穴位：水沟穴、肩井穴、极泉穴、天宗穴

疾病概述： 休克系各种强烈致病因素作用于机体，使循环功能急剧减退，组织器官微循环灌流严重不足，以致重要生命器官机能、代谢严重障碍的全身危重病理过程。

按摩顺序与技法： 人取平卧位，术者立于患者身旁，掐水沟穴，掐揉肩井、极泉、天宗等穴，手法先掐后揉，由重到轻，即先用泻法刺激3～5次，5～10分钟，然后轻揉3～5分钟。

其他病症配伍穴位

癫狂 | 配伍穴位：水沟穴、百会穴、哑门穴、丰隆穴

癔病 | 配伍穴位：风池穴、太阳穴、印堂穴、百会穴、水沟穴

第十四章
任脉经穴

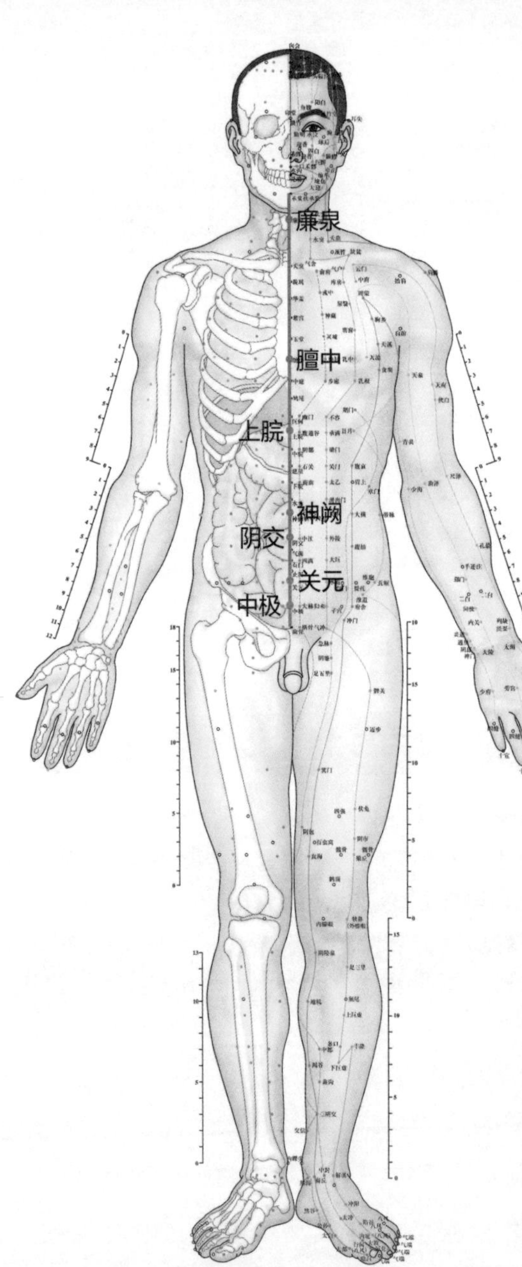

穴位歌

任脉二十四，
穴行腹兴胸。
会阴始兮曲骨从，
中极关元石门通，
气海阴交会，
神阙水分逢，
下脘建里兮，
中脘上脘，
巨阙鸠尾兮，
中庭膻中，
玉堂上紫宫华盖，
璇玑上天突之宫，
饮彼廉泉，
承浆味融。

任脉经穴

任脉是人体的奇经八脉之一，它与全身所有阴经相连，身体的精血、精液都由任脉所主，也被称“阴脉之海”。它起始于胞中，下出会阴，经阴阜，沿腹部和胸部正中线上行，经过咽喉，到达唇内，环绕口唇，并向上分行至两目下。其病症即以下焦、产育为主。《素问·骨空论》：“任脉为病，男子内结七疝，女子带下，瘕聚。”任脉主治：遗尿、遗精、腹胀痛、胃痛、呃逆、舌肌麻痹、各种疝气病、女子带下、小腹结块等症。

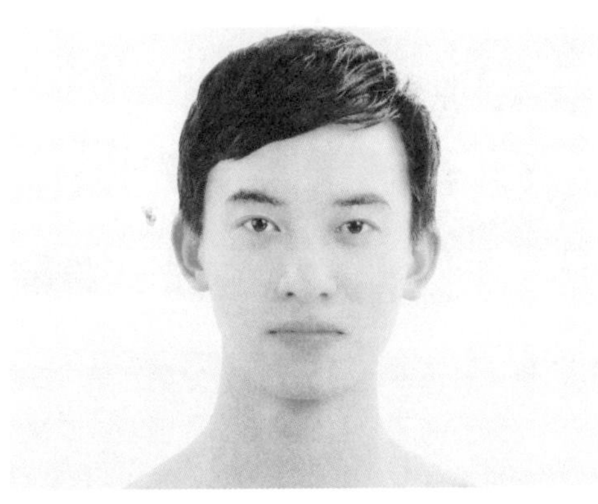

任脉调节全身阴气

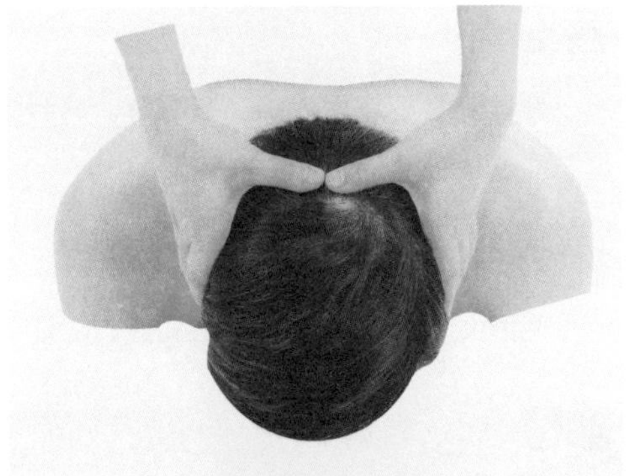

易潜伏的疾病

经络病：男女生殖系统问题和腹、胸、颈、头面等局部病症，常见有小腹积块、胀满疼痛、头晕眼花、腰膝酸软、月经不调、带下色白。

脏腑病：内脏器官疾病，如睾丸胀痛、宫寒不孕、疝气、带下、腹中结块等症。

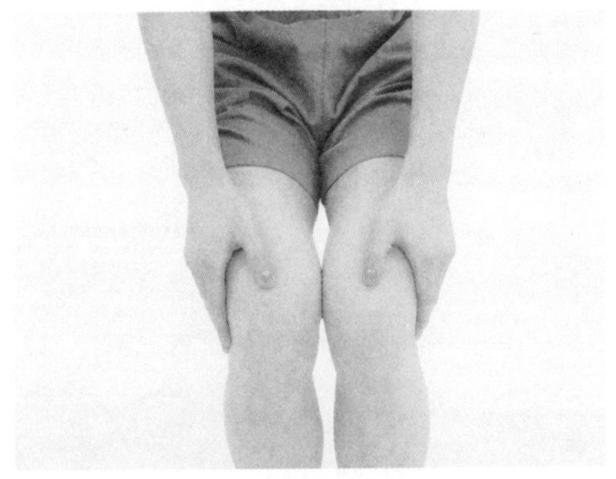

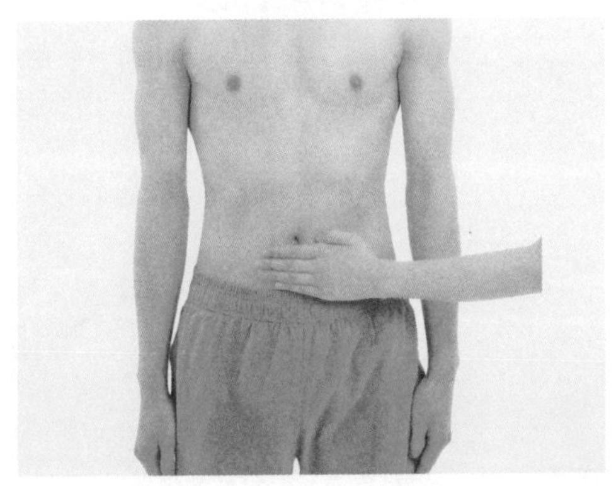

会阴

[huì yīn]

男女保健特效穴

主治→腰酸—阴道炎—月经不调—便秘

据《针灸甲乙经》记载，会阴穴是“任脉别络，侠督脉、冲脉之会”。《普济》云：“女子经不通，男子阴端寒冲心。”经常按摩这个穴位，可以治疗男女性功能障碍。因为按摩会阴穴能促进内分泌，治疗性冷淡。所以，性生活冷淡、精力减退的人，可以经常按摩会阴穴。

命名

会，交会的意思；阴，指阴液。“会阴”的意思是指由人体上部降行的地部阴液在此交会。

祛病疗疾

阴道炎、阴痒、阴痛、产后昏迷、阴囊潮湿、小便难、大便秘结、闭经、腰酸等。

部位

属任脉第一穴，在肛门和阴囊根部（女性是大阴唇后联合）连线的中点处。

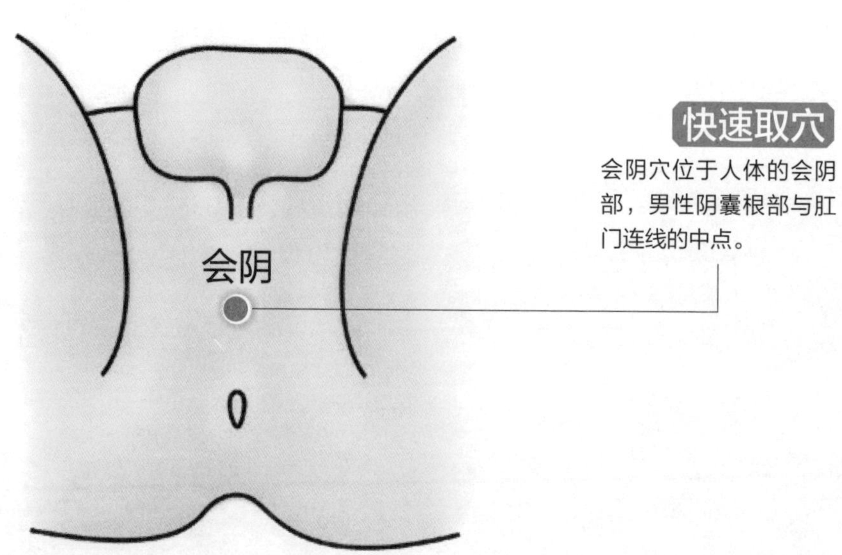

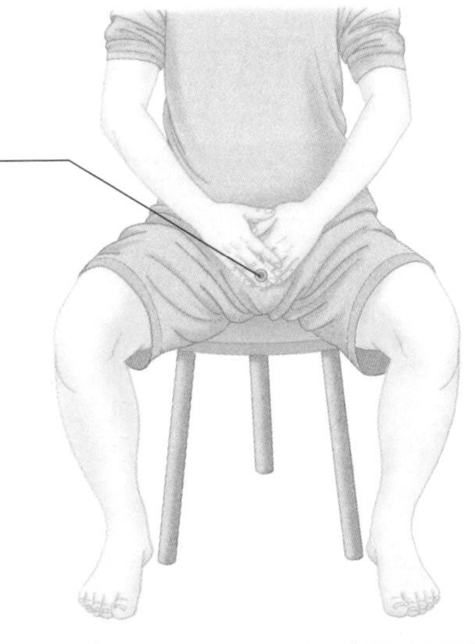

取穴技巧

正坐，腰背后靠（或两脚分开，半蹲），双手叠放肚脐下，左手中指指腹所在穴位即是。

自我按摩

用中指用力揉按穴位，便秘、腹泻或者有痔疮的人，会有酸胀感，同时会感觉酸胀感向体内和四周扩散。每天分别用左右两手各揉按1～3分钟。

治疗功用：通调二阴，醒神镇惊。

程度	中指折叠法	时间/分钟
重		1~3

配伍治病　轻松疗疾

阴道炎 | 配伍穴位：中极穴、肩井穴、会阴穴

疾病概述：阴道炎是阴道黏膜及黏膜下结缔组织的炎症，是妇科门诊常见的疾病。阴道炎临床上以白带的性状发生改变以及外阴瘙痒灼痛为主要临床特点。性交痛也常见，感染累及尿道时，可有尿痛、尿急等症状。常见的阴道炎有细菌性阴道病、滴虫性阴道炎、霉菌性阴道炎、老年性阴道炎等。

按摩顺序与技法：首先将掌心搓热，然后用掌心抚摸位于体前正中线，脐下4寸的中极穴5分钟，接着双手抱肩，用中指去按压肩部的肩井穴2分钟，最后按摩会阴穴3分钟。

其他病症配伍穴位

产后昏迷 | 配伍穴位：水沟穴、三阴交穴、会阴穴

阴囊潮湿 | 配伍穴位：鱼际穴、会阴穴

关元 [guān yuán] 女性健康的福音

主治→月经不调—崩漏—带下—不孕

《扁鹊心书》曰：“每夏秋之交，即灼关元千壮，久久不畏寒暑。人至三十，可三年一灸脐下三百壮；五十，可二年一灸脐下三百壮；六十，可一年一灸脐下三百壮，令人长生不老。”经常按摩这个穴位，能够治疗女性月经不调、痛经、带下等病症，对男性性功能障碍，如阳痿、早泄、遗精、气虚、体弱等，也有很好的调理保健作用。

命名

关，关卡的意思；元，元首的意思。“关元”指的是任脉气血中的滞重水湿在此处不得上行。

祛病疗疾

月经不调、崩漏、带下、痛经、不孕、子宫脱垂、闭经、遗尿、小便频繁、小便不通、尿路感染、肾炎、疝气、痢疾、阳痿、早泄、遗精等。

部位

属任脉的穴道，在人体的下腹部，前正中线上，脐中下3寸处。

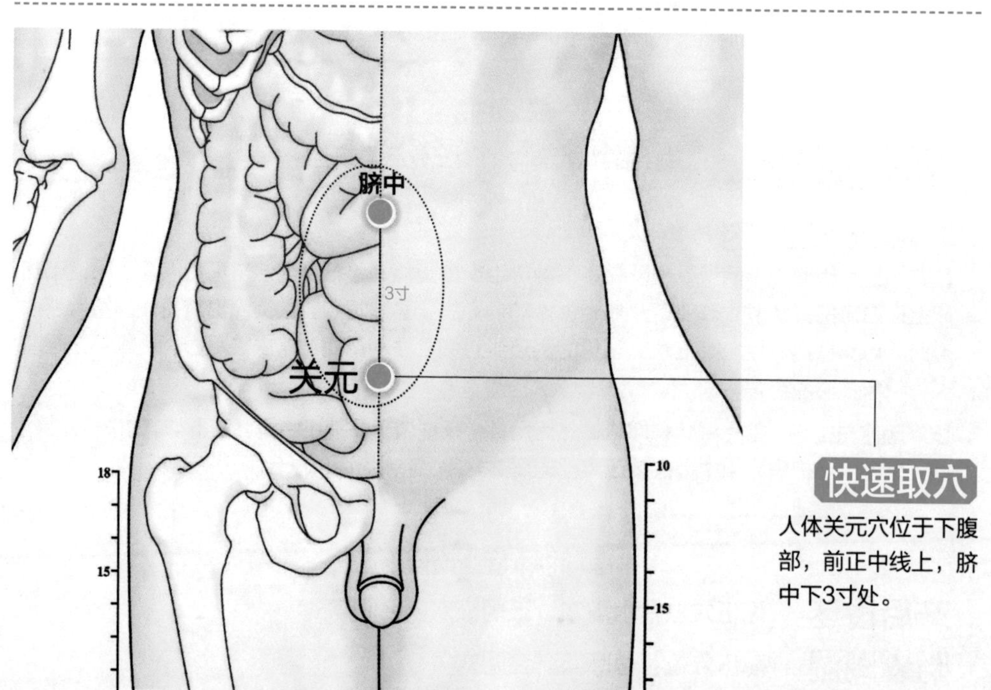

3秒钟精确取穴　1分钟学会按摩

取穴技巧

正坐，双手置于小腹，掌心朝下，左手中指指腹所在脐下3寸位置的穴位即是。

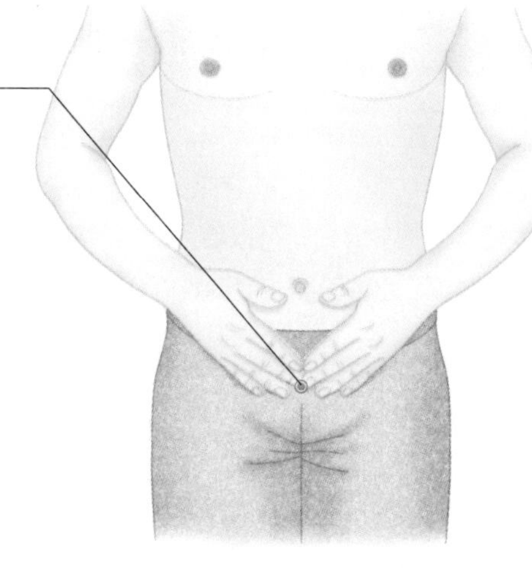

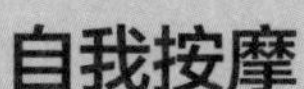

自我按摩

用两手中指同时用力揉按穴位，有酸胀的感觉。每天早晚左右手轮流按揉穴位，先左后右，每次按揉1~3分钟。

治疗功用：培补元气，导赤通淋。

程度	中指折叠法	时间/分钟
重		1~3

配伍治病　轻松疗疾

子宫脱垂　|　配伍穴位：气海穴、关元穴、归来穴、血海穴、百会穴

疾病概述：子宫脱垂即子宫从正常位置沿阴道下降，子宫颈外口达坐骨棘水平以下，甚者子宫同阴道前后壁一起脱出阴道外口。

按摩顺序与技法：患者取仰卧位，施术者站其身旁，先用手掌着力反复轻揉按摩腹部，并反复自小腹向上推揉，力量要柔和，可使子宫有上提的感觉。再用中指点揉气海、关元、归来、血海等穴，然后用手掌按摩头顶中央的百会穴，每次按顺时针方向和逆时针方向各按摩50圈，每日2~4次。

其他病症配伍穴位

月经不调　|　配伍穴位：归来穴、三阴交穴、肾俞穴、关元穴

尿路感染　|　配伍穴位：关元穴、中极穴、会阴穴

神阙 [shén quē]

肠炎腹痛有良效

主治→腹痛—腹泻—子宫脱垂

神阙穴是人体的长寿大穴。母体中的胎儿是靠胎盘呼吸的，属于先天真息状态。婴儿脱体后，脐带被切断，后天肺呼吸开始，而脐带、胎盘紧连在脐中，没有神阙穴，生命就不复存在。经常按摩神阙穴，可以使人体真气充盈、精神饱满、体力充沛、面色红润、耳聪目明，并对腹痛肠鸣、水肿膨胀、泄痢脱肛、中风脱症等有独特的疗效。

命名

神，尊、上、长的意思，这里指父母或先天；阙，牌坊的意思。“神阙”的意思是指先天或前人留下的标记。

祛病疗疾

急慢性肠炎、痢疾、肠鸣、腹痛、脱肛、子宫脱垂、水肿、中风、中暑等。

部位

属任脉的穴道，在人体的腹中部，肚脐中央。

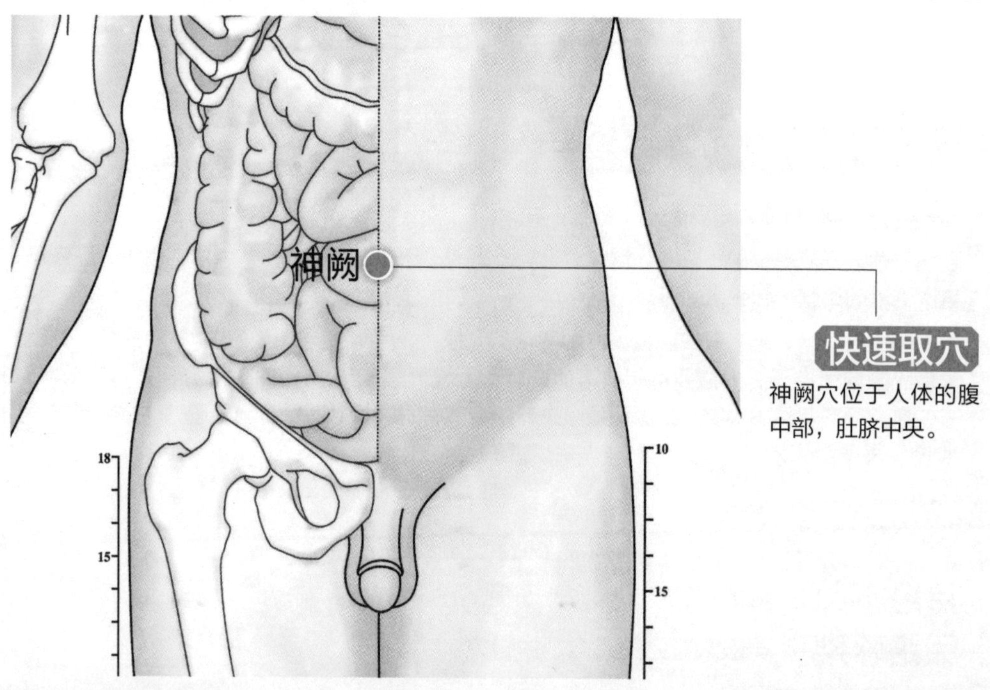

快速取穴

神阙穴位于人体的腹中部，肚脐中央。

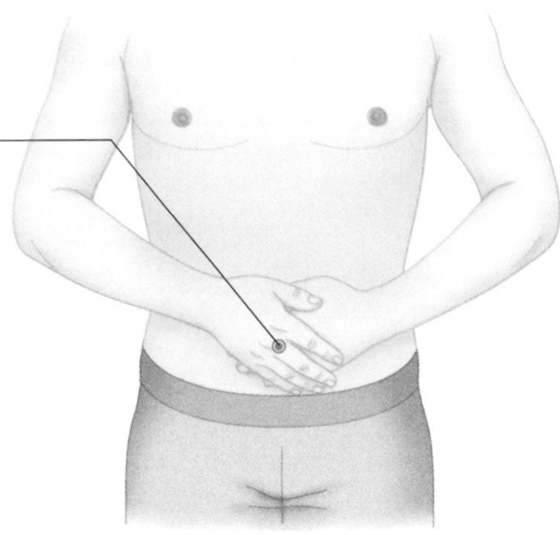

取穴技巧

在肚脐正中取穴即可。

自我按摩

用左手手掌心对准肚脐，覆盖在肚脐上，右手手掌覆盖于左手背上，双手掌同时用力，揉按穴位，有酸痛感。每次左右手在下互换，各揉按1～3分钟。

治疗功用：温补元阳，健运脾胃，复苏固脱。

程度	四指压法	时间/分钟
轻		1~3

配伍治病　轻松疗疾

肠鸣 | 配伍穴位：足三里穴、关元穴、神阙穴

疾病概述：胃肠部鸣响如囊裹浆，振动有声，立行或推抚脘部，其声漉漉下行者，多为水饮留聚于胃；鸣响在脘腹，如饥肠漉漉，得温得食则减，饥寒则重者，为中气不足，胃肠虚寒。腹中肠鸣如雷，脘腹痞满，大便泄泻者，多为感受风、寒、湿邪以致胃肠气机紊乱所致。腹内微有肠鸣之声，腹胀，食少纳呆者，多属胃肠气虚、传导功能减弱所致。

按摩顺序与技法：用拇指或中指在足三里穴做按压动作，每次约5分钟，注意每次按压要使足三里穴有针刺一样的酸胀、发热的感觉，接着按摩关元穴3分钟，最后按摩神阙穴3分钟即可。

其他病症配伍穴位

脱肛 | 配伍穴位：百会穴、膀胱俞穴、神阙穴

大腹水肿 | 配伍穴位：石门穴、神阙穴

上脘 [shàng wǎn] 帮助消化肠胃好

主治→胃脘疼痛—呕吐呃逆—食不化

此穴位名出自《针灸甲乙经》，在《脉经》中名上管，别名胃脘，属任脉，是任脉、足阳明、手太阳之交会。《甲乙经》中云：“任脉、足阳明、手太阳之会。”《图翼》云：“孕妇不可灸。”《普济》云：“针入八分，先补后泻，神验。如风痫热病，宜先泻后补，立愈。”《金匮要略·腹满寒疝宿食病脉证治》曰：“宿食在上脘，当吐之，宜瓜蒂散。”

命名

上，上部的意思；脘，空腔的意思。“上脘”的意思是指胸腹上部的地部经水在此聚集。

祛病疗疾

腹胀、腹痛、呕吐、溃疡病、胃炎、胃扩张、膈肌痉挛、肠炎、咳嗽痰多、积聚、黄疸、虚痨吐血、失眠等。

部位

这个穴位在人体上腹部，前正中线上，脐中上5寸处。

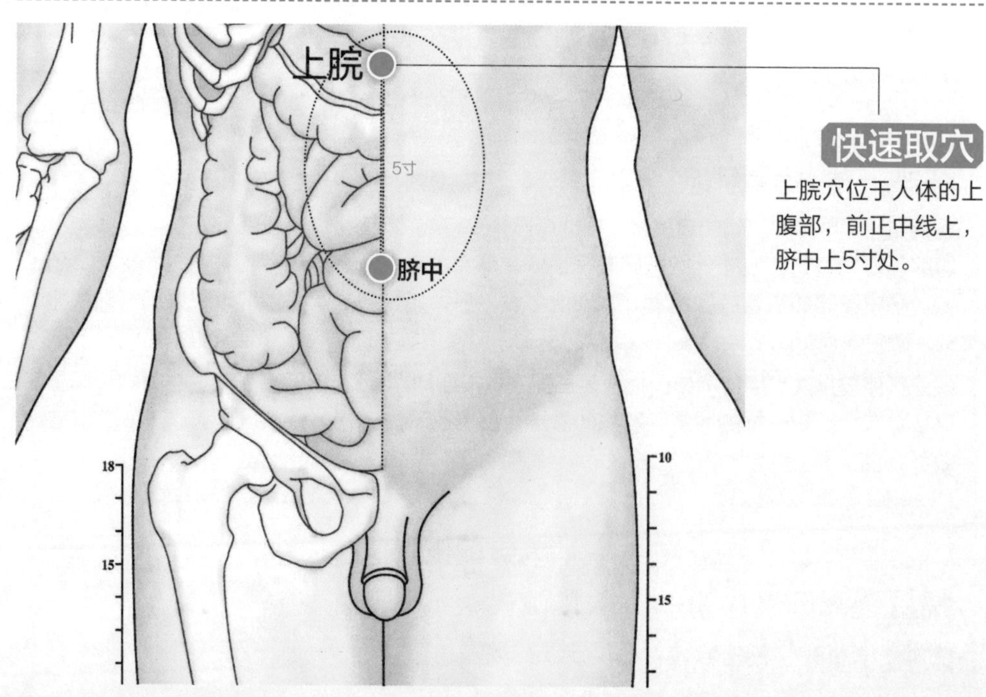

快速取穴

上脘穴位于人体的上腹部，前正中线上，脐中上5寸处。

3秒钟精确取穴　1分钟学会按摩

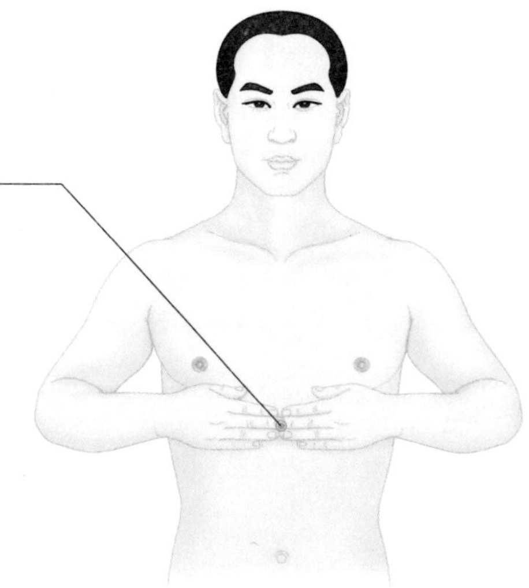

取穴技巧

正坐，伸双手向胸，手掌放松，约成瓢状，掌心向下，中指指尖所在脐上5寸位置的穴位即是。

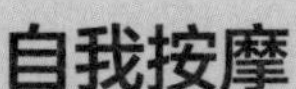

自我按摩

双手中指同时出力揉按穴位，有刺痛的感觉。每次揉按各1~3分钟。

治疗功用：和胃降逆，化痰宁神。

程度	中指压法	时间/分钟
重		1~3

配伍治病　轻松疗疾

呕吐｜配伍穴位：丰隆穴、上脘穴

疾病概述：呕吐是胃内容物反入食管，经口吐出的一种反射动作。可分为三个阶段，即恶心、干呕和呕吐，但有些呕吐可无恶心或干呕的先兆。呕吐可将咽入胃内的有害物质吐出，是机体的一种防御反射，有一定的保护作用。但大多数呕吐并非由此引起，频繁而剧烈的呕吐可引起脱水、电解质紊乱。

按摩顺序与技法：首先按摩位于外踝尖上８寸，条口穴外1寸，胫骨前嵴外2横指处的丰隆穴2分钟，然后按摩上脘穴3分钟。

其他病症配伍穴位

溃疡病｜配伍穴位：上脘穴、中脘穴

失眠｜配伍穴位：神门穴、上脘穴

膻中 [dàn zhōng] 心不烦、胸不闷

主治→咳嗽—气喘—心悸

如果遇到稍食即吐、胸闷、胸郁、形体羸瘦、气虚体弱等情况，可以按压膻中穴，具有很好的调理和保健功效。《难经》云："上焦者，在心下下鬲，在胃上口，主纳而不出，其治在膻中。"《普济》云："膻中为气之海，然心主为君，以敷宣散令。膻中主气，以气有阴阳，气和志适，则喜乐由后；分布阴阳，故官为臣使也。"

命名

膻，这里指穴内气血为吸热后的热燥之气；中，与外相对，指穴内。"膻中"指任脉之气在此吸热胀散。

祛病疗疾

支气管炎、咳嗽、气喘、急性心肌梗死、心悸、心烦、乳腺炎、产后乳汁过少等。

部位

属任脉的穴道，在人体的胸部，人体正中线上，两乳头之间连线的中点。

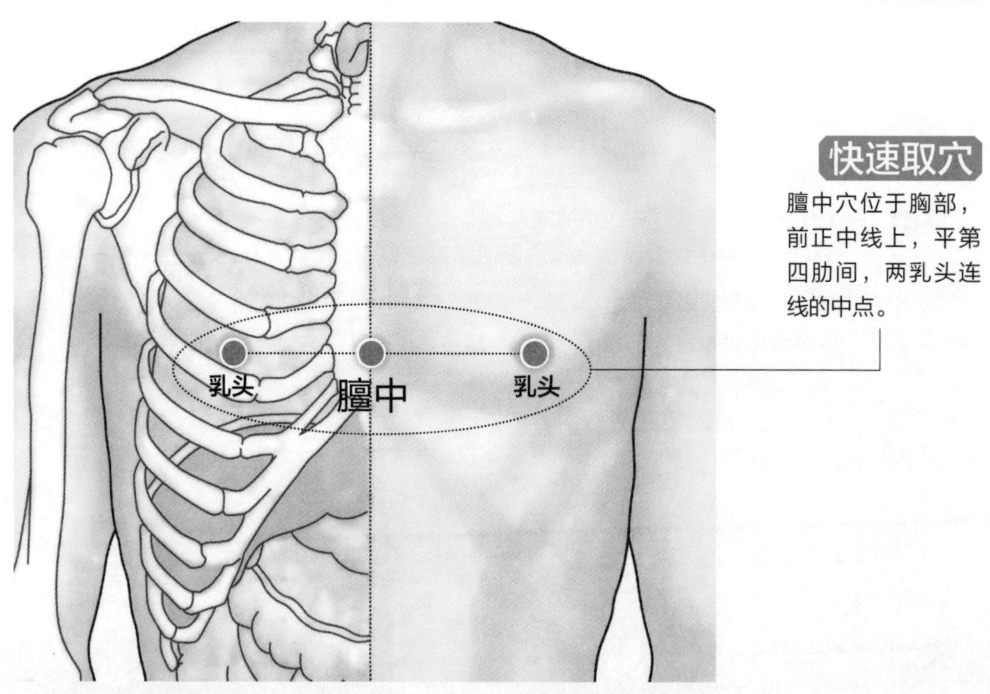

快速取穴

膻中穴位于胸部，前正中线上，平第四肋间，两乳头连线的中点。

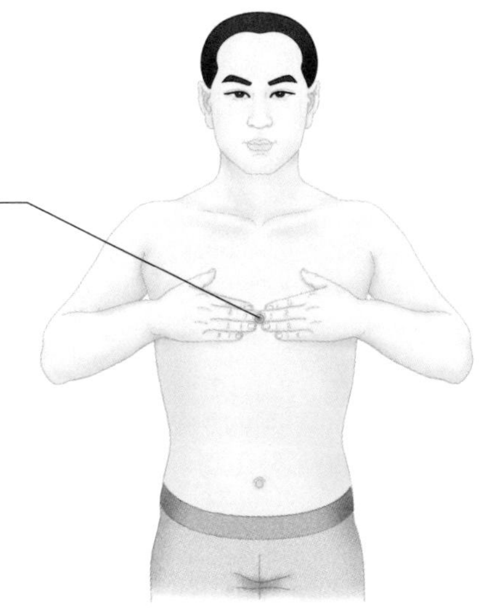

取穴技巧

正坐，伸双手向胸，手掌放松，约成瓢状，掌心向下，中指指尖置于双乳连线的中点位置即是。

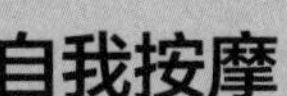

自我按摩

双手中指同时用力揉按穴位，有刺痛的感觉。每次各揉按1~3分钟。

治疗功用：理气止痛，生津增液。

程度	中指压法	时间/分钟
重		1~3

配伍治病 轻松疗疾

急性心肌梗死 | 配伍穴位：内关穴、三阴交穴、巨阙穴、心平穴、足三里穴、膻中穴

疾病概述：急性心肌梗死是指冠状动脉急性闭塞、血流中断而引起的局部心肌的缺血性坏死。临床表现可有持续的胸骨后疼痛、休克、心律失常和心力衰竭，并有血清心肌酶增高以及心电图的改变。

按摩顺序与技法：在急送医院就诊的同时，依次按摩内关穴、三阴交穴、巨阙穴、心平穴、足三里穴、膻中穴各30秒，可重复以上程序。

其他病症配伍穴位

乳腺炎 | 配伍穴位：膻中穴、曲池穴、合谷穴

心悸 | 配伍穴位：内关穴、膻中穴

咳嗽痰喘 | 配伍穴位：肺俞穴、丰隆穴、内关穴、膻中穴

图书在版编目（CIP）数据

经络穴位按摩速查大全 / 陈飞松，赵鹏主编 . -- 修订本 . -- 南京：江苏凤凰科学技术出版社，2020.5

ISBN 978-7-5713-0565-9

Ⅰ . ①经… Ⅱ . ①陈… ②赵… Ⅲ . ①经络－穴位按压疗法 Ⅳ . ① R224.1

中国版本图书馆 CIP 数据核字 (2019) 第 178397 号

经络穴位按摩速查大全　修订本

主　　编	陈飞松　赵　鹏
责任编辑	樊　明　倪　敏
责任校对	杜秋宁
责任监制	方　晨
出版发行	江苏凤凰科学技术出版社
出版社地址	南京市湖南路 1 号 A 楼，邮编：210009
出版社网址	http://www.pspress.cn
印　　刷	天津旭丰源印刷有限公司
开　　本	718mm × 1 000mm　1/16
印　　张	15
插　　页	1
字　　数	200 000
版　　次	2020年5月第1版
印　　次	2020年5月第1次印刷
标准书号	ISBN 978-7-5713-0565-9
定　　价	35.00元

图书如有印装质量问题，可随时向我社出版科调换。